TABLES DES RAPPORTS

DES

ANCIENNES MESURES AGRAIRES

AVEC LES NOUVELLES.

TABLES DES RAPPORTS

DES

ANCIENNES MESURES AGRAIRES

AVEC LES NOUVELLES,

PRÉCÉDÉES DES ÉLÉMENTS DU NOUVEAU SYSTÈME MÉTRIQUE;

PAR F. GATTEY,

PUBLIÉES AVEC L'APPROBATION DU MINISTRE DE L'INTÉRIEUR.

TROISIÈME ÉDITION,

Augmentée d'une Instruction sur les nouvelles mesures usuelles, et de Tables pour faciliter la réduction de ces mesures avec les mesures légales et réciproquement.

Ouvrage utile aux Propriétaires, aux Notaires, aux Architectes, aux Experts et Entrepreneurs de bâtiments, et indispensable à tous les Agents de l'administration publique.

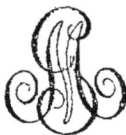

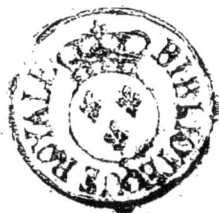

A PARIS,

CHEZ MICHAUD FRÈRES, LIBRAIRES,
RUE DES BONS-ENFANTS, N°. 34;
ET CHEZ L'AUTEUR, RUE D'ENFER, N°. 9.

DE L'IMPRIMERIE DE L.-G. MICHAUD.

1812.

PRÉFACE.

Cette nouvelle Édition était sous presse lorsqu'est intervenu le décret impérial du 12 février 1812, qui introduit un nouvel ordre de choses.

Ce décret, toutefois, n'a apporté aucun changement au système métrique. Ce système subsiste dans toute son intégrité; les personnes qui pourraient avoir quelques doutes à cet égard n'ont, pour les voir dissiper, qu'à lire la circulaire que le Ministre de l'intérieur a adressée aux Préfets des départements pour expliquer les motifs et régler l'exécution de l'arrêté que S. E. a pris, le 28 mars, en exécution du décret impérial. Quoique ces pièces aient été insérées dans les journaux, il est bon qu'on puisse les consulter au besoin, et c'est dans cette vue que je les ai placées à la suite de cet écrit.

On y verra que les unités légales des mesures métriques ne doivent point cesser d'être exclusivement la règle de toutes les transactions commerciales et autres, et en général de toutes les opérations de ce genre, dans lesquelles on employe des écritures. On y verra aussi que les mesures usuelles qui sont déduites de ces unités légales, ne sont applicables qu'aux usages journaliers du peuple, aux seules opérations communes et habituelles du commerce de détail, qui n'exigent aucunes écritures, *qui ne laissent aucune trace après elles.*

L'instruction circulaire du Ministre marque de la manière la plus précise les limites dans lesquelles doit se renfermer l'usage des instruments de pesage et de mesurage, dont l'emploi est autorisé par le décret.

Ainsi, tous ceux qui, soit par leur profession dans les arts, les manufactures et le commerce, soit par leurs fonctions, comme administrateurs ou agents de l'administration publique, sont dans le cas d'employer les expressions des mesures ou des poids, ne peuvent se dispenser de connaître les principes du système métrique; et l'ouvrage dont j'offre au public une nouvelle édition, ne sera point inutile s'ils peuvent y trouver les connaissances dont ils ont besoin et un guide sur lequel ils puissent compter pour se diriger sûrement dans l'application qu'ils doivent en faire.

Quoique le décret trace en quelque sorte une ligne de démarcation entre les mesures populaires et les mesures légales, ligne qui est encore plus précisément déterminée par l'arrêté du Ministre et par sa circulaire; cette ligne ne peut cependant être tellement immuable qu'il n'y ait beaucoup d'occasions dans lesquelles l'emploi des mesures usuelles anticipera sur la portion essentiellement réservée aux mesures légales.

C'est ce que le Ministre de l'intérieur a bien prévu lorsqu'après avoir, par son arrêté, prononcé formellement et en conformité du décret impérial, que le systême légal continuera à être seul employé dans les transactions du commerce et dans les écritures de quelque nature qu'elles soient; il a, par son instruction, fait connaître que l'intention du décret est que tous les agents de l'administration publique soient tenus de réduire en mesures légales les quantités qui, contre le vœu de la loi, se trouveraient exprimées en mesures usuelles dans les projets, mémoires, devis, traités et autres écrits généralement quelconques, sur lesquels l'administration aurait à prononcer.

Il est donc nécessaire que ces agents de l'administration puissent faire promptement et sûrement ces opérations, et c'est pour leur en procurer les moyens, que j'ai joint à cet écrit un appendice dans lequel on trouvera l'explication des règles à suivre, pour exécuter les réductions ordonnées, dans le cas où elles seront nécessaires , ainsi que des tables pour faciliter ce travail.

Au surplus je dois faire observer ici que les disposi-tions du décret ne portent nullement sur les mesures agraires, qui n'ont aucune relation avec les usages jour-naliers du peuple , et par conséquent qu'il n'en résulte aucun changement aux tables de rapports, qui sont l'objet principal de cet ouvrage.

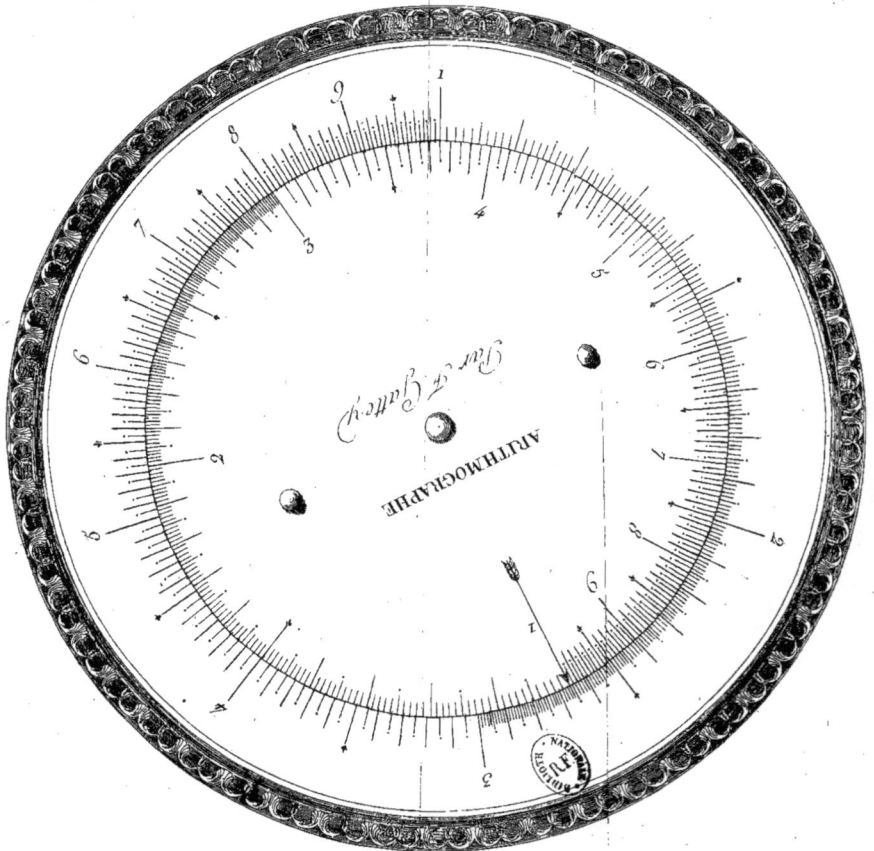

ARITHMOGRAPHE

Haü et Gatteÿ

ÉLÉMENTS

DU NOUVEAU

SYSTÈME MÉTRIQUE.

NOTIONS PRÉLIMINAIRES.

Si l'on jette un coup-d'œil sur l'état dans lequel ont été, pendant tant de siècles, les mesures en France, on ne peut voir sans étonnement qu'un assemblage aussi monstrueux ait pu subsister si long-temps. Les mesures anciennes ne différaient pas seulement de nom et de grandeur d'une province, d'une ville, ou d'un village à l'autre; mais dans le même lieu il n'était pas rare de trouver des mesures de différents noms, de différentes valeurs; les unes servaient pour un seul objet, les autres avaient une destination différente; quelques unes n'étaient usitées que certains jours, dans certaines occasions; ici on mesurait à ras, là on mesurait au comble, et la même mesure avait encore dans ces deux cas une valeur différente.

Ces mesures qui, pour la plupart, devaient leur origine au hasard, au caprice, à la cupidité, mille fois altérées ou changées, n'étaient liées entre elles par aucun rapport constant; elles n'étaient guère connues hors des limites des lieux où elles étaient en usage, et ce n'était pas une chose facile pour les habitants d'une contrée de la France qui voulaient commercer avec ceux d'une autre contrée, que l'étude qu'ils étaient obligés de faire pour se mettre en garde contre la fraude que favorisait cette excessive variété de mesures.

Il est vrai que les mesures dites ci-devant royales, dont le gouvernement s'était toujours efforcé de généraliser l'usage, étaient un point d'appui pour ceux qui cherchaient à s'éclairer; mais l'avidité des marchands, la force de la routine, la jalouse prétention des possesseurs de fiefs opposa toujours une résistance insurmontable à cette utile innovation: il en résulta une variété de plus, un embarras plus grand, une source d'erreurs et de fraudes plus féconde.

L'époque est arrivée (1) où ce chaos informe et ridicule doit enfin faire place à un système régulier, aussi simple, aussi sage que l'ancien état des choses à cet égard était compliqué et barbare, aussi satisfaisant pour la raison que ce grossier assemblage était rebutant, dont la connaissance parfaite est aussi facile à obtenir et la pratique aussi commode, que l'étude de l'autre était hérissée de difficultés et que son usage était pénible.

Le vœu, depuis si long-temps et si généralement prononcé pour l'uniformité des mesures, va enfin être rempli. Il n'y aura plus qu'un poids et une mesure. Le Français ne sera plus étranger en France; sur tous les points de la république il retrouvera les mesures auxquelles il aura été habitué dès son enfance dans les lieux qui l'auront vu naître.

La grande variété des mesures est venue sans doute dans le principe de ce qu'elles n'avaient aucune base sûre: la première chose que l'on a dû se proposer en formant un nouveau système métrique, a été de le fonder sur une base fixe et invariable. On ne pouvait pas en prendre une plus certaine, ni qui fût plus à l'abri des caprices des hommes et de la destruction du temps, que de la puiser dans la nature, et de prendre pour type la grandeur de la terre elle-même.

---

(1) La première édition de cet ouvrage a été publiée en 1801, avec l'approbation du ministre de l'intérieur, au moment où le gouvernement venait d'ordonner que l'usage des nouvelles mesures serait obligatoire pour toute la France.

On a mesuré la distance du pôle boréal à l'équateur, et la dix-millionième partie de cette distance a produit le MÈTRE, unité génératrice de toutes les autres mesures qui en ont été immédiatement déduites, comme on le verra tout à l'heure.

Avant d'entrer dans l'explication du nouveau système métrique, nous croyons convenable de faire ici une observation sur les mesures en général.

Quelque variées que soient les mesures des différents pays, il y a cependant trois points dans lesquels elles se rapportent généralement.

Le premier, c'est que les mesures, quelque nom qu'elles portent, de quelque grandeur qu'elles soient, se distinguent généralement en cinq classes; savoir, la première, des mesures de longueur, qui servent à mesurer l'étendue linéaire, la hauteur d'un homme, celle d'un arbre, d'un édifice, la longueur d'un mur, celle d'une corde ou d'un bâton, la distance d'un lieu à un autre, etc.

La seconde, des mesures de superficie, qui servent à exprimer l'étendue superficielle d'un terrain, celle d'un mur, d'un plafond, ou d'un corps quelconque de quelque forme qu'il soit.

La troisième, des mesures de solidité, au moyen desquelles on peut évaluer le volume des corps, celui d'une masse de terre ou de pierre, une grande quantité d'eau ou de grains, etc.

La quatrième, des mesures de capacité, qui servent à faire connaître avec plus de précision les quantités de grains ou de liquides.

Et la cinquième enfin, des poids destinés à apprécier la pesanteur des corps.

Les monnaies, par leurs rapports immédiats et nécessaires avec les mesures, semblent pouvoir former une sixième classe.

Le second point de correspondance entre les mesures des différents pays, c'est qu'il y a dans chacune des classes qui les constituent, des unités de mesure appropriées aux besoins les plus ordinaires de la vie; telles sont, parmi les mesures de longueur, les aunes, les cannes, et autres analogues destinées au mesurage des étoffes, et qui, quoique très variées, se rapprochent pourtant plus ou moins de la longueur que l'on peut mesurer en étendant les bras ; telles sont, parmi les mesures de superficie, les arpents et autres mesures du même genre ; parmi celles de capacité, les boisseaux pour les grains, les pintes et pots pour les liquides ; parmi les poids, les livres, qui, malgré la variété qu'on y remarque, ne diffèrent cependant pas beaucoup de la quantité de pain nécessaire à la nourriture journalière d'un homme.

Le troisième point de contact des mesures de tous les pays, c'est que l'on distingue entre elles celles qui sont des instruments de mesurage, des véritables mesures réelles et palpables, et les mesures de comptes, qui ne sont que le résultat du mesurage, un simple mode d'évaluation, comme les mesures itinéraires, les mesures agraires, celles de solidité, les grandes mesures de capacité, ou de pesanteur.

EXPOSITION

Du nouveau Systéme métrique.

En formant un nouveau système métrique, il était donc essentiel de le composer de cinq classes de mesures, de placer dans chacune de ces cinq classes des unités appropriées aux besoins ordinaires de la vie, dont les unes pussent être des instruments de mesurage, et les autres de simples unités de compte. C'est ce que présente le nouveau système métrique, mais avec cet avantage qui lui est particulier, que le nom de chaque mesure indique en même temps et à laquelle des cinq classes elle appartient, et de combien elle est plus grande ou plus petite que l'unité générique de cette même classe.

Ces unités génériques sont :

Le MÈTRE pour les mesures de longueur ; c'est la dix-millio-nième partie du quart du méridien terrestre, 3 pieds 11 lignes et 296/1000 de l'ancienne toise de Paris.

L'ARE, pour les mesures agraires ; c'est une étendue superficielle égale à cent mètres carrés.

Le STÈRE, pour les mesures de solidité, égal à un mètre cube.

Le LITRE, pour les mesures de capacité ; c'est un vase dont la capacité est égale à un millième de mètre cube.

Et le GRAMME, pour les poids, qui est celui de l'eau distillée contenue dans un vase dont la capacité est égale à un millionième de mètre cube.

Les annexes ou prénoms MYRIA, qui veut dire *dix-mille* ; KILO, qui signifie *mille* ; HECTO, qui veut dire *cent* ; DÉCA, *dix* ; DÉCI, *dixième* ; CENTI, *centième* ; et MILLI, *millième* ; ajoutés à l'un des noms de chacune de ces classes, indiquent des unités dix mille fois, mille fois, cent fois, dix fois plus grandes, ou bien dix fois, cent fois, mille fois plus petites que l'unité générique.

Ainsi le mot KILO-MÈTRE indique une mesure de longueur de mille mètres ; HECT-ARE, une mesure agraire de cent ares ; DÉCI-STÈRE, une mesure de solidité d'un dixième de stère ; DÉCA-LITRE, une mesure de capacité de dix litres ; CENTI-GRAMME, un poids d'un centième de gramme.

La valeur de l'unité générique une fois connue, si en même temps on sait le sens de chaque prénom, on sait tout le système des nouvelles mesures ; et la nomenclature n'en est pas bien longue, puisqu'elle se réduit en tout à douze mots, dont cinq noms génériques, *mètre*, *are*, *stère*, *litre* et *gramme*, ne sont point étrangers à la langue française, et ont de plus l'avantage de pouvoir être facilement transportés sans altération dans toutes sortes de langues ; et sept annexes ou prénoms, dont la

valeur n'est nullement difficile à retenir, puisque les trois derniers, *déci, centi, milli*, sont des abréviations des mots *dixième,*
centième, millième qu'ils signifient; que le sens du mot *déca* est
déjà connu dans le mot décade, en sorte qu'il ne reste vérita-
blement que les trois mots *hecto, kilo* et *myria* du sens et de
la valeur desquels on ait à charger sa mémoire; et combien ne
sera-t-elle pas aidée pour cela par l'inscription des noms qu
doit être placée sur chaque mesure !

Ainsi disparaissent toutes les objections que l'on a faites contre
la nomenclature du nouveau système métrique, et qui ont été
répétées jusqu'à la satiété par des hommes qui, pour la plupart,
n'avaient pas seulement pris la peine de jeter un coup-d'œil sur
l'ensemble de ce système, et parmi lesquels il s'en trouve qui
seraient fort embarrassés de désigner par leurs noms les seules
mesures anciennes du pays qu'ils habitent, et d'en indiquer la
valeur (1).

Voilà en effet douze mots qui composent la nomenclature de
toutes les mesures nouvelles; il faudrait un volume pour contenir
celle de toutes les mesures anciennes qu'elles doivent faire disparaître; les mesures anciennes de Paris seulement composent
une nomenclature beaucoup plus étendue.

L'aune, la toise, le pied, le pouce, la ligne, l'arpent,
la perche, la solive, la corde, la voie, le muid, le setier, la

---

(1) J'ai souvent rencontré des personnes qui raisonnaient avec beaucoup d'assurance sur les nouvelles mesures, soutenant qu'il serait impossible au peuple de
jamais y rien comprendre : je me suis amusé quelquefois à demander aux uns s'ils
savaient combien il y avait de grains dans une once; à d'autres combien il y avait
de pieds carrés dans un arpent; à ceux-ci, s'ils pourraient me dire combien il fallait
de boisseaux de grain pour faire un muid; à ceux-là, combien de boisseaux de
charbon pour faire un minot; à quelques uns, s'ils savaient ce que c'est qu'un
demi-setier de vin, et combien il faut de demi-setiers pour faire un setier; et j'ai
presque toujours trouvé des personnes dans l'impossibilité de me répondre.

mine, le minot, le boisseau, le litron, la pinte, la chopine, le demi-setier, le poisson, le millier, le quintal, la livre, le marc, l'once, le gros, le scrupule, le grain, le carat : voilà pour un seul département vingt-neuf mots ; et quand on les connaît on ne sait rien encore, puisque les mesures du même nom avaient des valeurs différentes : la voie de bois, par exemple, n'était pas la même chose que la voie de charbon, que la voie de plâtre, etc.; le boisseau pour l'avoine n'était pas le même que celui pour le froment, etc. Et de quel avantage la connaissance de ces mesures pouvait-elle être pour les autres parties de la France, puisqu'il n'y avait pas un département qui n'eût de plus grandes variétés et de noms et de grandeur de mesures ?

Ces objections ont néanmoins paru assez imposantes pour fixer l'attention du gouvernement ; en conséquence, pour détruire jusqu'aux obstacles imaginaires qui pouvaient retarder l'établissement des nouvelles mesures, et condescendre à la faiblesse des esprits de ceux sur qui l'habitude ancienne exerce le plus puissamment son empire, il a pris un arrêté qui permet de traduire plusieurs des dénominations de la nomenclature méthodique par des dénominations vulgaires auxquelles le public est déjà accoutumé.

Nous allons placer ici le tableau de ces deux nomenclatures ; chacun pourra employer celle qui lui semblera la plus commode : l'essentiel est que l'on s'entende, et que, lorsqu'on emploiera pour désigner une mesure nouvelle l'expression vulgaire permise par l'arrêté, on prenne les précautions convenables pour éviter toute méprise. Le mot *métrique* ajouté à cette expression semble d'autant plus propre à cela, qu'il indique d'abord que la mesure dont il s'agit est déduite du mètre, et que l'on peut dans la plupart des cas n'employer que la lettre initiale de ce mot ; en sorte que l'on appellerait l'HECTARE *arpent métrique*, ou simplement *arpent m.* ; on appellerait le LITRE *pintre métrique*, ou simplement *pinte m.*, et ainsi des autres.

TABLEAU GÉNÉRAL
DU SYSTÊME MÉTRIQUE.

MESURES DE LONGUEUR.

Itinéraires.

* LE MYRIAMÈTRE, ou la *lieue* métrique, vaut 10,000 mètres. Cette mesure remplace les lieues anciennes de toutes sortes ; c'est à peu près la distance d'une poste ; elle équivaut à 5,13 ɪ toises de Paris, environ 2 lieues moyennes.

La lieue a exprimé jusqu'ici des distances si différentes, que c'était une véritable confusion ; on s'entendait mieux en exprimant les distances par tant d'heures de chemin.

* Le KILOMÈTRE, ou *mille* métrique, vaut 1,000 mètres ; c'est la dixième partie du myriamètre ou de la lieue métrique ; il équivaut à 513 toises anciennes ; c'est la distance d'un petit quart de lieue. 5 kilomètres reviennent à une lieue moyenne.

* L'HECTOMÈTRE n'a point de synonyme dans la nomenclature vulgaire ; il vaut 100 mètres, et équivaut à 51 toises anciennes de Paris.

Cette unité est une acquisition, puisqu'elle permet de donner une valeur déterminée à de petites distances que l'on ne pouvait désigner que d'une manière vague par le nom de *portée de fusil.*

Ordinaires.

Le DÉCAMÈTRE, ou *perche métrique linéaire*, vaut 10 mètres. Cette mesure, qui équivaut à environ 31 pieds anciens, remplace les perches, verges, cordes, chaînes, et autres servant au mesurage des terrains.

Le mot de décamètre ne doit être employé qu'à désigner la chaîne d'arpenteur, dont en même temps il indique la longueur. Ce serait un contre-sens de s'en servir dans tout autre cas pour exprimer des dixaines de mètres.

Le MÈTRE conserve son nom dans la nomenclature vulgaire ; c'est l'unité génératrice de toutes les autres mesures ; c'est la dix-millionième partie du quart du méridien terrestre : il revient à 3 pieds 11 lignes et 296 millièmes. Cette mesure remplace les aunes, les cannes, les toises, et autres analogues.

Le mètre est spécialement destiné au mesurage des étoffes, et à tous les usages auxquels on employait les toises, les cannes, etc. Les quantités considérables de mètres s'expriment en dixaines, centaines, etc. Ce serait une erreur grossière de les énoncer en décamètres, en hectomètres ou en myriamètres ; on n'a jamais mesuré des étoffes à la perche, au mille ou à la lieue.

Le DÉCIMÈTRE ou le *palme*, dixième de mètre, remplace le pied, l'empan, la palme, le pan, et autres analogues ; il revient à 3 pouces 8 lignes du pied de roi.

Le CENTIMÈTRE ou *doigt* vaut un centième de mètre ; il équivaut à environ 4 lignes et demie ; il remplace le pouce et les fractions analogues des anciennes mesures correspondantes au pied.

La taille ou hauteur des hommes, qui s'exprimait en pieds et pouces, ne doit plus s'exprimer qu'en centimètres et dixaines de centimètres (1).

---

(1) Il s'est introduit dans la désignation de la taille des hommes un usage très vicieux, c'est de l'exprimer en *mètres, decimètres, centimètres,* et *millimètres* ; ainsi, par exemple, on dit que la taille d'un homme est de 1 mètre 7 décimètres

Le MILLIMÈTRE ou *trait* est un millième du mètre ; il équivaut à 44 centièmes de ligne.

Le décimètre, le centimètre et le millimètre ne sont proprement que des sous-divisions du mètre, mais seront cependant employés eux-mêmes comme unités pour de petites quantités, avec d'autant plus d'avantage pour les arts, que le millimètre étant beaucoup plus petit que la ligne, offre un moyen de prendre des mesures plus exactes.

Les quantités qui devront être évaluées avec une grande précision s'exprimeront en millimètres, dixaines et centaines de millimètres.

MESURES DE SUPERFICIE.

Agraires.

* L'HECTARE ou *arpent métrique* contient 10000 mètres carrés, et vaut un arpent et 96 perches des eaux et forêts ; il remplace les arpents, séterées, mancaudées, journaux, boisselées, et autres grandes mesures de terrains.

Les noms d'arpent, séterée, etc., désignaient des choses si différentes, qu'ils n'avaient, à vrai dire, aucun sens ; on pourra juger de leur variété infinie par l'inspection des tables qui sont à la suite de cet écrit.

* L'ARE ou *perche métrique carrée* vaut 100 mètres carrés ; c'est un centième de l'hectare ou de l'arpent métrique ; il équivaut à une perche et 96 centièmes de perche de l'arpent des eaux et forêts. Il remplace les perches, verges, cannes carrées, lattes, chaînes, cordes, et autres mesures analogues.

---

4 centimètres et 6 millimètres, ce qui n'est évidemment que la traduction de 5 pieds 3 pouces 6 lignes, ancienne mesure. En mesurant directement la hauteur de cet homme sur une échelle métrique, on trouvera 174 centimètres et 1/2, ce qui est beaucoup plus simple et plus intelligible.

* Le CENTIARE ou *mètre carré*, égal à un carré qui aurait un mètre de chaque côté, est le centième de l'are, le dix-millième de l'hectare, et ne doit être employé que pour exprimer les fractions de l'*are* ou *perche métrique*; si on s'en sert comme unité, ce ne peut être que dans l'évaluation des terrains les plus précieux.

Les mesures de superficie ordinaires sont le *mètre carré*, le *décimètre* ou *palme carré*, le *centimètre carré* ou *doigt carré*, et le *millimètre carré* ou *trait carré*, et remplacent la toise, le pied, le pouce et la ligne carrés dans toutes les opérations connues sous le nom de toisé ou quadrature.

Le *mètre carré* contient 100 décimètres carrés; le décimètre carré contient 100 centimètres carrés, et le centimètre carré 100 millimètres carrés.

Les quantités superficielles plus grandes que dix de celle de ces mesures qu'on a prise pour unité, s'expriment en dixaines, centaines, mille, etc. Ce serait une erreur d'appeler *are* une étendue superficielle de cent mètres carrés, s'il n'était pas question de terrains; les noms d'hectare et centiare appartenant spécialement aux mesures agraires.

On place encore dans l'ordre des mesures superficielles les grandes mesures géographiques, telles que le *myriamètre carré*, ou la *lieue métrique carrée*, qui est une étendue superficielle égale à un carré de 10,000 mètres de côté, et le *kilomètre carré*, ou *mille carré*, qui est égal à un carré de 1000 mètres de côté.

MESURES DE SOLIDITÉ.

* Le STÈRE est conservé dans la nomenclature vulgaire; c'est un solide égal à un cube dont chaque côté est un mètre carré; il revient à un peu plus de 29 pieds cubes, et remplace les toises cubes, les cannes cubes, la voie, la corde, le moule, l'anneau,

et autres analogues, en usage tant pour la cubature que pour le mesurage du bois de chauffage.

* Le DÉCISTÈRE, ou *solive métrique*, est le dixième du stère ou mètre cube; il remplace l'ancienne solive, la pièce, la marque, la cheville, etc., et ne diffère presque pas de l'ancienne solive qui servait à l'évaluation des bois de charpente.

Le pied cube, le pouce et la ligne cubes, sont remplacés par le *décimètre cube*, ou *palme cube*, qui est un millième de mètre cube, le *centimètre cube*, ou *doigt cube*, qui est un millième du décimètre cube, et le *millimètre cube*, ou *trait cube*, qui est le millième du centimètre cube.

Les quantités plus grandes que dix de celle de ces mesures, qu'on a prise pour unité, s'expriment en dixaines, centaines, mille, etc.

MESURES DE CAPACITÉ.

Pour les liquides.

* Le KILOLITRE, mesure de 1000 litres, n'a point de synonyme dans la nomenclature vulgaire ; c'est un vaisseau dont la capacité serait égale à un mètre cube ou 1000 décimètres cubes; il revient à environ trois muids trois quarts de Paris, et doit remplacer, dans l'évaluation de la quantité des liquides, les muids, queues, bottes, pipes, barriques, busses, etc.

Quoique la contenance des futailles soit très variée, et que leur construction ne soit pas assez exacte pour qu'elles puissent être placées au nombre des mesures, on peut néanmoins les en rapprocher par une construction régulière. Dans tous les cas, le kilolitre peut être une mesure de compte très commode pour évaluer les grandes quantités.

L'HECTOLITRE, mesure de 100 litres, n'a point de synonyme

dans la nomenclature vulgaire ; c'est un vaisseau dont la capacité serait égale à 100 décimètres cubes. Cette mesure répond à environ 107 pintes ou 3/8 de muid de Paris, et remplace les quartauts, quarts, charges, feuillettes, demi-muids, etc.

Le DÉCALITRE, ou *velte métrique*, mesure de 10 litres, remplace la velte ancienne, le setier, le broc, le dourg, la coupe, etc. ; il répond à environ 10 pintes 3/4 de Paris. C'est un vaisseau dont la capacité est égale à dix décimètres cubes.

Le LITRE, ou *pinte métrique*; c'est un vaisseau dont la capacité est égale à un décimètre cube; il répond à une pinte et 7/100 de Paris, et sera employé en remplacement des pintes, pots, canons, et autres mesures en usage pour la vente des liquides en détail.

Le DÉCILITRE ou *verre*; c'est une mesure d'un dixième de litre, dont la capacité serait égale à 100 centimètres cubes; il revient à un peu plus d'un dixième de la pinte de Paris.

Le CENTILITRE ou centième de litre, égal à 10 centimètres cubes, est une mesure qui sera peu en usage hors des pharmacies et des laboratoires des chimistes ; aussi la nomenclature vulgaire ne lui a-t-elle point donné de synonyme.

Pour les matières sèches.

* Le KILOLITRE, ou *muid métrique*, remplace les muids et autres mesures de compte pour les grains ; il équivaut à environ 77 boisseaux de Paris. Deux kilolitres font un peu plus d'un muid de 12 setiers.

Cette mesure ne peut, à raison de son volume, être considérée que comme mesure de compte pour l'évaluation des grandes quantités de grains : elle diffère peu du tonneau de mer.

L'HECTOLITRE, ou *setier métrique*, mesure de 100 litres, revient

2

à environ 7 2/3 boisseaux de Paris, et remplace les setiers, charges, mines, minots, bichets, etc.

Le DÉCALITRE, ou *boisseau métrique*, est une mesure de 10 litres, qui revient à environ 8 dixièmes du boisseau de Paris. Elle est destinée à remplacer les boisseaux, quartes, quartauts, panals, mesures, metgères, et autres qui ont été usitées jusqu'ici pour la vente des grains en détail.

Le LITRE, ou *pinte métrique*, mesure dont la capacité est égale à un décimètre cube, répond à environ un litron et 1/4 de Paris, et remplace toutes les mesures anciennes usitées pour la vente des grains, des farines, et des légumes verts ou secs en petites quantités.

Le DÉCILITRE est le dixième du litre; mais comme, à raison de sa petite capacité, il sera peu d'usage, il n'a point de synonyme dans la nomenclature vulgaire.

POIDS.

Le MYRIAGRAMME, poids de 10 kilogrammes, n'a point de synonymes dans la nomenclature vulgaire, qui ne le considère que comme poids de 10 *livres métriques*; il revient à environ 20 livres 6 onces 7 gros, poids de marc.

Le KILOGRAMME, ou *livre métrique*, poids de 1000 grammes, est égal au poids d'un décimètre cube d'eau distillée, c'est-à-dire de l'eau contenue dans un litre. Il équivaut exactement à 2 livres 5 gros 35 grains et 15 centièmes de grain du poids de marc, et remplacera dans l'usage les livres anciennes de toute espèce.

L'HECTOGRAMME, ou *once métrique*, poids de 100 grammes, répond à 3 onces 2 gros 10 grains et 71 centièmes. C'est le dixième du *kilogramme* ou *livre métrique*.

Le DÉCAGRAMME, ou *gros métrique*, poids de 10 grammes, répond à 2 gros 44 grains et 27 centièmes. C'est le centième du *kilogramme* ou *livre métrique*.

Le GRAMME, ou *denier métrique ;* c'est le poids d'un centimètre cube d'eau. C'est le millième du *kilogramme* ou de la *livre métrique ;* il vaut 18 grains et 7/8.

Quoique le mot *gramme* soit le nom générique des poids, le gramme n'en est cependant pas l'unité principale, comme quelques personnes, plus portées à censurer qu'à s'instruire, ont voulu le faire entendre. Si elles avaient pris la peine de réfléchir, elles auraient aperçu sans doute que l'on n'a placé le nom générique des poids sur une unité si petite, que pour avoir la facilité de donner à l'échelle des poids toute l'étendue nécessaire, sans avoir besoin de changer de nom ; ce qui a eu lieu en effet, puisque depuis le myriagramme, qui est le plus fort poids qu'on puisse manier, jusqu'au milligramme, qui est presque impalpable, on parcourt sans changer de nom une échelle de 8 degrés décimaux, bien plus étendue que l'échelle des anciens poids ; elles auraient remarqué aussi que le gramme n'est pas plus l'unité principale des poids nouveaux, que le grain ou le gros n'étaient les unités principales des poids anciens, puisque l'on est libre de choisir, selon le besoin, telle unité que l'on veut.

Le DÉCIGRAMME, ou *grain métrique*, est un poids d'un dixième de gramme, qui répond à un grain et 88 centièmes, poids de marc.

Le CENTIGRAMME, centième du gramme, et le MILLIGRAMME, millième du gramme, n'ont point de synonymes dans la nomenclature vulgaire, qui les considère comme de simples fractions du grain métrique.

La nomenclature vulgaire permet encore l'usage de deux noms qui lui sont particuliers : ce sont le QUINTAL, pour exprimer un poids de 100 livres métriques, qui revient à 204 livres 4 onces 4 gros et 59 grains poids de marc ; et le MILLIER, pour exprimer un poids de 1000 livres métrique, qui revient à 2042 livres

2..

14 onces et 14 grains. Il ne diffère que très peu du tonneau de mer dont le poids était ci-devant de 2 milliers de livres anciennes.

———

DE L'EMPLOI

Des nouvelles Mesures.

DANS le tableau du système des nouvelles mesures que l'on vient de mettre sous les yeux du lecteur, on a marqué par une étoile * les noms de toutes celles de ces mesures qui ne sont pas des instruments de mesurage, mais seulement des unités de compte, un mode d'évaluation, le résultat d'un mesurage partiel ou du calcul ; telles sont les mesures itinéraires, les mesures de superficie et de solidité, les grandes mesures de capacité pour les matières sèches et liquides. Il faut pourtant excepter, pour les mesures de solidité, le stère, qui, lorsqu'il est appliqué au mesurage du bois de chauffage, est un véritable instrument ; c'est alors un châssis en bois, dont la base est d'un mètre de longueur, et dont la hauteur est combinée avec la longueur de la bûche, de manière à donner toujours une quantité égale à un mètre cube.

Cette mesure a son double, dont la base est de deux mètres, et la hauteur la même que celle du stère simple. L'usage de cette dernière mesure est préférable à celui du stère, en ce qu'il se rapproche davantage des anciennes mesures analogues, et prête moins à la fraude.

En général, toutes les autres mesures, dont le nom exprime à la fois et la quantité mesurée et l'instrument qui sert au mesurage, ont leur double et leur moitié : la seule chose à observer lorsqu'on fait usage des doubles, c'est de compter deux mesures pour chaque mesurage ; et lorsqu'on emploie les demis, de compter une unité pour deux demis, ou mieux encore, de compter pour chaque mesurage cinq dixièmes de la mesure entière, ou cinq unités de la mesure qui est immédiatement au-dessous.

En sorte que pour 18 doubles mètres, on doit compter 36 mètres ; pour 9 demi-mètres, on doit compter 4 mètres et 5 dixièmes : de même que l'on comptait 3 pieds pour une demi-toise, ou bien 8 onces pour une demi-livre.

Quoique dans certains cas l'usage des doubles et des moitiés soit plus commode, il est bien essentiel de ne point les considérer comme unités, et de ne leur point donner de noms particuliers; cela ne servirait qu'à compliquer fort inutilement la nomenclature, et détruire la simplicité du système qui ne présenterait plus que désordre et confusion.

Au moyen de ces doubles et de ces demis, les mesures nouvelles peuvent remplacer les anciennes mesures analogues pour tous les cas désirables, et même avec beaucoup d'avantages, parce que le rapport uniforme de 1 à 10, à 100, à 1000, qui se trouve entre toutes les mesures, permet de choisir celle qui convient le mieux à chaque objet.

De cet ordre que suivent les unités différentes des mesures, tant en descendant qu'en montant, et que l'on appelle *décimal*, parce que chaque unité vaut dix fois, cent fois, mille fois plus qu'une autre de la même classe, il résulte une extrême facilité pour le calcul des mesures. C'est ce que nous ferons voir après avoir donné l'explication de ce qu'on appelle calcul décimal.

Il nous reste, pour terminer cet article, à faire observer une chose essentielle, c'est que, si l'on a l'attention de bien choisir l'unité de mesures ou de poids appropriée à la nature des objets dont on veut énoncer la quantité, on n'a pas besoin de plus d'un nom; la collection de 10, 100, 1000, etc. de ces unités s'exprimera en dixaines, centaines, mille, dixaines de mille, etc.; les fractions, en dixièmes, centièmes, millièmes, etc. Et c'est encore en quoi le nouveau système diffère de l'ancien par une grande simplicité : en effet, il fallait employer quatre mots pour exprimer, par exemple, une longueur de 7 toises 2 pieds 4 pouces 11 lignes; dans le nouveau système, il ne faut qu'un nom pour exprimer une quantité correspondante; et si ce nom est mètre, on dira 14 mètres et 426 millièmes; si c'est le décimètre qu'on choisit pour unité, on dira 144 décimètres et 26 centièmes.

De même pour exprimer une valeur correspondante à 4 livres 2 onces 6 gros 22 grains, au lieu de quatre mots, on n'en emploira qu'un; si on choisit l'hectogramme pour unité, on dira 20 hectogrammes et 433 millièmes; et si c'est le gramme qu'on a choisi pour unité, on aura 2043 grammes et 3 dixièmes.

La difficulté que quelques personnes peuvent trouver ici, c'est de bien choisir cette unité : on peut s'aider pour cela des usages du commerce, et prendre la mesure nouvelle qui se rapproche le plus de celle dont on avait l'habitude de se servir dans des cas semblables.

S'agit-il, par exemple, de quantités qui s'exprimaient en toises, on les exprimera en mètres; si elles s'énonçaient en pieds, on les énoncera en décimètres; on mesurera au centimètre ce qui se mesurait au pouce, et au millimètre ce qui se mesurait à la ligne.

On vendait les terres à l'arpent; on en évaluait les fractions en perches; on les vendra à l'hectare, les petites parties s'exprimeront en ares.

Les grains s'évaluaient, dans les grands approvisionnements, en muids, on les évaluera en kilolitres; on les vendait dans les marchés au setier, on les mesurait au boisseau, on les vendra à l'hectolitre, on les mesurera au décalitre, ou pour plus de célérité au double décalitre.

Le pain, la viande, le beurre, le sucre, etc. se vendaient à la livre, on les vendra au kilogramme; l'argent se pesait au marc, on le pèsera à l'hectogramme; l'or s'estimait à l'once, on l'estimera au décagramme; les diamants s'évaluaient au karat, on les évaluera au gramme, ou au décigramme; les choses qui se pesaient au grain, comme l'émétique et autres substances médicinales, se pèseront au décigramme, ou au centigramme, et ainsi dans tous les cas.

On peut consulter sur cela le tableau précédent.

Il faut remarquer cependant que les mesures nouvelles ne sont pas tellement correspondantes avec les mesures anciennes analogues, que l'on ne puisse prendre à volonté tantôt une unité plus grande, tantôt une plus petite, suivant les convenances. De même que, pour exprimer une longeur de 65 pieds, par exemple, on pouvait aussi dire 10 toises et 5 pieds; pour exprimer 54 décimètres, on pourra dire 5 mètres et 4 dixièmes. On disait fort bien 62 pouces au lieu de 5 pieds 2 pouces; on dira de même, si l'on veut, 318 centimètres pour une longeur de 3 mètres et 18 centièmes, etc.

DU CALCUL DÉCIMAL.

DEPUIS qu'il est question de l'établissement du nouveau système métrique, on parle aussi du calcul décimal; et beaucoup de personnes, effrayées de ce mot, s'imaginent que le calcul décimal est une chose très difficile, et qui exige d'elles une étude nouvelle. C'est une erreur dont elles sortiront bientôt lorsqu'elles auront examiné ce dont il s'agit, lorsqu'elles se seront convaincues que cette méthode, loin-d'être nouvelle, n'est qu'une simplification du calcul ordinaire, au moyen de laquelle les opérations d'arithmé-tique, dégagées de l'embarras qu'y causent les fractions ordinaires, se réduisent à des opérations sur des nombres simples ; en sorte que les personnes qui savent ce que l'on appelle vulgairement les quatre règles de l'arithmétique sur les nombres simples, savent tout ce qu'il faut pour opérer sur les nouvelles mesures et les nou-velles monnaies ; tandis qu'il n'y avait que très peu de gens qui fussent en état d'opérer sur les anciennes, dont les divisions irré-gulières jetaient, pour le moindre calcul, dans des opérations com-pliquées, et quelquefois fort fatigantes.

On sait que les chiffres qui composent un nombre ont une va-leur dix fois, cent fois, mille fois, etc. plus grande à mesure qu'ils s'éloignent d'une, de deux, ou trois places, etc. à gauche de celle qu'occupent les unités.

Ainsi, dans cette suite de chiffres 7425, le chiffre 5 expri-mant des unités quelconques, le chiffre 2 exprimera des dixaines de ces mêmes unités, le chiffre 4 des centaines, le chiffre 7 des mille.

Réciproquement, si on considère ces chiffres dans le sens con-traire, c'est-à-dire en allant de gauche à droite, chacun d'eux ex-primera des unités dont la valeur sera dix fois plus petite que celle des unités qu'exprime le chiffre précédent ; en sorte que si c'est le chiffre 7 que l'on regarde comme occupant la place des unités, le chiffre 4 qui le suit immédiatement exprimera des uni-tés d'une valeur dix fois plus petite, c'est-à-dire des dixièmes ; le chiffre 2 exprimera des centièmes, le chiffre 5 des millièmes.

Les chiffres placés à la droite de celui qui occupe la place des unités suivent donc en décroissant la même règle que suivent en croissant ceux qui sont placés à sa gauche, comme on le voit ici :

2	4	6	3	9	5	(4)	3	8	1	8	7	4
millions.	centaines de mille.	dixaines de mille.	mille.	centaines.	dixaines.	UNITÉS.	dixièmes.	centièmes.	millièmes.	dix-millièmes.	cent-millièmes.	millionièmes.

Comme c'est la place des unités qui détermine la valeur des chiffres placés à droite ou à gauche, il est essentiel de marquer cette place. Nous l'avons désignée ici par une parenthèse ; on l'indique ordinairement par un point mis à la droite du chiffre qui l'occupe : ce point se nomme point décimal ; les chiffres placés à gauche se nomment entiers, ceux qui sont à droite se nomment chiffres décimaux, ou simplement décimales, ce qu'ils expriment est une fraction décimale.

Dans le nombre suivant 27.419 les chiffres 27 sont des entiers, et les chiffres 419 une fraction décimale, des chiffres décimaux, des décimales.

Si la quantité qui est prise pour unité est déterminée, on en place le nom, ou simplement la lettre initiale au-dessus du point décimal ; ainsi, s'il est question de mètres, on écrira le nombre ci-dessus de la manière suivante : 17.419.

Il est plusieurs circonstances dans lesquelles on trouvera plus commode d'écrire le nom de la quantité qui est prise pour unité avant le nombre lui-même, comme cela se pratique souvent dans le commerce et la banque ; c'est un moyen sûr pour prévenir les méprises qui résultent quelquefois d'une simple abréviation, et pour n'être pas obligé de trop éloigner les décimales des entiers,

ni de mettre un plus grand espace entre les lignes ; on écrirait donc
le nombre ci-dessus de la manière suivante : *mètres* 27.419 ; c'est
la méthode que nous suivrons ici.

De même que pour exprimer la première partie d'un nombre,
tel que celui-ci , 4548.2174, on ne dit pas quatre unités de mille,
cinq centaines , quatre dixaines et huit unités, mais simplement
quatre mille cinq cent quarante-huit ; de même aussi, pour exprimer la fraction décimale qui vient ensuite , on ne dira pas deux
dixièmes, un centième , sept millièmes et quatre dix-millièmes ;
mais réunissant tous les chiffres de cette fraction pour n'en former
qu'un seul nombre , on dira deux mille cent soixante-quatorze
dix-millièmes.

Puisque c'est la place des unités qui détermine la valeur des
chiffres qui sont à gauche ou à droite, il s'ensuit que lorsque l'on
veut exprimer une fraction sans unités, il n'en faut pas moins marquer la place des unités par un zéro. Ainsi pour exprimer la fraction trois cent quarante-trois millièmes, nous marquerons par un
zéro la place des unités, et nous aurons 0.343.

Tout le monde sait que dans les nombres entiers on marque par
des zéro les places vacantes ; on les marque également par des zéro
dans les fractions : ainsi, pour exprimer le nombre quatre mille et
soixante-deux millièmes , nous marquerons par des zéro les places
des centaines , des dixaines , des unités et des dixièmes, et nous
aurons le nombre ainsi écrit, 4000.062.

Nous avons dit que les chiffres décimaux décroissaient de valeur en allant de gauche à droite dans le même ordre que les chiffres des nombres entiers s'accroissent en allant de droite à gauche ;
il s'ensuit que l'on pourra donner aux chiffres qui expriment une
fraction décimale une valeur d'autant moindre qu'on les éloignera
davantage de la place des unités, en allant de gauche à droite, de la
même manière que l'on donne aux chiffres qui expriment un nom-

bre entier une valeur d'autant plus grande qu'on les éloigne davantage de la place des unités en allant de droite à gauche.

De même donc que pour donner au nombre entier 35 une valeur dix fois, cent fois, mille fois plus grande, on n'a autre chose à faire que d'ajouter à sa droite le nombre de zéro nécessaires pour l'éloigner d'une, deux, ou trois places de celle des unités; ce qui en ferait successivement 350, 3500, 35000. De même aussi, pour donner à la fraction décimale 0.3 une valeur dix fois, cent fois, mille fois, etc. plus petite, on l'éloignera d'une, deux, ou trois places de celle des unités, en plaçant à sa gauche les zéro nécessaires, et l'on aura successivement 0.03, 0.003, 0.0003.

Personne n'ignore que les zéro qui sont placés à la gauche d'un nombre entier n'en augmentent ni n'en diminuent en aucune façon la valeur; les zéro placés à la droite d'une fraction décimale n'en altèrent de même en rien la valeur; ils produisent cependant un effet qu'il est à propos d'expliquer.

Une fraction décimale ne diffère d'une fraction ordinaire qu'en ce qu'elle a toujours pour dénominateur l'unité accompagnée d'un nombre de zéro égal à celui des chiffres dont est composé le numérateur.

Ainsi la fraction décimale 0.27 est égale à la fraction ordinaire 27/100, les fractions décimales 0.419, 0.008075 sont égales aux fractions ordinaires 419/1000, 8075/1000000, et ainsi des autres.

Or on sait que si l'on multiplie par un nombre égal les deux termes d'une fraction ordinaire, on n'en change point la valeur, mais on lui donne seulement une expression différente. Si l'on multiplie par 3 chacun des termes de la fraction 3/4, on aura 9/12, fraction nouvelle absolument égale à la première; si on multiplie par 10 les deux termes de la fraction 27/100, ce qui se fera en ajoutant à chacun un zéro, on aura 270/1000, fraction nouvelle, dont l'expression est différente, mais dont la valeur est absolument la même.

C'est précisément ce que l'on fait en ajoutant des zéro à une fraction décimale. Si on y ajoute un zéro, on en fait une quantité dix fois plus grande d'unités dix fois plus petites, mais la valeur est toujours la même. Si donc nous ajoutons trois zéro à la fraction décimale 0.28, qui signifie 28/100, nous en ferons 0.28000, nouvelle fraction décimale, qui signifie 28000/100000, mais dont la valeur est la même que celle de 28/100.

Quoique d'après cela il semble fort inutile d'ajouter des zéro à une fraction décimale, puisqu'ils n'en changent pas la valeur, il est cependant des cas où il est à propos de le faire; ce sont tous ceux où ayant à opérer sur des fractions ou des nombres accompagnés de fractions, on a besoin de leur donner un dénominateur commun, comme nous le ferons connaître par les explications que nous donnerons ci-après. Il suffit, quant à présent, que l'on sache bien que la valeur de la fraction n'est altérée en rien par l'addition ou la suppression d'un ou de plusieurs zéro.

Si l'on a bien compris ce que nous avons dit pour expliquer comment la valeur des chiffres, soit entiers, soit décimaux, qui composent un nombre, dépend de la place qu'ils occupent relativement à celle des unités, on comprendra facilement aussi comment on peut, par la simple transposition du point décimal, donner à un nombre accompagné de fraction une valeur dix fois, cent fois, mille fois, etc. plus grande ou plus petite, c'est-à-dire le multiplier ou le diviser par 10, par 100, par 1000, etc.

Comme cette transposition du point décimal est d'un grand usage dans le calcul décimal, il est essentiel de se familiariser avec les opérations de ce genre. Voici un exemple qui en facilitera beaucoup l'intelligence :

Supposons le nombre. 0.004732

Nous en ferons,
en le multipliant
par . . . .

10.	0.04732
100.	0.4732
1000.	4.732
10000.	47.32
100000.	473.2
1000000.	4732.
10000000.	47320.

Soit maintenant ce dernier nombre . . . . . 47320.

Nous en ferons,
en le divisant par

10.	4732.
100.	473.2
1000.	47.32
10000.	4.732
100000.	0.4732
1000000.	0.04732
10000000.	0.004732

Lorsque dans les opérations du calcul ordinaire on a une fraction exprimée par beaucoup de chiffres, on est dans l'usage de la réduire à une fraction plus simple qui lui soit égale, ou qui du moins en soit le plus approchante ; on opère de même, mais avec infiniment plus de facilité, sur les fractions décimales.

Soit, par exemple, la fraction 645/1604 ; si on voulait la réduire à la fraction la plus simple qui en diffère le moins, on trouverait par les méthodes ordinaires que cette fraction la plus simple serait 2/5.

Si l'on a, au contraire, la fraction décimale équivalente 0.4021, l'opération sera beaucoup plus simple ; il suffira de retrancher les trois derniers chiffres ; il restera 4 dixièmes, qui sont la même chose que 2/5.

Il suit de là, que l'on peut retrancher un ou plusieurs des chiffres décimaux qui sont à la suite d'un nombre entier sans altérer ce nombre d'une manière bien sensible, sur-tout si ce nombre est composé lui-même de plusieurs chiffres.

Dans les calculs qui sont relatifs aux mesures et monnaies nouvelles, on est dans l'usage de réduire les décimales à deux ou trois au plus, et l'on a par ce moyen toute l'exactitude désirable : dans ces cas, en effet, lorsqu'une quantité est déterminée à quelques dix-millièmes, ou même à quelques millièmes près, on peut la regarder comme suffisamment exacte. Les instruments dont on se sert pour mesurer ou pour peser ne donnent pas une aussi grande précision.

La suppression des décimales ne doit pourtant pas se faire trop légèrement et sans faire attention à deux choses : la première, c'est que si l'on a besoin d'obtenir un résultat exact, il est souvent essentiel de ne pas retrancher de décimales avant l'opération, parce que l'on se priverait par-là de l'exactitude qu'elles peuvent donner; ce n'est que dans le résultat de l'opération que l'on peut se permettre de supprimer quelques chiffres décimaux, afin de simplifier ce résultat et de le rendre plus facile à saisir et à exprimer.

Ainsi, si l'on avait 32.8174 à multiplier par 5.31549, ce ne serait pas dans ces nombres que l'on supprimerait des décimales, mais bien dans le produit de la multiplication.

La seconde observation à faire, c'est que toutes les fois que l'on veut supprimer quelques décimales d'un nombre donné, il faut examiner si elles ne forment pas ensemble plus de la moitié d'une unité de l'ordre de celles qu'exprime le chiffre précédent; c'est ce qui a lieu toutes les fois que la première de ces décimales que l'on veut supprimer est un chiffre plus élevé que 5, ou un 5 suivi de quelques autres chiffres significatifs; dans ce cas la fraction est plus grande que 5 dixièmes des unités qu'exprime le chiffre précédent, et 5 dixièmes sont la moitié d'un entier : alors il est nécessaire, pour éviter de trop grandes erreurs, d'augmenter d'une unité le chiffre précédent. Ceci s'entendra mieux par des exemples.

Supposons que nous ayons ce nombre 16.17524.

Il est clair que si nous voulons supprimer les deux dernières décimales 24, nous le pouvons faire sans inconvénient et sans altérer le nombre donné d'une quantité notable ; mais si nous voulons supprimer les trois dernières 524, comme elles forment ensemble plus de la moitié d'une unité de l'ordre de celles qu'exprime le chiffre précédent 7, nous augmenterons ce dernier chiffre d'une unité, et nous en ferons un 8 ; nous aurons alors 16.18, nombre qui diffère moins de 16.17524, que n'en différerait 16.17 : en effet, 16.18 est plus grand que le nombre donné de 476 cent millièmes, 16.17 serait plus petit de 524 cent millièmes.

Soit encore ce nombre 3.406203.

Nous pouvons sans crainte supprimer les trois derniers chiffres 203, parce qu'ils ne forment pas ensemble une quantité égale à la moitié d'un millième, qui est l'espèce des unités qu'exprime le 6 ; mais si nous voulons retrancher les quatre derniers chiffres 6203, comme ils forment ensemble une quantité plus grande que la moitié d'un centième, dont le chiffre précédent 0 occupe la place, nous mettrons un 1 à la place de ce zéro, et nous aurons pour résultat 3.41

Soit encore cet autre nombre 7.9999, il est évident que nous ne pouvons pas supprimer un seul des chiffres décimaux sans être obligé de supprimer les autres, et d'augmenter le chiffre 7 d'une unité, ce qui en fera un 8 : en effet, 7.9999 ne diffère presque pas de 8; la quantité dont on augmente ce nombre n'est que d'un dix-millième.

Voyons maintenant comment se font les opérations sur les nombres accompagnés de fractions décimales. Nous avons annoncé qu'elles se réduisaient toutes à des opérations sur des nombres entiers; c'est ce que nous allons faire voir par quelques exemples.

DE L'ADDITION.

Lorsque l'on veut ajouter ensemble plusieurs nombres accompagnés de décimales, on les place au-dessous les uns des autres, de manière que les unités du même ordre se correspondent dans une même colonne, et l'on remplit, si l'on veut, les places vides par des zéro, afin que tous les nombres aient autant de décimales l'un que l'autre; puis on opère sans faire attention au point décimal, comme si les nombres étaient entiers.

Exemple. Supposons que l'on veuille additionner les nombres suivants : 27.4139, 314.9, 718.0515, et 4.76; ces nombres étant posés comme on le voit ci-après, et les places vides étant remplies par des zéro, on opérera comme si tous ces nombres étaient entiers, c'est-à-dire en additionnant d'abord les nombres de la dernière colonne, et en reportant à la colonne précédente les dixaines retenues,

$$27.4139$$
$$314.9000$$
$$718.0515$$
$$4.7600$$
$$\overline{1065.1254}$$

on aura au total 1065.1254, dont on retranchera, si l'on veut, les deux dernières décimales; et en augmentant la précédente d'une unité, on aura pour résultat définitif 1065.13.

Les opérations de ce genre sont si simples, que l'on croirait abuser de la patience du lecteur si l'on en donnait une explication plus étendue.

DE LA SOUSTRACTION.

La soustraction n'est pas moins simple que l'addition : un seul exemple suffira encore.

Exemple.

On propose de soustraire 51.94573 de 318.42.

On écrira ces deux nombres au-dessous l'un de l'autre, de manière que les unités du même ordre se correspondent, et après avoir rempli par des zéro les places vacantes, comme on le voit ici,

$$318.42000$$
$$51.94573$$
$$\overline{266.47427}$$

on opérera de la même manière que si ces nombres étaient entiers; c'est-à-dire que toutes les fois que le chiffre à soustraire sera plus grand que celui dont on doit le retrancher, on ajoutera à celui-ci une dixaine empruntée du chiffre précédent, comme dans la soustraction ordinaire.

L'opération faite donnera un reste de 266.47427, que l'on pourra réduire, si l'on veut, à 266.47, en supprimant les trois dernières décimales.

DE LA MULTIPLICATION.

La multiplication des nombres accompagnés de décimales, se fait de la même manière que si ces nombres étaient entiers, et sans faire attention au point décimal. La seule chose à observer c'est que, lorsque l'opération est faite, il faut séparer dans le produit autant de décimales qu'il y en a dans le multiplicande et dans le multiplicateur ensemble.

Premier exemple.

Soit à multiplier le nombre 43.92 par 7.218.

On écrira ces deux nombres l'un au-dessous de l'autre, puis on opérera de la manière ordinaire, comme si ces deux nombres étaient simples, c'est-à-dire comme si l'on avait 4392 à multiplier par 7218.

$$
\begin{array}{r}
43.92 \\
7.218 \\
\hline
35136 \\
4392 \\
8784 \\
30744 \\
\hline
31701456 \\
\end{array}
$$

L'opération faite comme on la voit ici, et ayant donné au produit 31701456, on comptera les décimales du multiplicande et celles du multiplicateur; et, attendu qu'il y en a cinq en tout, on séparera par le point décimal les cinq derniers chiffres de ce produit, et on aura 317.01456, que l'on réduira, si l'on veut, à 317.015, ou 317.01, en supprimant les dernières décimales.

Il est remarquable dans cet exemple que si l'on n'avait pas besoin d'une exactitude bien grande, comme cela arrive dans la plupart des calculs relatifs aux nouvelles mesures, on pourrait supprimer toutes les décimales de ce produit, puisqu'elles ne valent pas ensemble un centième et demi des unités de l'ordre de celles qu'exprime le dernier chiffre entier 7.

Second exemple.

On propose de multiplier 84.914 par 0.5195.

Il faut opérer comme si ces deux nombres étaient entiers, c'est-à-dire comme si l'on avait 84914 à multiplier par 5195.

$$
\begin{array}{r}
84.914 \\
0.5195 \\
\hline
424570 \\
764226 \\
84914 \\
424570 \\
\hline
441128230
\end{array}
$$

L'opération faite comme on la voit ici, et ayant donné au produit 441128230, on séparera par un point les 7 derniers chiffres de ce produit, attendu qu'il y a trois décimales au multiplicande et quatre au multiplicateur, et on aura pour véritable produit 44.1128230, dont on pourra réduire les décimales à trois, en supprimant les quatre dernières, et en augmentant la décimale 2 d'une unité. Le produit définitif sera 44.113.

On remarquera que le produit de cette multiplication est un nombre plus petit que le multiplicande; c'est parce que le multiplicateur est une fraction. Un nombre que l'on multiplie par une fraction ne peut jamais donner qu'un produit plus petit que ce nombre; multiplier un nombre par une fraction, c'est prendre une certaine portion de ce nombre. Multiplier 12 par un quart, c'est prendre le quart de 12; ce quart est 3, nombre plus petit que 12.

DE LA DIVISION.

La division des nombres accompagnés de décimales se fait de

la même manière que si ces nombres étaient entiers ; seulement il
faut avoir l'attention de disposer les nombres sur lesquels on veut
opérer de manière qu'il y ait autant de décimales dans l'un que dans
l'autre ; ce qui se fait en ajoutant autant de zéro qu'il est nécessaire à celui des deux nombres qui a le moins de chiffres décimaux.

Dans la méthode ordinaire, lorsque la division est achevée, s'il
y a un reste, on en fait le numérateur d'une fraction dont le diviseur est le dénominateur, ou bien on multiplie ce reste par le dénominateur d'une fraction déterminée, et l'on continue la division
sur ce produit ; comme, lorsqu'il était question de diviser un
nombre de pieds, on multipliait le reste par 12, pour avoir au
quotient des pouces, et le reste de cette seconde opération encore
par 12, pour avoir au quotient des lignes.

Dans le calcul décimal la division se continue sur les restes
comme sur les nombres entiers, au moyen des zéro que l'on ajoute
à ces restes ; mais attendu que par l'addition de ces zéro on multiplie ces restes par 10, par 100, par 1000, etc., on ne peut avoir
au quotient que des dixièmes, des centièmes, des millièmes, etc. ;
et, pour leur donner cette valeur, on les sépare du premier quotient
par le point décimal.

Premier exemple.

On propose de diviser 11634.3 par 4.17.

On remarquera d'abord que le diviseur contient deux décimales, tandis que le dividende n'en contient qu'une ; pour qu'il y
ait autant de décimales dans un nombre que dans l'autre, on ajoutera un zéro au dividende, et après avoir supprimé le point, on
opérera comme si l'on avait 1163430 à diviser par 417.

$$
1163430 \left\{ \frac{417}{2790} \right.
$$

$$
834
$$

$$
\overline{3294}
$$

$$
2919
$$

$$
\overline{3753}
$$

$$
3753
$$

$$
\overline{00}
$$

L'opération faite comme on le voit ici, on aura pour quotient
2790.

Second exemple.

On propose de diviser 434.28 par 8.4.

On ajoutera un zéro au diviseur 8.4 afin qu'il ait autant de décimales que le dividende, puis, sans avoir égard au point décimal,
on opérera comme si l'on avait 43428 à diviser par 840.

$$
43428 \left\{ \frac{840}{51.7} \right.
$$

$$
4200
$$

$$
\overline{1428}
$$

$$
840
$$

$$
\overline{5880}
$$

$$
5880
$$

$$
\overline{0}
$$

L'opération faite comme on le voit ici, on aura pour quotient
51 ; il restera 588 qui, ne contenant pas 840, donnerait, suivant
la méthode ordinaire, 588/840 pour complément du quotient.

Mais par le moyen du calcul décimal on peut obtenir la valeur

en décimales de cette fraction ; on ajoutera au reste 588 un zéro ,
ce qui en fera 5880, et divisant ce nouveau nombre par 840, on
aura au quotient 7, que l'on écrira à la place des dixièmes.

La division se trouvant alors terminée sans reste , on aura pour
quotient total 51.7.

C'est pour plus de clarté et pour simplifier les préceptes que
nous avons dit en général qu'il fallait disposer le dividende et le diviseur de manière qu'il y eût autant de décimales dans l'un que
dans l'autre , et en conséquence ajouter des zéro à celui des deux
nombres qui a le moins de décimales. Quand on aura acquis un
peu d'habitude de ces sortes d'opérations , on verra que lorsque
c'est le diviseur qui a le moins de décimales, il n'est pas nécessaire d'y ajouter des zéro , mais que dans ce cas il suffit de supprimer le point décimal du diviseur , et de rapprocher celui du
dividende d'autant de places vers la droite qu'il y avait de chiffres
décimaux au diviseur.

Ainsi , dans l'exemple précédent, on opérera comme si l'on avait
4342.8 à diviser par 84, en observant que lorsqu'on sera parvenu
au dernier chiffre 8 du dividende , on devra écrire à la place des
dixièmes le chiffre qu'on aura pour quotient , comme on le voit
ici.

$$
\begin{array}{r|l}
4342.8 & 84 \\
420 & \overline{51.7} \\
\hline
142 & \\
84 & \\
\hline
58.8 & \\
58.8 & \\
\hline
0 &
\end{array}
$$

Par la même raison, lorsqu'il n'y a de décimales qu'au dividende, on n'a pas besoin d'ajouter des zéro au diviseur ; mais on opère sur les nombres tels qu'ils sont ; et lorsque l'on est parvenu aux décimales, on écrit des décimales au quotient.

Troisième exemple.

Lorsque la division ne peut pas se faire sans reste, on peut du moins obtenir un quotient très rapproché : il ne s'agit pour cela que d'ajouter un zéro au reste de chaque division, et de porter ainsi le quotient à tel nombre de décimales que l'on veut, selon le plus ou le moins d'exactitude dont on a besoin.

On propose de diviser 32.43 par 6.7, et on désire porter le quotient jusqu'à sept décimales.

Nous remarquerons d'abord que le dividende contient deux décimales, tandis que le diviseur n'en contient qu'une ; nous supprimerons le point décimal du diviseur, et nous rapprocherons celui du dividende d'une place vers la droite ; nous aurons alors 324.3 pour dividende, et 67 pour diviseur.

$$
\begin{array}{r}
324.3 \\
56.3 \\
2.70 \\
200 \\
660 \\
570 \\
340 \\
5
\end{array}
\left\{
\begin{array}{l}
67 \\
\hline
4.8402985
\end{array}
\right.
$$

L'opération faite comme on le voit ici, nous trouverons que le quotient demandé est 4.8402985, et un dernier reste 5 que nous abandonnerons.

On peut déduire de ce qui vient d'être dit, la règle à suivre pour convertir toutes sortes de fractions ordinaires en fractions décimales.

Une fraction est l'expression du quotient de la division du numérateur par le dénominateur; la fraction 3/8 est le quotient de la division de 3 par 8; la fraction 75/240 est le quotient de là division de 75 par 240.

On aura donc la valeur décimale de toutes sortes de fractions ordinaires, en divisant réellement leur numérateur par leur dénominateur.

Premier exemple.

Soit la fraction 3/8, dont on veut avoir la valeur en décimales. Il s'agit pour cela de diviser 3 par 8.

On écrira ces deux nombres de la manière ordinaire, comme on le voit ci-après; puis, attendu que le diviseur 8 n'est pas contenu dans le dividende 3, on mettra un zéro au quotient à la place des unités.

On ajoutera un zéro au dividende 3, ce qui en fera 30, et attendu que 8 est contenu trois fois dans 30, on écrira 3 au quotient à la place des dixièmes.

Il restera 6, dont, en ajoutant un zéro, on fera 60, et comme 8 y est contenu 7 fois, on écrira 7 au quotient à la place des centièmes.

Il restera cette fois 4, dont, par l'addition d'un zéro, on fera 40, et comme 8 y est contenu 5 fois, on mettra 5 au quotient à la place des millièmes.

$$
\begin{array}{r}
3. \\
30 \\
60 \\
40 \\
0
\end{array}
\left\{
\begin{array}{l}
8 \\
\hline
0.375
\end{array}
\right.
$$

La division se trouvant alors terminée sans reste , le quotient 0.375 sera la valeur exacte de 3/8.

Second exemple.

On demande quelle est la fraction décimale équivalente à 2/3.

Il s'agit de diviser 2 par 3 , et attendu que 3 n'est pas contenu dans 2 , on mettra au quotient un zéro à la place des unités.

On ajoutera un zéro au dividende 2 , et on en fera 20, qui contient 3 six fois ; en conséquence on écrira un 6 au quotient à la place des dixièmes; il restera 2 , à quoi on ajoutera encore un zéro , et on aura encore pour quotient un 6, que l'on écrira à la place des centièmes.

$$
\left.\begin{array}{c} 2 \\ 20 \end{array}\right\} \frac{3}{0.666}
$$

$$
\begin{array}{c} 20 \\ 20 \\ 2 \end{array}
$$

En continuant ainsi l'opération à l'infini, on aurait toujours des 6 au quotient et 2 pour reste. Il s'ensuit que l'on ne peut pas avoir en décimales la valeur exacte de 2/3 ; mais on pourra, selon le degré d'exactitude dont on aura besoin, prendre pour valeur , à très peu près égale, un zéro suivi d'un nombre plus ou moins grand de 6 et enfin d'un 7, parce que le dernier 6 doit toujours être augmenté d'une unité à raison de ceux que l'on est censé supprimer.

C'est ici le cas de remarquer qu'il y a des fractions qui ne peuvent avoir leur valeur exacte en décimales ; telles sont les fractions 1/3 , 1/6 , 1/7 , 1/9 , 1/11 , 1/15 , etc.; mais la différence est absolument nulle dans l'usage des mesures; et quant au calcul, elle n'est d'aucune importance, puisque l'on peut approcher de si près de la vérité que l'esprit peut à peine concevoir la différence des résultats.

En effet, la fraction décimale o.3333 ne diffère pas de la fraction 1/3 de plus d'un tiers de dix millièmes; la fraction o.666667 n'est pas d'un millionième plus grande que 2/3. Lorsque l'on veut se rendre compte de la valeur d'une fraction ordinaire, en la réduisant à une fraction plus simple, on est souvent obligé de négliger de beaucoup plus grandes différences.

La fraction simple, par exemple, qui approche le plus de 112/340 c'est 1/3; cependant elle diffère beaucoup plus de 112/340 que o.333 ne diffère de 1/3 : l'erreur, dans le premier cas, est de près de 36 millièmes; dans le second, elle n'est que de 3 dix-millièmes.

En voilà assez sans doute pour tranquilliser les personnes que pourraient inquiéter ces petites erreurs qui sont inévitables dans l'expression de quelques fractions ordinaires en fractions décimales; nous ajouterons, pour lever tous leurs scrupules à cet égard, que cela n'arrête point les savants, qui, dans leurs opérations les plus délicates, n'emploient point d'autre calcul que le calcul décimal.

APPLICATION

Du Calcul décimal aux nouvelles mesures.

Nous avons annoncé en commençant que le calcul décimal n'était point une chose nouvelle : on a pu voir par tout ce qui vient d'être dit qu'il ne comporte en effet aucune opération qui ne soit déjà familière aux personnes qui savent les premiers éléments de l'arithmétique. Pour justifier davantage cette vérité, et pour convaincre le lecteur que les personnes qui savent ce que l'on appelle les quatre règles de l'arithmétique, savent tout ce qu'il faut pour faire toutes sortes d'opérations par la voie du calcul décimal, nous allons donner quelques exemples de celles qui se présentent le plus fréquemment dans les usages de la vie et du commerce.

Premier exemple.

On demande combien coûteront 75 kilogrammes d'une certaine marchandise, à 3 francs 57 centimes le kilogramme.

Il faut multiplier 75 par 3.57; l'opération faite comme on la voit ici, on aura pour produit *francs* 267.75.

$$
\begin{array}{r}
3.57 \\
75 \\
\hline
1785 \\
2499 \\
\hline
267.75
\end{array}
$$

Second exemple.

75 kilogrammes d'une certaine marchandise ont coûté 267 fr. 75 centimes; on demande à combien revient le kilogramme.

Il faut diviser 267.75 par 75;

$$
\begin{array}{r}
267.75 \\
42.7 \\
5.25
\end{array}
\left\{
\begin{array}{l}
75 \\
\hline
3.57
\end{array}
\right.
$$

9

l'opération faite comme elle se voit ici, on aura pour quotient 3.57 ; ainsi le kilogramme reviendra à *francs* 3.57.

Troisième exemple.

Un homme a acheté 3 hectares et 57 centièmes de terre, à 542 francs l'hectare ; on demande ce que lui ont coûté les 3.57. Il faut multiplier 3.57 par 542 ;

$$
\begin{array}{r}
3.57 \\
542 \\
\hline
714 \\
1428 \\
1785 \\
\hline
1934.94
\end{array}
$$

on fera l'opération comme elle est ci-dessus, et l'on trouvera que les 3 hectares 57 centièmes reviennent à *francs* 1934.94.

Quatrième exemple.

Trois hectares 57 centièmes de terre ont coûté 1934 francs 94 centimes, on demande à combien revient l'hectare.

On divisera 1934.94 par 3.57 ;

$$
\begin{array}{l}
193494 \left\{ \begin{array}{l} 357 \\ \overline{} \\ 542 \end{array} \right. \\
1499 \\
714
\end{array}
$$

il viendra au produit 542 pour prix de l'hectare.

Cinquième exemple.

On demande quel serait le prix de 584 litres de vin, à 62 centimes, ou *francs* 0.62 le litre. On multipliera, comme on le voit ici . . . . 584.

par. 0.62

$$\begin{array}{r} 1168 \\ 3504 \\ \hline \end{array}$$

et l'on aura pour produit. . . 362.08

Ce sera le prix des 584 litres.

Sixième exemple.

Sur une somme de 742 francs on a payé 217 francs 67 cent.; on demande combien il doit rester.

Il faut soustraire, comme on le voit ici, 217.67 de 742;

$$\begin{array}{r} 742.00 \\ 217.67 \\ \hline \end{array}$$

Il restera 524.33

Septième exemple.

On demande à combien revient le décagramme d'une marchandise, dont: *kilogrammes* 419.35 ont coûté 2429 francs.

Il faut d'abord chercher à combien revient le kilogramme. Pour cela on divisera 2429 par 419.35, c'est-à-dire 242900 par 41935.

$$\begin{array}{r} 242900 \\ 332250 \\ 387050 \\ 96350 \end{array} \left\{ \begin{array}{l} 41935 \\ \hline 5.792 \end{array} \right.$$

Reste . . . . . . 2480.

On aura au quotient 5.792, et un reste que l'on pourra négliger. Le prix du kilogramme est donc de: *francs* 5.792, ou simplement: *francs* 5.79.

Or, le décagramme est le centième du kilogramme; nous aurons donc le prix du décagramme, en divisant 5.79 par 100, c'est-à-dire en reportant le point décimal de deux places vers la gauche, ce qui donnera : *francs* 0.0579; ou simplement en le réduisant à deux décimales, *francs* 0.06, c'est-à-dire 6 *centimes*.

Huitième exemple.

On veut faire tendre une chambre avec une étoffe qui a 65 centimètres de largeur, et qui coûte 7 fr. 75 c. le mètre; on a mesuré les parties de la chambre qui doivent être tendues, et on a trouvé 23 mètres et 7 dixièmes de pourtour sur 2 mètres et 27 centièmes de hauteur.

On demande combien il faudra de mètres de cette étoffe, et combien ils coûteront.

Nous commencerons par diviser 23.7, pourtour de la chambre, par 0.65, largeur de l'étoffe, ou 2370 par 65 :

$$
\begin{array}{l}
\left.\begin{array}{l} 2370 \\ 420 \end{array}\right\rbrace \dfrac{65}{36.46} \\[2mm]
\overline{300} \\
400
\end{array}
$$

l'opération faite comme on le voit ici, on aura pour quotient 36.46 ; ce sera le nombre de bandes ou lés d'étoffe, de 2 mètres et 27 centimètres de longeur sur 65 centimètres de largeur, qui seront nécessaires pour tendre la chambre dont il s'agit.

Maintenant, pour savoir combien cela fait de mètres, nous multiplierons 36.46 par 2.27.

Cette multiplication ayant donné au produit 827642, nous séparerons par le point décimal les quatre derniers chiffres, attendu qu'il y a deux décimales au multiplicande, et deux au multiplicateur : nous aurons alors 82.7642, et en supprimant les deux derniers chiffres qui sont superflus, il nous restera 82.76 ; ce sera le nombre de mètres d'étoffe dont nous aurons besoin pour tendre la pièce dont il s'agit, c'est-à-dire qu'il nous en faudra 82 mètres et 76 centièmes.

Pour savoir ce que coûteront ces *mètres* 82.76, à 7 fr. 75 c., il nous reste à multiplier 82.76 par 7.75 :

$$
\begin{array}{r}
82.76 \\
7.75 \\
\hline
41380 \\
57932 \\
57932 \\
\hline
6413900
\end{array}
$$

l'opération ayant donné pour produit 6413900, nous remarquerons qu'il y avait deux décimales au multiplicande et deux au multiplicateur ; nous séparerons donc les quatre derniers chiffres par le point décimal, ce qui donnera 641.3900 ; nous supprimerons les deux zéro superflus, et il nous restera 641 fr. 39 c. ; ce sera le prix de l'étoffe dont nous avons besoin pour tendre la pièce dont il s'agit.

Neuvième exemple.

Un homme a acheté 38 ares de terre pour 635 francs, 142 ares, d'une autre part, pour 2840 fr., et 269 pour 8331 fr. ; on demande à combien revient l'hectare, prix moyen.

On additionnera séparément les quantités d'ares et les prix, comme il suit :

$$
\begin{array}{cc}
38 & 635 \\
142 & 2840 \\
269 & 8331
\end{array}
$$

Totaux,   *ares* 449   *francs* 11860

On divisera ensuite, comme on le voit ci-après, 11806, prix total, par 449, nombre des ares achetés, et on aura 26.29, pour prix moyen de l'are.

$$
\left.\begin{array}{l}
11806 \\
2826
\end{array}\right\} \begin{array}{l} 449 \\ \overline{26.29} \end{array}
$$
$$
\begin{array}{l}
1320 \\
4220
\end{array}
$$

Reste. 179

et comme l'hectare contient 100 ares, et doit conséquemment coûter 100 fois plus, en multipliant ce prix 26.29 par 100, ce qui se fera en portant le point décimal de deux places vers la droite, le prix de l'hectare sera 2629 francs.

Dixième exemple.

Un marchand a acheté quelques quantités de blé et à différents prix; il veut savoir combien il en a en tout, et à combien lui revient le décalitre l'un dans l'autre.

Supposons les quantités achetées ci-après; savoir,

Décalitres.	Prix par décal.	Prix total.
36.5	à 2.05	74.83
119.0	à 1.84	218.96
344.5	à 1.95	671.78
500.0		965.57

La quantité de décalitres achetés est donc de 5oo, et ils ont coûté en tout: *francs* 965.57.

Pour savoir le prix moyen du décalitre, on divisera 965.57 par 5oo,

$$
\begin{array}{r|l}
965.57 & \text{5oo} \\
4655 & \overline{1.93114} \\
1557 & \\
570 & \\
700 & \\
2000 & \\
0000 &
\end{array}
$$

et l'opération faite comme on la voit ici, on aura pour quotient 1.93114, et en supprimant les trois dernières décimales 1.93; ainsi le prix moyen du décalitre sera: *francs* 1.93.

Onzième exemple.

Le produit brut d'une pièce de terre a été,

la première année, de . . . . . *francs.*	194.18
la seconde, de	219.25
la troisième, de	305.00
la quatrième, de	142.64
la cinquième, de	186.07
la sixième, de	225.00
En tout, pour 6 années , ...	1272.14

On demande combien elle a produit année commune, déduction faite de 45 pour o/o pour frais de culture et autres.

Pour avoir la valeur de 45 pour o/o de la somme ci-dessus 1272.14, il faut la multiplier par o.45, c'est-à-dire 45 centièmes;

$$
\begin{array}{r}
1272.14 \\
0.45 \\
\hline
636070 \\
508856 \\
\hline
572.4630
\end{array}
\qquad 1272.14
$$

on aura pour produit 572.46

que l'on retranchera du produit brut ; il restera 699.68

On divisera cette dernière somme par 6 ,

$$
\begin{array}{l}
699.68 \\
09 \\
39 \\
3.6 \\
08 \\
2
\end{array}
\left\{
\begin{array}{l}
6 \\
\hline
116.61
\end{array}
\right.
$$

et l'on aura pour quotient 116.61 ; ce sera le produit moyen d'une année sur 6.

Nous ne multiplierons pas davantage les exemples ; en voilà assez pour justifier ce que nous avons avancé, savoir : que ceux qui connaissent les quatre règles de l'arithmétique sur les nombres simples, ont toute la science nécessaire pour résoudre, par la méthode du calcul décimal, toutes les questions qui peuvent se présenter dans les usages journaliers de la vie, et l'emploi habituel des mesures et des monnaies.

Mais, quelque simple que soit la pratique du calcul décimal, on ne doit pas espérer de se la rendre familière, à moins d'y apporter quelque application et de s'y exercer, soit en répétant les exemples qu'on trouve dans les instructions qui y sont relatives, soit en se proposant différentes questions à résoudre par cette voie :

le fruit qu'on retirera de ce travail sera de n'être embarrassé dans aucune occasion, et de ne pas être obligé de recourir à d'autres pour faire des opérations simples et faciles ; de pouvoir, au contraire, aider ceux qui en auront besoin, et de propager une science qui ne doit plus être ignorée de personne.

CONVERSION

Des anciennes mesures en nouvelles, et réciproquement.

Si dans le moment où l'usage des mesures nouvelles est devenu obligatoire pour toute la France (1), les mesures anciennes avaient disparu en même temps, si on les eût oubliées pour ne plus employer effectivement que les nouvelles, notre tâche serait remplie, et nous n'aurions rien à ajouter à ce que nous avons dit sur cette matière. Mais un changement aussi important dans les usages d'une grande nation ne peut se faire si promptement, et il ne faut pas se dissimuler que pendant long-temps encore on sera obligé de se reporter souvent vers les mesures anciennes, pour savoir à quelles quantités de celles-ci correspondent les quantités énoncées en mesures nouvelles ; combien il faut de ces dernières pour former des quantités équivalentes à un nombre donné de mesures anciennes, pour connaître les prix des unes, comparativement aux prix des autres.

Nous ne pouvons donc nous dispenser d'entrer ici dans quelques explications à cet égard.

La valeur d'une ancienne mesure en nouvelle étant connue, on convertira en mesures nouvelles telle quantité que l'on voudra de

_____

(1) 1er. Vendémiaire an 10. (23 septembre 1801.)

4.

mesures anciennes de cette espèce, en multipliant le nombre qui exprime la valeur de la mesure ancienne en nouvelle par celui qui exprime la quantité donnée.

Si la valeur d'une mesure ancienne en mesure nouvelle est 2, on convertira 6 de ces mesures anciennes en nouvelles, en multipliant 2 par 6.

On convertira au contraire telle quantité que l'on voudra de mesures nouvelles en mesures anciennes, en divisant le nombre qui exprime la quantité donnée par celui qui exprime la valeur de la mesure ancienne en nouvelle.

Si la valeur d'une mesure ancienne en nouvelle est 2, on convertira 8 mesures nouvelles en anciennes, en divisant 8 par 2.

Premier exemple.

On demande quelle est en mètres la valeur de 58 toises. Cherchez dans la table du département de la Seine ci-après, la valeur de la toise en mètre, qui est : 1.949 ; multipliez ce nombre par 58, le produit 113.042 sera la valeur cherchée, c'est-à-dire que 58 toises vaudront 113 mètres et 42 millièmes.

Second exemple.

Supposons au contraire qu'il soit question de convertir en toises de Paris 113 mètres et 42 millièmes.

On divisera 113.042 par 1.949, valeur de la toise en mètre, et le quotient 58 sera l'expression de la même quantité en toises.

Troisième exemple.

On propose de convertir en kilogrammes une quantité de 87 livres poids de marc.

Cherchez dans la table du département de la Seine ci-après, la valeur de la livre en kilogramme, qui est 0.4895 ; multipliez ce nombre 0.4895 par 67, le produit 32.7965 sera l'expression de la même quantité en kilogrammes, c'est-à-dire que 67 livres poids de marc équivalent à 32 kilogrammes et 7965 dix-millièmes, ou plus simplement en supprimant deux décimales : *kilogr.* 32.80.

Quatrième exemple.

Soient, au contraire, 32 kilogrammes et 7965 dix-millièmes à convertir en livres anciennes.

Divisez ce nombre 32.7965 par 0.4895, valeur de la livre en kilogramme, le quotient 67 sera l'expression de la même quantité en livres poids de marc.

Ces opérations sont assez faciles toutes les fois que les quantités des mesures anciennes sont exprimées en nombres ronds ; mais elles deviennent un peu plus embarrassantes, lorsque les quantités des mesures anciennes contiennent des fractions ou sous-espèces, comme, par exemple, s'il était question de transformer en mètres une quantité de 7 toises 2 pieds 5 pouces, ou en kilogrammes une quantité de 13 livres 6 onces 2 gros ; ou s'il s'agissait de trouver combien une quantité donnée de mètres vaut en toises, pieds, pouces et lignes, ou combien une quantité de kilogrammes donnée vaut en livres, onces, gros et grains. Nous en allons donner deux exemples qui suffiront pour faire connaître quelle est à cet égard la marche à suivre.

Premier exemple.

On propose de convertir en mètres 7 toises 2 pieds 5 pouces.

On peut résoudre cette question de plusieurs manières.

1°. En prenant séparément les valeurs en mètres de 7 toises, de 2 pieds et de 5 pouces, et en faisant ensuite la somme de ces

produits séparés. Cherchez dans la table du département de la
Seine la valeur de la toise en mètres, qui est 1.949; celle du
pied en mètre, qui est 0.32484, et enfin celle du pouce en mètre,
qui est 0.02707. Multipliez le premier nombre par 7, le second
par 2 et le troisième par 5; ajoutez ensemble les produits séparés de ces multiplications, comme on le voit ci-après, et vous
aurez pour total 14.428, c'est-à-dire 14 mètres et 428 millièmes.

1.949	0.32484	0.02707	13.643
7 toises	2 pieds	5 pouces	0.64968
13.643	0.64968	0.13535	0.13535
			14.42803

2°. On peut opérer par le moyen des parties aliquotes, ainsi
qu'il suit :

Pour 7 toises, multipliez 1.949 par 7, ce qui donnera
ci. 13.643

Pour 2 pieds, qui sont 1/3 de toise, prenez le tiers
de 1.949. ci. 0.64967

Pour 4 pouces qui sont le sixième de 2 pieds, prenez
le sixième de 0,64967. ci. 0.10828

Enfin, pour 1 pouce, qui est le quart de 4 pouces,
prenez le quart de 0.10828. ci. 0.02707

La somme de ces produits sera. 14.42802

3°. Enfin, on pourra commencer par réduire les pouces et les
pieds en parties décimales de la toise. A cet effet, comme 5 pouces font 5/12 de pied, on divisera 5 par 12, ce qui donnera pour
quotient 0.4167; on ajoutera cette fraction décimale à 2 pieds,
et l'on aura : 2.4167. On observera ensuite que 2 pieds sont 2/6

de toise, et en conséquence on divisera 2.4167 par 6, ce qui donnera pour quotient 0.4028. On ajoutera cette fraction décimale à 7, nombre des toises, et l'on aura 7.4028, que l'on multipliera par 1.949, valeur de la toise en mètre. Le produit sera, comme dans les deux premières opérations, 14.428.

Ainsi, quelle que soit celle de ces trois méthodes suivant laquelle on opérera, on trouvera également que 7 toises 2 pieds 5 pouces valent en *mètres :* 14.428, c'est-à-dire 14 mètres et 428 millièmes.

Second exemple.

On demande combien 5 kilogrammes et 483 millièmes valent en livres, onces, gros et grains.

La valeur de la livre en kilogramme est 0.4895 ; divisez 5.483 par 0.4895, vous aurez pour quotient 11.201 ; ce qui signifie que la valeur cherchée est en livres 11.201, c'est-à-dire 11 livres 201 millièmes.

Pour savoir combien ces 201 millièmes valent d'onces, on multipliera 0.201 par 16, ce qui donnera 3.216, c'est-à-dire 3 onces et 216 millièmes.

On convertira ensuite ces 216 millièmes d'once en gros, en multipliant 0.216 par 8, ce qui donnera pour produit 1.728, c'est-à-dire 1 gros et 728 millièmes.

Enfin, on convertira ces 728 millièmes de gros en grains, en multipliant 0.728 par 72, et le produit sera 52.416, c'est-à-dire 52 grains et 416 millièmes.

Ainsi la valeur cherchée sera 11 livres 3 onces 1 gros 52 grains et 416 millièmes de grain, qui, convertis à leur tour en seizième, donneraient 7/16 ou environ 1/2 grain.

On voit par ces exemples que nous ne multiplierons pas davantage quels sont les procédés par lesquels on peut opérer toutes sortes de conversions de mesures anciennes en nouvelles, ou réciproquement.

On peut s'aider de plusieurs moyens pour abréger les calculs, lorsqu'on a beaucoup d'opérations du même genre à faire. Le plus simple est l'emploi des tables de comparaison qui donnent les valeurs des mesures anciennes en nouvelles et réciproquement depuis 1 jusqu'à 9, comme nous allons en donner un exemple.

La valeur d'une livre poids de marc en kilogramme est 0.4895. Multipliez ce nombre successivement par 2, par 3, par 4, par 5, etc. jusqu'à 9, et écrivez les produits à côté des nombres 2, 3, 4, 5, etc., comme on le voit ci-après.

Divisez ensuite 1 par 0.4895, et vous aurez pour la valeur d'un kilogramme en livres 2.04288. Vous multiplierez de même ce nombre 2.04288 successivement par 2, par 3, par 4, etc. jusqu'à 9, et vous écrirez dans une seconde colonne les produits à côté des nombres 1, 2, 3, 4, etc., comme on le voit ici :

	A		B
LIVRES.	KILOGRAMMES.		LIVRES.
1 . . (*) 0.4895		1 . . . 2.0429
2 . . . 0.9790		2 . . . 4.0858
3 . . . 1.4685		3 . . . 6.1286
4 . . . 1.9580		4 . . . 8.1715
5 . . . 2.4475		5 . . 10.2144
6 . . . 2.9370		6 . . 12.2573
7 . . . 3.4265		7 . . 14.3001
8 . . . 3.9161		8 . . 16.3430
9 . . . 4.4056		9 . . 18.3859

(*) Le rapport exact de la livre au kilogramme est 0.4895058 ; mais pour les usages ordinaires on peut se contenter de celui que nous donnons ici. L'erreur qui peut résulter de la suppression des trois dernières décimales, n'est que d'environ 6 hectogrammes, ou un peu plus d'une livre sur 100000.

On aura alors deux tables, dont l'une, A, servira à convertir les livres anciennes en kilogrammes, et l'autre, B, les kilogrammes en livres.

Quoique ces tables n'aillent que jusqu'à 9, cependant elles peuvent servir pour tous les nombres possibles, au moyen de la faculté que l'on a de donner à ceux qui expriment les poids anciens dans la table A, ou les poids nouveaux dans la table B, la valeur de dixaines, de centaines, de mille, dixaines de mille, etc.; et aux nombres correspondants des valeurs dix fois, cent fois, mille fois, etc. plus grandes ou plus petites, par la simple transposition du point décimal, comme on en va juger par quelques exemples.

Premier exemple.

Supposons que l'on ait 259 livres, poids de marc, à convertir en poids nouveaux.

Pour 200 livres, qui sont 2 centaines, on prendra dans la table A le nombre correspondant à 2, qui est 0.9790; on le multipliera par 100, en rapprochant le point décimal de deux places vers la droite, ce qui en fera, ci 97.900

Pour 50 livres, qui sont 5 dixaines, on prendra le nombre correspondant à 5, qui est 2.4475; on le multipliera par 10, en rapprochant le point décimal d'une place vers la droite, ce qui en fera, ci 24.475

Enfin pour 9 livres, qui sont 9 unités simples, on prendra le nombre correspondant à 9, qui est, ci . . .   4.4056

On fera l'addition, et la somme 126.7806

sera la valeur cherchée en kilogrammes, c'est-à-dire que 259 livres valent 126 kilogr. et 7806 dix-millièmes, ou simplement, en supprimant les deux dernières décimales: *kilogr.* 126.78.

Second exemple.

Soient maintenant à convertir en livres 49 kilogrammes et 3 dixièmes.

On se servira ici de la table B, et l'on y prendra pour 40 kilog. qui font 4 dixaines, le nombre correspondant à 4, qui est 8.1715; on le multipliera par 10, en rapprochant le point décimal d'une place vers la droite, ce qui en fera, ci 81.71500

Pour 9 kilogrammes, qui sont 9 unités, le nombre correspondant à 9, qui est, ci 18.38590

Enfin pour 3 dixièmes, le nombre correspondant à 3, qui est 6.1286; mais on le divisera par 10, en reculant le point décimal d'une place vers la gauche, ce qui en fera 0.61286

On fera l'addition, dont le total sera 100.71376
Ce sera la valeur cherchée, c'est-à-dire que 49 kilogrammes et 3 dixièmes valent en livres anciennes 100.71376, ou simplement, en supprimant les trois dernières décimales, 100 livres et 71 centièmes.

Des tables construites sur ce principe pour toutes les mesures anciennes de Paris, ont été publiées par le gouvernement; on peut en faire pour toutes sortes de mesures de semblables, au moyen desquelles l'opération se réduira toujours à une addition.

PROCÉDÉS MÉCANIQUES
Pour la Conversion des mesures, usage de l'Arithmographe.

On s'aidera avec beaucoup d'avantage, pour faire la conversion des mesures des échelles graphiques, à la simple inspection desquelles on peut, sans être obligé de faire aucun calcul, connaître quelle est en nouvelles mesures la valeur d'une quantité donnée de mesures anciennes analogues ou réciproquement. Il a été publié des échelles de ce genre pour les mesures de Paris, et chacun peut s'en procurer de semblables pour les mesures qui sont particulières aux lieux qu'il habite.

Mais ces échelles ne sont que d'une utilité partielle, et l'on jugera bientôt combien elles sont insuffisantes, lorsqu'on remarquera qu'il en faudrait une pour chaque espèce de mesures. Il existe un instrument qui offre l'avantage précieux de pouvoir s'appliquer également à toutes les sortes de mesures, c'est l'ARITHMOGRAPHE, que l'auteur a publié originairement sous le nom de *Cadran logarithmique*.

Cet instrument, dont la planche présente la figure, consiste en deux cadrans concentriques qui tournent l'un dans l'autre, de manière que les divisions de l'un peuvent s'appliquer successivement sous les divisions de l'autre.

Les divisions sont semblables sur chaque cadran; mais elles ne sont point égales entre elles; elles sont faites de manière que si l'on place un nombre du cadran intérieur, par exemple le nombre 3, sous un autre nombre du cadran extérieur, par exemple 8, tous les nombres du cadran intérieur sont avec ceux du cadran extérieur dans le rapport de 3 à 8. Ainsi on trouvera que 6 répond à 16, 9 à 24, 15 à 40, 27 à 72, 45 à 120, 54 à 144, 76 à 203, 2230 à 5947, etc.; en sorte que si l'on connaît le rapport d'une mesure ancienne à la mesure nouvelle correspondante, on n'a qu'à placer l'index du cadran intérieur, c'est-à-dire le nombre 1, sous le nombre du cadran extérieur qui exprime ce rapport, et l'on aura aussitôt une échelle au moyen de laquelle on pourra transformer telle quantité que l'on voudra de la mesure ancienne en mesures nouvelles analogues.

Supposons, par exemple, qu'il soit question de convertir en mesures nouvelles, une certaine quantité d'anciennes mesures agraires, dont la valeur en *ares* est 26.7, c'est-à-dire qu'elle est avec la nouvelle mesure dans le rapport de 1 à 26.7.

Vous placerez la flèche sous le nombre 26.7 du cadran extérieur, comme on le voit dans la figure. Cela fait, vous chercherez dans le cadran intérieur le nombre qui exprime la quantité de mesures à convertir; soit par exemple 12, et l'ayant trouvé, vous verrez que le nombre correspondant sur le cadran extérieur, est 320; ce qui vous indiquera que la valeur de 12 des anciennes mesures dont il s'agit, est de 320 ares, ou 3 hectares et 20 ares.

Supposons qu'on ait encore 180 de ces mêmes mesures à convertir en nouvelles. Les cadrans restant dans la même position, on cherchera dans le cadran extérieur le nombre correspondant à 180, pris dans le cadran intérieur, et l'on trouvera que c'est 4800; ce qui fera connaître que la valeur de ces 180 mesures est de 4800 ares, ou 48 hectares.

Les opérations inverses se feront de la même manière.

Étant donnée une quantité de mesures nouvelles, soit 171 ares, on demande quelle est leur valeur en mesures anciennes, et le rapport est de 26.7.

L'index étant placé sur le nombre 26.7 du cadran extérieur, cherchez dans le cadran intérieur le nombre correspondant à 171, pris dans le cadran extérieur, et vous trouverez que ce nombre est 64; ainsi la valeur cherchée sera de 64.

L'arithmographe ne sert pas seulement pour convertir les mesures, on l'emploie de même pour faire toutes sortes de multiplications et de divisions, sans prendre la plume.

Ainsi, par exemple, pour multiplier 267 par 45, on placera la flèche sur le nombre 267 du cadran extérieur, comme on le voit dans la figure; on cherchera ensuite dans le cadran extérieur le nombre correspondant à 45, pris dans le cadran intérieur, et l'on trouvera que c'est 12000.

Réciproquement pour diviser, par exemple, 16 par 6, on placera le nombre 6 du cadran intérieur sous le nombre 16 du cadran extérieur, et l'on trouvera que le nombre indiqué sur ce dernier par la flèche, est 2.67, qui sera le quotient de la division.

Nous ne multiplierons pas davantage les exemples des usages de l'arithmographe, et nous renverrons les personnes qui désireraient connaître toutes les applications dont il est susceptible, à l'explication qui en a été publiée, et qui se trouve à Paris, chez les mêmes libraires et chez l'auteur.

Les résultats que l'on peut se procurer avec cet instrument, quoique simplement approximatifs, sont néanmoins suffisants dans le plus grand nombre des circonstances; et, lors même qu'on a besoin de résultats exacts, pour lesquels on ne peut se dispenser de prendre la plume, l'arithmographe peut encore être d'une grande utilité, parce qu'il facilite les operations, dispense d'en faire la preuve, et prémunit contre les erreurs considérables que l'on pourrait commettre, comme il n'arrive que trop souvent aux personnes même les plus exercées.

RAPPORTS

Du prix des mesures anciennes avec ceux des nouvelles, et réciproquement.

Les prix des mesures suivent entre eux les mêmes proportions que ces mesures elles-mêmes. Si une mesure nouvelle est plus grande que celle qui lui correspond dans l'ancien système, ce prix en sera aussi plus grand dans la même proportion.

Il est clair que si la mesure nouvelle est double de l'ancienne, son prix doit aussi être double, si au contraire c'est celle-ci qui est double de la première, le prix de la première sera moitié de la seconde.

La valeur d'une mesure ancienne en mesure nouvelle étant donnée, il sera donc facile de trouver le prix de l'une, comparativement à celui de l'autre.

Pour avoir le prix de la mesure nouvelle, comparativement à celui de la mesure ancienne, on divisera le nombre qui exprime le prix de celle-ci par le nombre qui exprime la valeur donnée, ou le rapport des mesures.

Pour avoir le prix d'une mesure ancienne comparativement à celui de la mesure nouvelle correspondante, on multipliera le prix de celle-ci par la valeur donnée.

Les opérations sont inverses de celles qu'on doit faire pour convertir les mesures anciennes en nouvelles, ou réciproquement.

Premier exemple.

Le prix de la livre, poids de marc, étant 3 francs 56 centimes, on demande quel doit être celui du kilogramme.

La valeur de la livre en kilogramme est 0.4895 ; divisez 3.56 par 0.4895, le quotient 7.27 sera le prix du kilogramme.

Second exemple.

Le prix du kilogramme étant de 7 francs 27 centimes, on demande quel serait le prix de la livre.

Multipliez 0.4895, valeur de la livre en kilogramme, par 7.27, le produit 3.558665, ou simplement 3.56, sera le prix de la livre.

Troisième exemple.

Le prix de l'arpent des eaux et forêts étant de 419 francs, on demande quel doit être celui de l'hectare.

Cherchez dans la table du département de la Seine, quelle est en mesure nouvelle la valeur de l'arpent des eaux et forêts, vous trouverez qu'elle est en *ares* 51.072; et comme l'hectare est composé de 100 ares, il s'ensuit que la valeur de l'arpent en hectare est 0.51072.

Divisez donc 419, prix de l'arpent, par 0.51072, le quotient 820.41 sera le prix cherché, c'est-à-dire que l'hectare vaudra 820 francs et 41 centimes.

Quatrième exemple.

Le prix de l'hectare étant de 820 francs 41 centimes, on demande quel serait celui de l'arpent des eaux et forêts.

Multipliez 0.51072, valeur de l'arpent en hectare, par 820.41, le produit 418.9997952, ou simplement en supprimant toutes les décimales, 419 sera le prix de l'arpent.

Au surplus on peut s'aider, pour trouver les prix des mesures nouvelles comparativement à ceux des anciennes et réciproquement, des mêmes moyens que pour convertir les mesures nouvelles en anciennes ou *vice versâ*, avec cette seule différence que l'on opèrera toujours d'une manière inverse, c'est-à-dire que, pour avoir le prix d'une mesure nouvelle comparativement à celui de la mesure ancienne correspondante, on procédera comme si le prix donné était un nombre de mesures nouvelles qu'il s'agit de convertir en mesures anciennes et réciproquement.

Ainsi, par exemple, en se servant des tables dont on a donné le modèle dans un des articles précédents, pour avoir le prix du kilogr. d'une marchandise qui coûterait 3 fr. 54 cent. la livre, poids de marc, on opérera comme si l'on avait 3 kilogrammes 5 dixièmes et 4 centièmes à convertir en livres. On se servira de la table B, et l'on trouvera :

pour 3 francs ci 6.1286
pour 5o centimes 1.0214
pour 4 centimes 0.0817
Total. 7.2317

Réciproquement si le prix du kilogramme étant de 17 francs 25 centimes, on demande quel serait celui de la livre ; on se servira de la table A et l'on trouvera :

pour 10 francs. 4.8950
pour 7 francs 3.4265
pour 20 centimes 0.0979
pour 5 centimes ci. 0.0245
Total 8.4439

c'est-à-dire que le prix de la livre serait 8 francs et 44 centimes.

Pour faire les mêmes opérations par le moyen de l'arithmographe, on placera l'index sur le nombre 4895 qui exprime le rapport de la livre au kilogramme, après quoi, si l'on veut connaître le prix du kilogramme comparativement à celui de la livre que nous supposons de 5 fr. 25 cent., on cherchera dans le cadran intérieur, le nombre correspondant à 5.25, pris dans le cadran extérieur, et l'on trouvera 10 fr. 73 cent. pour le prix du kilogramme.

Réciproquement, si le prix du kilogramme étant donné, par exemple, 9 fr., on désire savoir celui de la livre, l'instrument restant dans la même position, on cherchera dans le cadran extérieur le nombre correspondant à 9, pris dans le cadran intérieur, et l'on trouvera 4 fr. 40 cent. pour le prix de la livre.

CORRECTION

Des calculs faits d'après la détermination provisoire du Mètre et du Kilogramme.

La longueur du mètre avait été réglée provisoirement à 3 pieds 11 lignes et 44 centièmes, et le poids du kilogramme à 2 livres 5 gros et 49 grains.

Par la loi du 9 frimaire de l'an 8, la longueur du mètre a été définitivement fixée à 3 pieds 11 lignes et 296 millièmes, et le poids du kilogramme à 2 livres 5 gros 35 grains et 15 centièmes, poids de marc.

La différence entre le mètre provisoire et le mètre définitif est conséquemment de 146 millièmes de ligne, et celle entre le kilogramme provisoire et le kilogramme définitif, de 13 grains et 85 centièmes.

Il suit de là que toutes les quantités exprimées en mesures nouvelles, d'après les tables publiées antérieurement à l'an 9, sont affectées d'une erreur en moins, qui est, pour les mesures linéaires, d'un 3036me.

Pour les mesures de superficie, d'un 1518me.

Pour celles de solidité et de capacité, d'un 1012me.

Et pour les poids, d'un 1360me.

Quoique ces différences soient peu considérables, il y a cependant des cas où l'on ne pourrait les négliger sans inconvénient, surtout pour ce qui concerne les poids et les mesures agraires; il sera donc bon que l'on trouve ici le moyen de corriger les erreurs qui peuvent en résulter.

Il consiste à diviser le nombre que l'on veut corriger par le dénominateur de la fraction qui exprime la différence, et à ajouter au nombre donné le quotient de la division.

Ainsi, pour corriger un nombre qui exprimerait des mesures

5

de longueur, on diviserait ce nombre par 3036, et on y ajoutera. le quotient de la division.

Si ce nombre exprimait des poids, on le diviserait par 1360, et on y ajouterait le quotient, et ainsi des autres.

Mais comme les fractions 1/3036, 1/1518, 1/1012 et 1/1360 ne diffèrent que très peu des fractions plus simples 1/3000, 1/1500, 1/1000, et 1/1400, on pourra fort bien se contenter d'ajouter ces dernières fractions aux nombres que l'on voudra corriger.

L'opération est alors très facile : si c'est une mesure de longueur que l'on veut corriger, par exemple, 57314 *mètres*, on prendra le tiers de ce nombre, qui est 19105, et en le divisant par 1000, on en fera 19.105; on ajoutera ce dernier nombre au premier, 57314, et le total 57333.105 sera la valeur corrigée.

Si le nombre que l'on veut corriger exprime des mesures de superficie, soit par exemple : *mètres carrés* 1724.315, on prendra le quinzième de ce nombre, qui est 114.95; et comme ce sont des 1500mes. dont on a besoin, on divisera ce nombre par 100, en reportant le point de deux places vers la gauche, ce qui en fera 1.1495, et l'addition faite, on aura pour total 1725.4645; ce sera l'expression corrigée.

Si le nombre à corriger exprime des mesures de solidité ou de capacité, soit par exemple : *litres* 219.3, on en prendra la millième partie, ce qui se fera en écrivant les mêmes chiffres au dessous, mais à trois places plus loin vers la droite; et l'addition faite, on aura pour total 219.5193, ou simplement 219.52.

Enfin, si le nombre que l'on veut corriger exprime des poids, par exemple : *kilogrammes* 3847.23, on en prendra le quatorzième, qui est 274.8, et divisant ce nombre par 100, on en fera 2.748; ce dernier nombre étant ajouté au premier 3847.23, le total 3849.978 sera l'expression corrigée que l'on cherchait.

Il se présentera peu d'occasions où l'on ait à corriger des quantités de nouvelles mesures exprimées en mesures anciennes ; l'opération, dans ce cas, sera inverse ; au lieu d'ajouter la fraction au nombre que l'on voudra corriger, on l'en retranchera ; le reste sera l'expression corrigée.

DE LA CONVERSION

Des Mesures agraires anciennes en nouvelles.

Si nous avons rempli la tâche que nous nous étions imposés en commençant cet écrit, les notions qu'il contient doivent suffire pour diriger quiconque voudra se donner la peine d'y porter son attention, tant dans l'emploi des nouvelles mesures que dans les calculs qui y sont relatifs. Nous croyons cependant devoir ajouter encore quelques explications sur ce qui concerne spécialement la conversion des mesures agraires anciennes en mesures nouvelles. Cette addition ne sera pas une superfluité si elle peut être utile aux personnes qui, telles que les notaires et autres officiers publics, sont obligées d'énoncer dans les actes qu'ils dressent toutes les quantités de terrains en mesures nouvelles ; si elle peut faciliter aux agents des contributions le travail qu'ils ont à faire pour parvenir à la refonte générale des matrices de rôles de la contribution foncière, travail dans lequel ils doivent convertir en mesures agraires nouvelles toutes les quantités qui dans les anciennes matrices sont énoncées en mesures anciennes.

Avant d'entrer dans le détail des procédés que les uns et les autres doivent suivre pour faire ces sortes de traductions, il ne sera pas inutile de placer ici quelques observations sur les mesures agraires en général.

Une mesure agraire est une étendue superficielle supposée carrée, et à laquelle se rapportent les superficies des terrains que l'on veut mesurer, quelque forme irrégulière qu'elles aient.

L'art de mesurer les superficies appartient à la géométrie ;

c'est au géomètre à déterminer quelle est l'étendue superficielle d'un terrain en la rapportant à la surface carrée qui est la mesure. Dans les usages journaliers dé la vie on considère toujours les superficies comme réduites à un carré ou à un rectangle, c'est-à-dire ce que l'on appelle communément un carré long.

Tout le monde sait ce que c'est qu'un carré ; c'est une figure dont les côtés parfaitement d'équerre l'un sur l'autre sont absolûment égaux entre eux. Un rectangle ou carré long est une figure dont les côtés sont parfaitement d'équerre l'un sur l'autre, mais ne sont pas égaux.

· Supposons un carré dont chaque côté ait un mètre de longueur, nous aurons l'idée d'un mètre carré, égal à peu près à une feuille de parquet ordinaire ; on l'appelle aussi *centiare*, c'est-à-dire centième d'are.

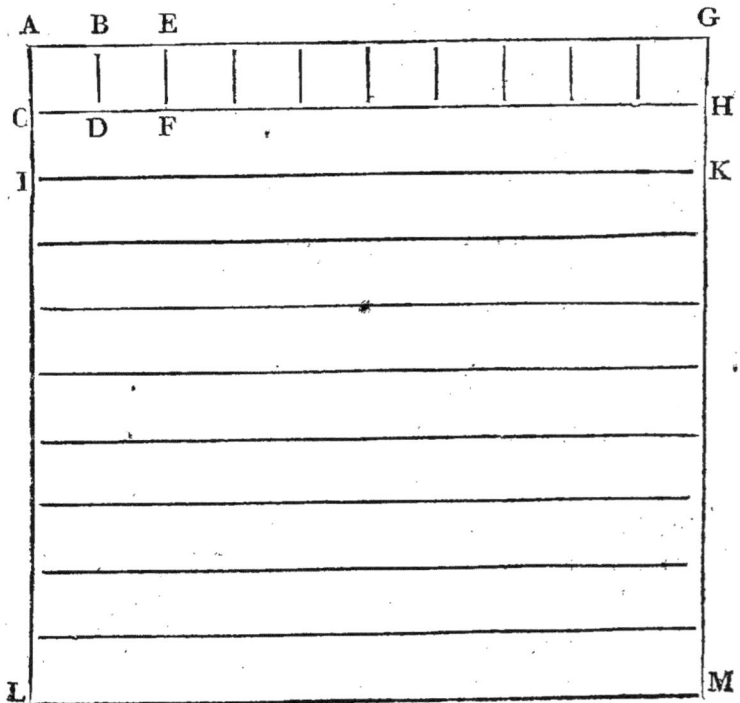

Si à côté d'un mètre carré, que nous supposons représenté par la figure A B C D, nous en plaçons un autre semblable, nous aurons une figure A E F C, qui ne sera pas un carré, mais un rectangle, puisque les côtés ne seront pas égaux; mais que deux de ces côtés, A E et C F, auront deux mètres de longeur, tandis que les deux autres, A C, E F, n'auront qu'un mètre chacun; ce sera un rectangle, ou, si l'on veut, un carré long, dont la superficie sera de deux mètres carrés.

Si nous ajoutons ainsi successivement jusqu'à 10 carrés semblables à la suite les uns des autres, nous aurons une nouvelle figure A G H C, qui ne sera point un carré, mais un rectangle, un carré long, dont la largeur A C sera d'un mètre, et la longeur A G de 10 mètres, et dont l'étendue superficielle sera de 10 mètres carrés.

Supposons maintenant qu'à côté de cette bande, de ce carré long, de ce rectangle de 10 mètres carrés, nous en placions un autre semblable C I H K, nous aurons alors un nouveau rectangle A G K I, dont la superficie sera de 20 mètres carrés, parce que la longeur A G est de 10 mètres, et la largeur A I est de 2 mètres, et que 10 multiplié par 2 donne 20.

Continuons, et ajoutons encore de pareilles bandes à la suite les unes des autres, jusqu'à ce que nous en ayons dix, nous aurons alors la figure A G M L, qui sera un carré, parce que chacun de ses côtés sera de 10 mètres de longeur; sa superficie sera de 100 mètres carrés, parce qu'elle est composée de 10 rectangles qui sont chacun de 10 mètres carrés, et que 10 fois 10 font 100 : c'est ce que l'on appelle ARE ou PERCHE *métrique carrée*, c'est l'unité générique des mesures agraires. On peut se faire, quoiqu'en petit, une idée très juste d'un ARE ou superficie de terrain de cent mètres carrés par l'inspection d'un damier, en supposant que chaque carreau ait un mètre de côté.

Maintenant, si nous opérons sur ce nouveau carré comme nous avons fait sur le premier, la réunion de 10 carrés à la suite l'un de l'autre nous donnera un rectangle de 10 ares, ou 10 carrés de 100 mètres chacun, dont la superficie sera conséquemment de 1000 mètres carrés, puisque 10 fois cent font mille.

La réunion de dix de ces nouveaux rectangles nous donnera un carré dont la superficie sera de 100 *ares*, puisqu'elle sera composée de dix rectangles de 10 *ares* chacun; cette superficie sera en même temps de 10 mille mètres carrés, puisque chaque are est de 100 mètres carrés, et que 100 fois 100 font 10000. C'est l'HECTARE OU ARPENT *métrique*.

Il résulte de là, 1°. que l'étendue superficielle d'un terrain réduite à la forme d'un carré ou d'un rectangle, s'exprime par le produit de la longeur par la largeur.

Ainsi une pièce de terre dont l'étendue superficielle serait réduite à un rectangle de 318 mètres de longeur sur 170 mètres de largeur contiendrait 54060 mètres carrés, produit de la multiplication de 318 par 170;

2°. Que les mesures superficielles ne sont point entre elles comme les mesures linéaires qui leur servent d'élémens, mais comme les carrés de ces mêmes mesures linéaires; en sorte que si l'on a deux mesures agraires, deux arpents, par exemple, de 100 perches chacun, mais dont l'un ait pour élément une perche de 22 pieds, et l'autre une perche de 11 pieds, ces deux arpents ne sont point entre eux dans le rapport de 11 à 22, qui est la même chose que celui de 1 à 2, mais bien dans le rapport de 11 fois 11 à 22 fois 22, ou de 1 à 4, en sorte que la mesure de 100 perches carrées, à 22 pieds par perche, sera quatre fois plus grande que celle à 11 pieds par perche;

3°. Que, puisque le mètre carré, l'are et l'hectare, sont seuls des carrés, les dixaines ou les dixièmes d'hectare, d'are, ou de mètre carré ne sont point des carrés, et ne peuvent être pris pour unités, mais que l'on ne peut considérer comme telles que les centaines ou les centièmes de chacune de ces mesures.

D'où il suit que lorsque l'on veut savoir combien un nombre donné de mètres carrés contient d'ares, il n'y a autre chose à faire que de séparer par le point décimal les deux derniers chiffres de ce nombre; et pour savoir combien il contient d'hectares, il n'y a qu'à séparer les quatre derniers chiffres.

Ayant trouvé, par exemple, qu'une pièce de terre de 318 mètres de longeur sur 170 de largeur contient 54060 mètres carrés, pour savoir combien cela fait d'ares, nous séparerons par un point les deux derniers chiffres de ce nombre, et nous aurons : *ares* 540.60, c'est-à-dire 540 ares et 60 centièmes.

Si nous voulons savoir combien ce même nombre de 54060 mètres carrés fait d'hectares, nous séparerons les quatre derniers chiffres, et nous aurons : *hectares* 5.4060, c'est-à-dire 5 hectares et 4060 dix-millièmes.

Soit encore ce nombre : *mètres carrés* 18973.2, c'est-à-dire 18973 mètres carrés et 2 dixièmes.

Pour savoir combien cela fait d'ares, nous avancerons le point décimal de deux places vers la gauche, et nous aurons : *ares* 189.732, c'est-à-dire 189 ares et 732 millièmes.

En reculant le point décimal encore de deux places vers la gauche, nous aurons : *hectares* 1.89732, c'est-à-dire 1 hectare et 89732 cent-millièmes.

Il est bien essentiel de se familiariser avec cette manière d'exprimer en chiffres les valeurs des mesures agraires, afin de ne pas commettre des erreurs dangereuses, comme cela arriverait fréquemment si l'on n'avait pas toujours présent à l'esprit que chaque unité contenant 100 fois celle qui la suit, comme elle est contenue 100 fois dans celle qui la précède, on doit toujours donner deux places à chaque.

En effet., si on avait à exprimer 3 hectares, 7 ares et 9 mètres carrés, on se tromperait bien grossièrement de le faire ainsi : *hectares* 3.79, puisque cela signifierait 3 hectares et 79 centièmes; mais en donnant deux places à chaque unité, on exprimera cette quantité ainsi : *hectares* 3.0709, ou en prenant l'are pour unité, on l'exprimera ainsi : *ares* 307.09.

On peut fort bien, dans des états où l'on a beaucoup de quantités du même genre à porter, tels que les matrices des rôles de la contribution foncière, en conservant à chaque unité le nom qui lui est propre, écrire les nombres qui les exprimeront dans trois colonnes, dont la première, comme on le voit dans l'exemple ci-après, sera destinée aux hectares, dixaines et centaines, etc. d'hectares; la seconde, aux ares et dixaines d'ares; et la troisième, aux mètres carrés ou centiares, et aux dixaines de mètres carrés ou de centiares (1), en sorte qu'il y ait dans chacune des deux dernières colonnes deux places destinées à chaque espèce d'unité, dont l'addition se fera ensuite comme à l'ordinaire, c'est-à-dire en commençant par la colonne des unités simples, et reportant toujours à la colonne suivante les dixaines retenues.

---

(1) Mais on ne doit pas user de cette faculté dans les autres sortes d'écritures où l'on n'a qu'une seule quantité à énoncer, cela ne servirait qu'à alonger et embarrasser fort inutilement le discours; la contenance d'un terrain sera aussi bien, aussi clairement exprimée de cette manière, 6 hectares 7184 dix-millièmes, ou 671 ares et 84 centièmes, que par celle-ci, 6 hectares 71 ares et 84 mètres carrés.

Il y a lieu de croire que les personnes qui ont adopté cette dernière méthode en reconnaîtront l'inutilité.

Exemple.

Soient plusieurs pièces de terre de grandeurs différentes à énoncer dans un état, de manière à pouvoir en former un total; voici comment on les écrira:

	Hectares ou arpents métriq.	Ares ou perches métriq.	Centiares ou mètres carrés.
1°. Une pièce de . . .	2.	44.	07
2°. Une autre de . . .	0.	18.	41
3°. Une autre de . . .	15.	05.	69
4°. Une autre de . . .	402.	94.	00
Total.	420.	62.	17

Toutes les fractions au-dessous du mètre doivent être négligées, avec d'autant moins d'inconvénient, que l'opération du mesurage ne donne pas une plus grande exactitude; cela est si vrai, que l'on est dans l'usage de tolérer un centième d'erreur dans ces sortes d'opérations.

Lors donc que par le résultat de la conversion d'une certaine quantité de mesures anciennes en nouvelles, on aura obtenu un nombre qui contiendra beaucoup de décimales, on pourra sans inconvénient s'arrêter à celle qui exprimera les centiares ou mètres carrés, et négliger toutes les autres, sauf toutefois à augmenter d'une unité le chiffre qui occupe la place des mètres carrés, lorsque les décimales supprimées vaudront plus de 5 dixièmes de mètre carré.

Supposons que par le résultat de la conversion d'une quantité de mesures anciennes en *ares* on ait obtenu: *ares* 342.567329, on supprimera les 4 derniers chiffres décimaux 7329 pour s'en tenir aux mètres carrés ; et attendu que ces quatre chiffres valent plus de 5 dixièmes de mètre carré , on augmentera le chiffre 6 d'une unité , et on aura *ares* 342.57 , ou bien, en conservant à chaque unité le nom qui lui est propre ,

hectares	ares	centiares.
3.	42.	57.

Passons maintenant à l'opération de la conversion des anciennes mesures agraires en nouvelles.

La première chose dont on doit s'occuper , c'est de bien connaître la contenance de l'espèce de mesure ancienne que l'on doit convertir en nouvelle , et pour cela il faut aussi connaître les éléments de cette mesure, c'est-à-dire quelle est la grandeur de l'unité qui lui sert de base , et combien elle contient de ces unités.

Premier exemple.

Supposons que l'on trouve dans un acte ou sur un rôle du département de l'Hérault une quantité de terre énoncée de la manière suivante, 3 séterées et 1/4.

Il faut d'abord savoir de quoi est composée la séterée dont il s'agit ; si l'acte ou le rôle en donne l'explication , on n'a pas besoin de la chercher ailleurs : supposons qu'il est dit que la séterée est de 200 dextres carrés , à 16 pans par dextre ; on cherchera dans la table des rapports des mesures du département de l'Hérault la valeur en *ares* de la séterée de 200 dextres carrés, à 16 pans par dextre, et ayant trouvé que cette valeur est en *ares* : 31.598, on multipliera ce dernier nombre par 3 1/4, ou, ce qui est la même chose, par 3.25 ;

$$
\begin{array}{r}
31.598 \\
3.25 \\
\hline
157990 \\
63196 \\
94794 \\
\hline
102.69350
\end{array}
$$

L'opération faite, comme on le voit ici, on aura pour produit : *ares* 102.69350, et en supprimant les décimales superflues, *ares* 102.69.

Si l'acte ne dit pas de quoi est composée la séterée, il faut faire en sorte de l'apprendre par une autre voie.

Il sera dit au moins quel est le territoire où est située la pièce de terre dont il s'agit, et nous supposons que ce soit dans celui de Pézenas ; il sera facile de savoir, soit par l'inspection de quelques autres actes, soit par des informations prises sur les lieux, auprès de personnes instruites et dignes de confiance, quelle est dans le territoire de Pézenas la contenance de la séterée ; et ayant appris que dans cette partie la séterée est de 156 dextres 1/4, à 16 pans par dextre, on cherchera dans la table de ce département la valeur de cette séterée, que l'on trouvera : *ares* 24.686 ; ou multipliera ce nombre par 3.25, et le produit 80.2295, ou simplement 80.23 sera la valeur cherchée.

Second exemple.

Supposons que l'on trouve énoncée dans un acte ou dans un rôle une quantité de terres labourables de 7 arpents 54 perches, situées dans le département de Seine-et-Oise.

Si l'acte ou le rôle contient l'indication de la valeur de cet arpent, par exemple, à 64 perches carrées, et 25 pieds la per-

che linéaire, voici comment il faudra opérer ; on commencera
par convertir les 54 perches, qui font 54/64 d'arpents en fraction décimale, ce qui se fera en divisant 54 par 64, et on aura
pour quotient 0.84375 (1) ; on ajoutera cette fraction au nombre
entier d'arpents 7, et on aura 7.84375.

On cherchera ensuite dans la table des rapports du département
de Seine-et-Oise la valeur de l'arpent de 64 perches, à 25 pieds
par perche, et ayant trouvé que cette mesure vaut en *ares* : 42.21,
on multipliera 7.84375 par 42.21, et le produit 331.08 sera la
valeur cherchée.

Si l'acte ne contient pas l'indication de la contenance de la mesure, mais seulement celle du territoire où est située la pièce de
terre dont il s'agit, par exemple, de Marly-la-Ville, on tâchera
de savoir par d'autres moyens quelle est la contenance de l'arpent
dans le territoire de Marly-la-Ville ; et si on apprend qu'elle est de
60 perches carrées, à 25 pieds 4 pouces par perche, on aura une
donnée suffisante pour opérer.

On commencera par réduire en fractions décimales les 54 perches, qui sont 54/60 de l'arpent, ce qui se fera en divisant 54 par
60 ; on aura 0.9, et l'expression décimale de 7 arpents 54 perches
sera en conséquence 7.9, c'est-à-dire 7 arpents 9 dixièmes.

On cherchera dans la table du département de Seine-et-Oise la
valeur de l'arpent de 60 perches à 25 pieds 4 pouces par perche,
et cette valeur étant en *ares* : 40.62, on multipliera ce nombre par
7.9, et le produit 320.90 sera la valeur cherchée.

Troisième exemple.

Il peut arriver que l'on ait à convertir des mesures dont les

_____

(1) On pourra s'aider, pour la conversion de ces fractions, de la table des fractions ci-après.

tables ne donnent point le rapport; alors il faut tâcher de découvrir ce rapport, et voici un exemple de la manière dont on devra procéder.

Supposons que l'on ait à convertir une quantité de mesures anciennes du département du Rhône, énoncée ainsi : 2 et 1/8 *bicherées* de 196 toises carrées lyonnaises chacune.

On commencera par convertir la fraction 1/8 en fraction décimale, ce qui donnera 0.125, et ajoutant cette fraction au nombre entier, on aura 2.125.

Ensuite on cherchera dans la table du département du Rhône quelle est en mètres la valeur de la toise linéaire lyonnaise, et ayant trouvé que cette valeur est 2.5688, on multipliera ce nombre par lui-même, ce qui donnera pour valeur de la toise carrée lyonnaise en *mètres carrés* : 6.5987.

On multipliera ensuite ce dernier nombre par 196, et on aura pour la valeur de la bicherée dont il s'agit, en *mètres carrés* : 1293, ce qui fait en *ares* : 12.93.

Enfin on multipliera ce dernier nombre par 2.125, qui exprime la quantité que l'on veut convertir, et le produit : *ares* 27.48 sera la valeur cherchée.

Quatrième exemple.

Soit encore à convertir en ares une quantité de terres évaluée dans l'acte à 9 arpents 38 perches, l'arpent étant de 80 perches carrées à 22 pieds (de roi) par perche.

On commencera par réduire en décimales 38 perches, qui sont 38/80 de l'arpent dont il s'agit, ce qui donnera 0.475; ainsi l'expression décimale de 9 arpents et 38 perches sera : *arpents* 9.475; ensuite voici comment on opérera.

La perche de 22 pieds étant la même que celle des eaux et

forêts, on cherchera dans le tableau du département de la Seine quelle est la valeur de la perche carrée de 22 pieds, et ayant trouvé qu'elle est de : *mètres carrés* 51.072, on multipliera ce dernier nombre par 80; le produit 4085.77 sera, en mètres carrés, la valeur de l'arpent dont il s'agit; en supprimant les décimales, on aura : *mètres carrés* 4086, ou bien : *ares* 40.86.

On multipliera ce dernier nombre par 9.475, qui est l'expression de la quantité qu'on doit convertir, et le produit *ares* 387.15 sera la nouvelle expression cherchée, c'est-à-dire que les 9 arpents et 38 perches dont il s'agit vaudront en *ares* : 387.15, ou bien en *hectares* : 3.8715, ou bien enfin, en conservant à chaque unité le nom qui lui est propre, 3 hectares, 87 ares, 15 centiares.

Cinquième exemple.

Il peut arriver que la contenance de la mesure ne soit point énoncée dans l'acte, mais qu'il y soit dit seulement à combien, dans une autre espèce de mesure connue, revient la quantité de terres dont il s'agit; alors ce sera cette dernière valeur que l'on prendra pour base de l'opération.

Supposons que l'on trouve dans un acte une quantité de terres situées dans le département de la Haute-Saône, énoncée de cette manière, 32 journaux et 7 ouvrées, revenant à 22 arpents et 18 perches des eaux et forêts.

On prendra dans le tableau du département de la Seine la valeur de l'arpent des eaux et forêts, qui est en *ares* : 51.072; on multipliera ce nombre par 22.18 (1), et le produit en *ares* : 1132.78 sera la valeur demandée.

_____

(1) L'arpent des eaux et forêts étant de 100 perches, 18 perches font 18 centièmes d'arpent.

Sixième exemple.

Soient encore à convertir en ares 36 journaux de terre, à 84 perches par journal, mais dont les tables ne donnent point la valeur ; voici comment on s'y prendra.

Comme le pied de roi est assez généralement connu, on s'informera sur les lieux de la grandeur de la perche linéaire en pieds ; supposons qu'elle soit de 17 pieds 4 pouces, ce qui fait, en convertissant les 4 pouces en fraction décimale, 17.333 (1).

On cherchera dans la table du département de la Seine la valeur d'un pied en mètre, qui est 0.3248 ; on multipliera ce nombre par 17.333, et le produit 5.63 sera la valeur en mètres de la perche linéaire dont il s'agit.

Il faudra ensuite multiplier ce dernier nombre 5.63 par lui-même, et le produit 31.697 sera la valeur de la perche carrée en mètres carrés.

Comme le journal est composé de 84 perches carrées, on multipliera 31.697 par 84, et le produit 2662.5 sera la valeur du journal en mètres carrés.

Enfin on multipliera 2662.5 par 36, nombre des journaux que l'on veut réduire, et l'on aura 95851 pour la valeur en mètres de ces 36 journaux.

On séparera ce nombre par tranches de 2 chiffres, en allant de droite à gauche, et on en fera 9 hectares, 58 ares, 51 mètres carrés.

Septième exemple.

Nous avons dit que lorsqu'on avait à réduire en mesures nou-

_____

(1) Il serait plus simple de mesurer la perche dont il s'agit, avec un mètre, et de prendre ainsi directement sa valeur en mètres ; mais nous supposons qu'on ne soit pas à portée de le faire.

velles un nombre de mesures anciennes accompagné de fractions, comme 42 arpents et 18 perches, 9 séterées et 4 civayers, etc., il fallait commencer par réduire les fractions en décimales : il est plusieurs circonstances où l'on trouvera plus simple de réduire au contraire les arpents, ou autres mesures analogues, en leurs sous-espèces ou fractions du genre de celles qui y sont jointes, pour opérer ensuite sur cette nouvelle valeur.

Soient à convertir en mesures nouvelles 3 arpents et 27 perches, l'arpent étant de 80 perches, et la perche linéaire de 14 pieds.

Nous pouvons réduire les 3 arpents en perches, en multipliant 80 par 3, ce qui nous donnera 240 ; et en ajoutant au produit les 27 perches, nous aurons en tout 267 perches carrées.

Nous multiplierons ensuite 14 par 14 pour avoir la perche carrée, ce qui nous donnera 196 pieds carrés, et multipliant ce dernier nombre par 267, nombre des perches carrées que nous devons convertir, nous aurons 52332 pieds carrés.

Nous chercherons dans la table du département de la Seine la valeur du pied carré en *mètres carrés*, qui est 0.1055206, et multipliant cette valeur par 52332, nous aurons pour produit 5522.1, ce sera en *mètres carrés* la valeur cherchée ; en reculant le point de deux places vers la gauche, nous en ferons : *ares* 55.221.

On pourrait opérer d'une autre manière, savoir : après avoir multiplié 14 pieds par 14 pieds, et avoir trouvé 196 pieds carrés pour la perche carrée, on prendrait la valeur d'un pied carré en mètre carré, qui est comme ci-dessus 0.1055.206, on multiplierait cette valeur par 196, nombre des pieds carrés, qui forment la perche, et le produit 20.682, valeur d'une perche carrée, par 267, nombre des perches à convertir ; on aurait également pour valeur en *mètres carrés* : 5522.1, et en *ares* : 55.221.

Les personnes qui auront pris la peine d'étudier les usages de l'arithmographe, y trouveront une grande facilité pour les opérations de ce genre, dont il leur abrégera beaucoup le travail; il leur servira du moins à les prémunir contre des erreurs graves, en leur présentant des résultats conformes à ceux qu'ils auront obtenus avec la plume; il les dispensera de répéter leurs opérations pour s'assurer qu'elles sont exactes; il en sera la preuve, et sous ce rapport il ne peut manquer encore de leur être d'une grande et continuelle utilité.

Avant de terminer cet article, nous devons faire une observation qui est importante, et quoique nous ayons déjà parlé de ce qui en est l'objet, il ne sera pas superflu d'y revenir encore ici.

On a vu ci-dessus que la détermination définitive du mètre produisait, dans l'expression de la valeur des mesures anciennes de superficie en mesures nouvelles, une différence en plus de $1/1518$; d'où il suit que toutes les réductions de ces sortes de mesures, faites d'après les tables de rapports, publiées avant l'an 9, sont trop faibles de $1/1518$.

Lors donc que l'on trouvera, soit dans les actes, soit dans les rôles antérieurs à l'an 9, des quantités de terrains exprimées en mesures nouvelles, on devra ajouter au nombre qui exprime chaque quantité le 1518e de ce nombre, ou plus simplement son 1500e, qui n'en diffère pas sensiblement.

L'opération pour cela est très simple; elle se réduit à prendre le 15e du nombre donné, à l'écrire au-dessous de ce nombre, mais à deux places plus loin vers la droite, et à faire ensuite l'addition.

Soit, par exemple, une quantité de terres exprimée, antérieurement à l'an 9, de la manière suivante, *ares* 37.45, ou 37 ares et 45 centiares.

6

$$37.45$$
$$25$$
$$\overline{37.475}$$

On prendra le 15e de 37, qui est 2 pour 30, et au lieu d'écrire 2 sous 7, on l'écrira à deux places plus loin sous le 5.

Il restera 7, qui avec le chiffre suivant 4 fait 74, dont le 15e est à très peu de chose près 5, que l'on écrira à la suite du 2.

On fera l'addition, et on aura pour total 37.475, ou bien, en supprimant la dernière décimale, 37.48; ainsi la valeur corrigée sera : *ares* 37.48.

Soit encore une quantité exprimée ainsi : 15 hectares 34 ares et 27 centiares, ou simplement : *hectares* 15.3427.

$$15.3427$$
$$10215$$
$$\overline{15.352915}$$

Nous prendrons le 15e de 15 qui est 1, et au lieu de l'écrire sous le 5, nous le mettrons à deux places plus loin vers la droite, sous le 4.

Le chiffre suivant 3 ne contenant pas 15, on écrira un o à la suite de 1;

On prendra ensuite le 15e de 34, qui est 2, puis le 15e de 22, qui est 1, et enfin le 15e de 77, qui est 5.

L'addition faite, nous aurons pour total 15.352915, ou simplement 15.3529. L'expression corrigée sera donc : *hectares* 15.3529.

RÉDUCTION

Des fractions ordinaires en fractions décimales.

COMME dans les opérations relatives à la conversion des mesures agraires on aura fréquemment besoin de réduire les fractions ordinaires en fractions décimales, nous avons cru devoir placer ici une table qui contient l'expression décimale de toutes les fractions, depuis 1/2 jusqu'à 1/100; au moyen de cette table on n'aura autre chose à faire que de multiplier par le numérateur de la fraction donnée le nombre correspondant au dénominateur de cette fraction; le produit de cette multiplication sera la nouvelle fraction décimale cherchée.

Soit, par exemple, à réduire en décimales la fraction ordinaire 17/64, on cherchera dans la table la valeur d'un 64ᵉ, qui est 0.0156; on multipliera ce nombre par 17, et le produit 0.26562 sera l'expression décimale de la fraction 17/64; en supprimant les deux derniers chiffres on la réduira à 0.266.

En divisant 17 par 64 on aurait obtenu avec un peu plus de peine un résultat pareil.

TABLE pour la réduction des fractions ordinaires en fractions décimales, depuis 1/2 jusqu'à 1/100.

Nota. On ne porte ici que le dénominateur de chaque fraction, le numérateur étant toujours l'unité. Ainsi 2ᵉ. signifie un demi; 9ᵉ. un neuvième; 52ᵉ. un cinquante-deuxième, etc.

2ᵉ.	0.5	8ᵉ.	0.125	14ᵉ.	0.0714
3ᵉ.	0.333	9ᵉ.	0.1111	15ᵉ.	0.0667
4ᵉ.	0.25	10ᵉ.	0.1	16ᵉ.	0.0625
5ᵉ.	0.2	11ᵉ.	0.0909	17ᵉ.	0.0588
6ᵉ.	0.1667	12ᵉ.	0.0833	18ᵉ.	0.0556
7ᵉ.	0.1429	13ᵉ.	0.0769	19ᵉ.	0.0526

20e. . . . 0.05	47e. . . . 0.0213	74e. . . . 0.0135
21e. . . . 0.0476	48e. . . . 0.0208	75^e. . . . 0.0133
22^e. . . . 0.0455	49^e. . . . 0.0204	76^e. . . . 0.0132
23^e. . . . 0.0435	50^e. . . . 0.02	77^e. . . . 0.013
24^e. . . . 0.0417	51^e. . . . 0.0196	78^e. . . . 0.0128
25^e. . . . 0.04	52^e. . . . 0.0192	79^e. . . . 0.0127
26^e. . . . 0.0385	53^e. . . . 0.0189	80^e. . . . 0.0125
27^e. . . . 0.037	54^e. . . . 0.0185	81^e. . . . 0.0123
28^e. . . . 0.0357	55^e. . . . 0.0182	82^e. . . . 0.0122
29^e. . . . 0.0345	56^e. . . . 0.0179	83^e. . . . 0.012
30^e. . . . 0.0333	57^e. . . . 0.0175	84^e. . . . 0.0119
31^e. . . . 0.0323	58^e. . . . 0.0172	85^e. . . . 0.0118
32^e. . . . 0.0312	59^e. . . . 0.0169	86^e. . . . 0.0116
33^e. . . . 0.0303	60^e. . . . 0.0167	87^e. . . . 0.0115
34^e. . . . 0.0294	61^e. . . . 0.0164	88^e. . . . 0.0114
35^e. . . . 0.0286	62^e. . . . 0.0161	89^e. . . . 0.0112
36^e. . . . 0.0278	63^e. . . . 0.0159	90^e. . . . 0.0111
37^e. . . . 0.027	64^e. . . . 0.0156	91^e. . . . 0.011
38^e. . . . 0.0263	65^e. . . . 0.0154	92^e. . . . 0.0109
39^e. . . . 0.0256	66^e. . . . 0.0152	93^e. . . . 0.0108
40^e. . . . 0.025	67^e. . . . 0.0149	94^e. . . . 0.0106
41^e. . . . 0.0244	68^e. . . . 0.0147	95^e. . . . 0.0105
42^e. . . . 0.0238	69^e. . . . 0.0145	96^e. . . . 0.0104
43e. . . . 0.0233	70e. . . . 0.0143	97e. . . . 0.0103
44e. . . . 0.0227	71e. . . . 0.0141	98e. . . . 0.0102
45e. . . . 0.0222	72e. . . . 0.0139	99e. . . . 0.0101
46e. . . . 0.0217	73e. . . . 0.0137	100e. . . . 0.01

Au surplus, vous trouverez facilement et promptement l'expression décimale de toutes sortes de fractions ordinaires à l'aide de l'arithmographe, en opérant comme si vous vouliez diviser le numérateur de la fraction par son dénominateur. Ainsi, par exemple, pour avoir l'expression décimale de la fraction 518/840, vous placerez le nombre 840 du cadran intérieur sous le nombre 518 du cadran extérieur, et vous trouverez que le nombre marqué sur ce dernier par l'index, est 617, ce qui vous fera connaître que l'expression décimale de la fraction donnée, est 0.617, c'est-à-dire 617 millièmes.

DE LA FORMATION

Des Tables ou Tarifs pour la réduction des anciennes mesures agraires en nouvelles.

Nous avons déjà parlé des tables propres à faciliter la conversion des anciennes mesures en nouvelles, en réduisant cette opération à une simple addition : nous croyons devoir revenir ici sur cet objet, parce que l'usage de ces tables ou tarifs sera très commode aux personnes qui, telles que les agents des contributions, auront à faire beaucoup de réductions des mêmes sortes de mesures.

Supposons qu'il soit question de la mesure d'une commune située dans le département de la Drôme, que cette mesure porte le nom de séterée, se divise en deux éminées, chaque éminée en deux quartelées, et chaque quartelée en six civayers, que sa contenance soit de 1050 toises delphinales carrées, et sa valeur en ares 43.957

En divisant ce nombre par 2, nous aurons pour la valeur d'une éminée 21.9785

En divisant ce nouveau nombre encore par 2, nous aurons pour la valeur d'une quartelée . . . 10.98925

Enfin en prenant le 6ᵉ de ce dernier nombre, nous aurons pour la valeur d'un civayer. . . . 1.83154

Ces divisions faites, on disposera, ainsi qu'on le voit ci-après, une table à quatre colonnes, dans chacune desquelles on écrira d'abord la valeur d'un civayer, puis celle de 2, qui sera le double de la première, puis celle de 3, qui sera la somme de la première et de la seconde, puis celle de 4, qui sera la somme de la première et de la troisième, et ainsi jusqu'à 6, dont la valeur sera celle d'une quartelée, en y ajoutant ou en retranchant ce qui sera nécessaire pour que le nombre soit égal à la valeur d'une quartelée trouvée par la première opération, parce que les décimales négligées produisent une petite différence qu'il est à propos de faire disparaître.

Ainsi, ayant trouvé par la formation de la table : *ares* 10.98924 pour la valeur de 6 civayers, nous ajouterons une unité au dernier chiffre 4 pour que cette valeur soit égale à celle de la quartelée, savoir : *ares* 10.98925.

On doublera ce dernier nombre, et on aura la valeur d'une éminée; on doublera encore cette dernière valeur, et ce sera celle d'une séterée, qui doit se trouver de 43 ares 957 centiares.

Pour deux séterées on doublera ce dernier nombre, on le triplera pour 3, pour 4 on ajoutera la valeur de 3 séterées à celle d'une séterée, et ainsi de suite jusqu'à 10; après quoi on opérera de la même manière pour avoir celle de 20 en doublant celle de 10, pour 30 en ajoutant la valeur de 10 à celle de 20, pour 40 en ajoutant celle de 10 à la valeur de 30, et ainsi de suite jusqu'à 100, ce qui sera suffisant.

TARIF pour la réduction des Séterées de 1050 *toises delphinales carrées, dont la valeur est en* ares, 43.957.

MESURES ANCIENNES.	Hectares ou arpents métriq.	Ares ou perches métriq.	Centiares ou mètres carrés.	Fractions de mètre carré.
1 civayer	0.	01.	83.	154
2	0.	03.	66.	308
3	0.	05.	49.	462
4	0.	07.	32.	616
5	0.	09.	15.	770
1 quartelée ou 6 civayers.	0.	10.	98.	925
1 éminée ou 2 quartelées.	0.	21.	97.	85
1 séterée ou 2 éminées . .	0.	43.	95.	7
2	0.	87.	91.	4
3	1.	31.	87.	1
4	1.	75.	82.	8
5	2.	19.	78.	5
6	2.	63.	74.	2
7	3.	07.	69.	9
8	3.	51.	65.	6
9	3.	95.	61.	3
10	4.	39.	57.	
20	8.	79.	14.	
30	13.	18.	71.	
40	17.	58.	28.	
50	21.	97.	85.	
60	26.	37.	42.	
70	30.	76.	99.	
80	35.	16.	56.	
90	39.	56.	13.	
100	43.	95.	70.	

Supposons encore qu'il soit question de la mesure d'une commune du département de la Marne, laquelle porte le nom de septier, contient 80 verges carrées à 20 pieds 3 pouces par perche linéaire, et dont la valeur est, suivant la table de ce département, en *ares* 34.615.

On divisera ce nombre par 80, et on aura, pour la valeur d'une verge carrée en *ares* : 0.4326875.

On formera le tarif sur cette base, en doublant cette valeur pour 2 verges, en la triplant pour 3 verges, en ajoutant la première à la troisième pour 4 verges, et ainsi de suite jusqu'à 10.

Après quoi on opérera de la même manière, en doublant la valeur de 10 verges pour avoir celle de 20, en ajoutant celle de 20 à celle de 10 pour avoir la valeur de 30, et ainsi de suite jusqu'à 80, qui sera la valeur d'un septier.

On doublera la valeur d'un septier pour avoir celle de 2, on ajoutera la valeur d'un septier et celle de 2 pour avoir la valeur de 3, et ainsi de suite jusqu'à 10 ; après quoi on opérera de la même manière pour avoir la valeur de 20, de 30, etc. jusqu'à 100, comme on le voit ci-après.

TARIF pour la réduction du Septier de 80 verges carrées à 20 pieds 3 pouces de côté, dont la valeur est en ares, 34.615.

MESURES ANCIÉNNES.	Hectares ou arpents métriq.	Ares ou perches métriq.	Centiares ou mètres carrés.	Fractions de mètre carré.
1 verge	0.	00.	43.	26875
2	0.	00.	86.	53750
3	0.	01.	29.	80625
4	0.	01.	73.	07500
5	0.	02.	16.	34375
6	0.	02.	59.	61250
7	0.	03.	02.	88125
8	0.	03.	46.	15000
9	0.	03.	89.	41875
10	0.	04.	32.	6875
20	0.	08.	65.	3750
30	0.	12.	98.	0625
40	0.	17.	30.	7500
50	0.	21.	63.	4375
60	0.	25.	96.	1250
70	0.	30.	28.	8125
1 septier ou 80 verges . .	0.	34.	61.	5
2	0.	69.	23.	0
3	1.	03.	84.	5
4	1.	38.	46.	0
5	1.	73.	07.	5
6	2.	07.	69.	0
7	2.	42.	30.	5
8	2.	76.	92.	0
9	3.	11.	63.	5
10	3.	46.	15.	0
20	6.	92.	30.	0
30	10.	38.	45.	0
etc.				

Avant de se servir de ces tarifs il est bien essentiel de s'assurer de leur exactitude.

Un tarif sera exact lorsque la somme de toutes les parties qui composent la mesure , donnera le même nombre que celui qui exprime la valeur de cette mesure, lorsque 10, ou 100 unités ramèneront un nombre semblable à celui qui exprime la valeur d'une seule, avec cette différence que les chiffres en soient reculés d'une ou de deux places vers la gauche.

Ainsi le premier tarif est bon , parce que la valeur de 2 éminées ou 24 civayers est la même que celle de la séterée ; parce que la valeur de 10 et de 100 séterées est la même que celle d'une séterée, les chiffres étant reculés pour 10 séterées d'une place vers la gauche , et de 2 places pour 100.

Ainsi le second tarif est bon , parce que 80 verges donnent le même nombre que celui qui exprime la valeur du septier , parce que 10 verges sont exprimées par les mêmes chiffres qui expriment la valeur d'une verge, et 10 septiers par les mêmes chiffres qui expriment la valeur d'un septier, mais les uns et les autres rapprochés d'une place vers la gauche.

Lorsque l'on se sera ainsi assuré de l'exactitude d'un tarif, on pourra s'en servir; mais il est bon d'observer que l'on ne doit avoir égard aux fractions de mètre carré que pour la construction du tarif, et que dans l'usage que l'on en fera on peut sans inconvénient négliger ces fractions, et supprimer les décimales, en suivant à cet égard les règles qui ont été données précédemment.

Quant à l'usage de ces tables, il est infiniment commode : en voici deux exemples qui suffiront pour indiquer la marche à suivre.

Premier exemple.

On propose de convertir en mesures nouvelles 3 séterées, 3 quartelées, et 5 civayers de la mesure portée au premier tarif.

On prendra dans ce tarif,

h. ar. c.

pour 3 séterées, le nombre correspondant . . . 1.31.87.10

pour 1 éminée, qui vaut 2 quartelées 0.21.97.85

pour 1 quartelée. 0.10.98.93

pour 5 civayers 0. 9.15.77

Total 1.73.99.65

La somme de ces diverses quantités sera la valeur cherchée ; on pourra la réduire, en supprimant les quatre derniers chiffres 99.65, à 1 hectare 74 ares.

Second exemple.

Soient maintenant à convertir 17 septiers et 69 verges de la mesure portée au second tarif.

h. ar. c.

On prendra pour 10 septiers. 3.46.15.00

————— pour 7 idem 2.42.30.50

————— pour 60 verges 0.25.96.13

————— pour 9 idem 0.03.89.42

Ainsi la valeur cherchée sera 6.18.31.05

En se servant de ces procédés, qui rendront le travail en quelque sorte mécanique, il sera bon cependant de s'exercer concurremment à faire les mêmes opérations par les moyens expliqués plus haut ; on y trouvera un grand avantage, celui de se rendre familier le calcul décimal, et de pouvoir, au besoin, faire ou vérifier promptement et facilement des opérations qui seraient très embarrassantes pour qui ne connaîtrait d'autre méthode que celle des tarifs.

TABLES DES RAPPORTS

DES ANCIENNES MESURES AGRAIRES

AVEC LES NOUVELLES.

~~~~~~

AVIS.

———

CES tables sont extraites des tableaux de la comparaison des anciennes mesures de la France avec les nouvelles, dressées par des commissaires nommés à cet effet dans chaque département.

Il a été impossible d'observer le même ordre dans leur rédaction ; mais on a fait en sorte de suivre celui qui paraissait le plus propre à ne priver les personnes qui en feront usage, d'aucune des notions essentielles qui résultent des tableaux d'où elles sont tirées.

Au surplus, les rapports que présentent ces tables sont établis d'après la détermination définitive du mètre ; et quant à leur usage, il faut consulter l'explication précédente, page 51 et suivantes.

L'auteur craignant avec raison que, malgré les soins qu'il avait apportés à la rédaction de ces tables, il ne s'y fût glissé quelques erreurs, ce qu'il est bien difficile d'éviter dans une aussi grande multitude de chiffres, avait invité les personnes qui les remarqueraient, à lui en donner avis ; il a reçu en conséquence des observations intéressantes de la part de plusieurs personnes, et il s'acquitte d'un devoir qui lui est bien agréable, en leur en témoignant ici sa reconnaissance. Il n'a pas cru, cependant, pouvoir adopter, sans restriction, toutes les corrections qui lui ont été proposées, parce qu'il ne lui était pas permis de s'écarter des bases authentiques que lui ont fournies les travaux des commissaires des départements, toutes les fois qu'il a reconnu qu'il n'y avait pas erreur dans leurs calculs.

Il a au surplus tiré beaucoup de renseignements utiles des tables de comparaison qui ont été publiées dans les départements, par les ordres ou avec l'approbation de MM. les préfets.

DÉPARTEMENT DE L'AIN.

MESURES DE LONGUEUR POUR LES TERRAINS. *Valeur en mètres.*

Le *pied*, élément de ces mesures, égal au pied de roi	0.324839
Le *compas* de 5 pieds	1.62420
La *perche* de 9 pieds.	2.92355
— . . . 9 1/2 pieds	3.08597
— . . . 18	5.84711
— . . . 22	7.14647

VALEUR DES MESURES AGRAIRES EN ARES.

Communes de l'arrondissement de Belley.

	Seytive.	Mesure de terre.	Ouvrée de vignes.
Ambérieux	28.702	5.784	3.166
St.-Denis	35.244	5.909	2.533
Ambutrix	26.789	6.694	3.376
Vaux	34.611	8.316	3.747
Château-Gaillard et Saint-Maurice .	45.901	6.226	2.786

	Seytive ou Soiture.	Mesure ou Bicherée.	Ouvrée.
Ambronay, Douvre, L'Abergement-de-Vaux, Saint-Jean-le-Vieux. }	49.232	8.205	4.103

	Journal.	Seytive.
Aranc	21.349	19.867
Corlier	16.031	15.802
Lacouz	19.526	21.425
Montgriffon et Nivollet.	20.969	18.120

	Journal et Seytive.	Ouvrée.
Ander et Coudon, Arbigneux, Belley, Brens, Chazey et Rotthonod, Colomieux, Magnieux, Massigneux et Ecrivieux, Parves et Chemillieux, Saint-Champ, Saint-Germain-les-Paroisses, Virignieu.	27.014	3.376

Amezieux, Champagne, Charencin et Saint-Maurice, Chavornay, Fitigneux, Lompnieux, Sutrieux, Vieux, Virieux-le-Petit, Beon, Cezerieux (1), Cressin et Rochefort, Culos, Flaxieux, Lavour, Massigneux, Pollieux,

---

(1) Dans les fonds fertiles et faciles à cultiver, le journal de Cezerieux n'est que de : *ares* 20.26 de l'ouvrée de 2.355.

	Journal Seytive et Pose de Genéve.	Ouvrée et Fossoyée.
Talissieux, Vognes, Brenier et Condou, Conzieux, Geligneux, Izieux, Peyzieux, Premezel-Saint-Benoist, Saint-Bois, Anglefort, Chanay, Chorbonod, Seyssel, Armix et Premilieux, Belmont, Contrevos, Cuzieux, Laburbanche, Pugieux, Rossillon, Saint-Martin-de-Bavel, Virieux-le-Grand, Yon et Cerverieux	27.013	3.376

	Journal ou Seytive.	Seytive du pays.
Cormaranche (1), Hauteville, Lompnes, Longecombe, Thessilieux, Vaux, Saint-Sulpice.	34.284	42.854

	Journal ou Seytive.	Bicherée.	Ouvrée.
Chazey, Lagnieu, Leyment, Loyette, Proulieux, Sainte-Julie, Saint-Sorlin, Saint-Vulbas	22.792	11.396	3.799

	Journal ou Seytive.	Ouvrée.
Ambleon (2), Briord, Groslé, Inimond, Lhuis, Lompnaz, Marchand, Montagnieux, Ordonnas, Seillonas.	30.390	7.601

Cerdon, Jujurieux, Mérignat, Pontoin, Saint-Jérôme	Journal et Seytive. 22.792 Bichette ou Mesure. 7.598 Ouvrée. 3.799

Arans, Argis, Chaley, Clessieux, Évosges, Hostiax, Oncieux, Saint-Rambert, Tenay, Torcieux.	Seytive de 28.491 à 34.189

Saint-Rambert, Oncieux, Argis, Tenay, Chaley, Torcieux.	Bichette de 6.079 à 7.598

Arondaz, Évosges, Hostiax et Clessieux. .	Journal de 18.234 à 22.792

Saint-Rambert, Torcieux, Argis, Tenay et Oncieux	Ouvrée de 2.849 à 3.039

Brenaz, Lilignod, Lochieux, Passin et Poisieux, Ruffieux, Songieux.	Seytive ou Journal. 25.536
Benonce, Serrière-de-Briord, Souclin, Villebois.	Seytive 22.792

(1) Dans ces communes le journal varie de 17 à 62 ares, et le seytive de 32 à 62, selon l'inclinaison du terrain, sa fertilité ou la facilité de .a culture.

(2) Le journal a été ainsi fixé pendant la révolution; il n'avait auparavant aucune étendue fixe.

Villebois et Souclin	Journal	22.792
Serrière et Benonce	Journal	17.095
Villebois et Souclin	Ouvrée	3.799
Serrière et Benonce	Idem	3.039

Arrondissement de Bourg.

Bourg, Buellas, Lent et Longchamp, Montagnat, Montracol, Perronnas, Polliat, Saint-André-le-Panoux, Saint-Denis, Saint-Just, Saint-Remy, Servas, Viriat et Flériat . . .   **Coupée (1)** . . . 6.595

Aisne et Vesine, Asnière, Bagé-le-Châtel, Bagé-la-Ville, Bercissiat, Dommartin, Feilleus, Manziat, Marsonnas, Replonge, Saint-André-de-Bagé, Saint-Laurent.

Coupée et *Ouvrée* . 6.595
Meyterée. . . . 39.570
Meau et *Charrée*. . 19.785

Bohas, Cezeriat, Drom, Hautecour, Jasseron, Journan, Meyriat, Ramasse, Revonnas, Rignat, Romanèche, Ville-Reversure, Certines et les Ripes, Dompierre, Druilliat, Latranclière, Neuville-sur-Ain et Thol, Pontdain, Priay, Saint-Martin-du-Mont, Tossiat, Varambon, Cormoranche et Bey, Crottet, Cruzille, Griège, Laïz, Mepillat, Perex, Pont-de-Veyle, Saint-André-d'Huiriat, Saint-Cyr-sur-Menthon et Greziat, Saint-Genis-sur-Menthon, Saint-Jean-sur-Veyle, Saint-Sulpice.

Coupée 6.595

Ouvrée 3.297

Arnand, Chavannes, Cize, Corveissiat, Germagnac, Grand-Corrent, Pouillat, Saint-Maurice-d'Échaseau, Simandre.

Coupée de Chavannes 7.255
Ouvrée idem . . . 3.627
Coupée de Treffort . 7.692
Ouvrée idem . . . 3.847

Simandre, Pouillat, Germagnac et Chavannes. . . . .   *Journal*. 34.274

Beaupont, Coligny, Grand-Villard, Villeneuve et Domsure, Marbos, Pirajoux, Salavre, Verjon, Villemotier.

Journal et *Soiture*. 34.284
Ouvrée 4.286

Confrançon et Saint-Didier-d'Aussiat. . .   *Coupée* 5.711

---

(1) Appelée vulgairement *coupée de Bresse*, et connue dans la plus grande partie du département.

Attignat, Cras, Curtafond, Étrée, Foissiat, Malafretas, Montrevel, Saint-Martin-le-Châtel.	Coupée	6.595
Chevroux, Boissey et Saint-Étienne. . .	Coupée	6.595
Arbigny, Boz, Chavannes, Gorrevod, Ozan, Pont-devaux, Saint-Benigne, Sermoyer. .	Coupée	9.615
Saint-Jean et Jayat	Coupée	6.595
Cormos, Courtes, Curtiat-Dongalon, Lescheroux, Mautenay, Montlin, Saint-Julien, Saint-Nizier, Saint-Trivier-de-Courtes, Serviguat, Vécour, Vernoux.	Coupée	11.539
Teffort, Cuisiat, Pressiat	Coupée	7.914
Meillonas, Saint-Étienne-du-Bois, Beny. .	Coupée	6.595
Courmangoux	Coupée	8.571
Beny, Courmangoux et Roissiat, Cuisiat, Meillonas et Sauciat, Pressiat, Saint-Étienne-du-Bois, Treffort.	Ouvrée	3.297

Arrondissement de Nantua.

Charix, Laleyriat et Poizat, Nantua, Neyrolles.	Seytive	34.189
	Mesure	7.218
Arlos, Billiat, Cras, Jajoux, L'Hôpital, Ochias, Surjoux, Villes	Journal, Seytive ou Soiture. . . .	28.870
	Ouvrée	3.799
Brenod, Champdor, Corcelles Izenave, Lantenay, Vieux-d'Izenave	Seytive (1).	34.189
	Journal	26.592
Champfromier, Chatillon-de-Michaille, Montagne, Musinans, Saint-Germain-de-Joux, Vouvray.	Ouvrée	3.799
	Seytive, Journal ou Soiture . . .	28.870
Grand-Abergement, Hotone et Rivoire, Petit-Abergement.	Journal.	25.526
	Seytive	28.601
Challes, Étables, Labalme, Leyssart, Peyriat, Saint-Alban, Volognat	Seytive	22.792
	Mesure	6.647
Apremont, Chevillard, Condamine, Geovraissiat, Groissiat, Maillat, Martignat, Montréal, Port, Saint-Martin-du-Fresne, Bolozon, Grange, Izernore, Matafelon, Mornay, Napt, Samognat, Southonax	Seytive	33.239
	Mesure	6.647

(1) Dans les prés inclinés rapidement, elle peut s'étendre jusqu'à 38, et même 49.38.

Arbane . . . .   *Soiture et Journal.* . 26.592

Belleydoux, Belignat, Bouvent, Dortan, Echallon, Geotresset, Giron, Oyonnax, Veiziat . . . .   *Soiture et Journal.* . 24.692

Ars, Beauregard, Civrieux et Beirnoud, Frauc, Génay, Jassan, Massieux, Myonnay, Miserieux, Montenay, Parcieux, Rancé, Reyrieux-Toussieux et Poulieux, Satonay, Saint-André-de-Corcy, Saint-Bernard, Saint-Didier-de-Forment, Saint-Euphémie, Saint-Jean-de-Thurigneux, Saint-Marcel, Tramoye, Trévoux . . . .   *Bicherée* 12.878

Crans, Chalamont, Chatenay, Châtillon-Lapallu, Leplantay, Rouzuel, Saint-Nizier-le-Désert, Versailleux, Vilette . . . .   { *Coupée* . . . . . 6.595 / *Ouvrée* . . . . . 3.297 / *Bicherée* 10.552

Biziat, Chatillon-sur-Chalaronne et Clémenciat, Chaveyriat, L'Abergement, Meizeriat et Montfalcon, Moncet, Neuville-sur-Renon, Saint-Julien-sur-Veyle, Sulignat, Vendeins, Vonnas et Luponas . . . .   { *Coupée* . . . . . 6.595 / *Bicherée* . . . . 13.190 / *Meyterée* . . . . 52.761 / *Seyterée.* . . . 105.521

Condeissiat, La Chapelle, Marlieux, Roman, Sandran, Saint-André-le-Bouchoux, Saint-Germain-de-Renon, Saint-George-de-Renon, Saint-Paul-de-Varrax . . . .   { *Coupée,* / pour l'avoine . . 8.245 / pour le froment . 6.595

Bizieux, Bourg-Saint-Christophe, Charnos, Cordieux, Faramant, Joyeux, Lemoutillet, Loyes, Meximieux, Mollon, Perouge, Rigneux-le-Franc, Samans, Saint-Éloy . .   { *Scytive* . . . . 31.656 / *Bicherée* . . . . 10.552 / *Ouvrée* 3.517

Balan, Beinort, Belligueux, Bressoles, Laboisse, Miribel, Montluel, Neyrou, Niévros, Pizay, Rillieux, Sainte-Croix, Saint-Jean-de-Niost, Saint-Maurice-de-Beynost, Saint-Maurice-de-Gourdan, Thil. . . . .   { *Bicherée* . . . . 10.552 / *Ouvrée* 3.517

Messimy, Farcins et Chaleins . . .   *Bicherée.* 10.552

Amareins, Cesseins, Francheleins, Genouilleux, Guérins, Lurcy, Montuau. . . .   *Coupée* 8.903

Saint-Trivier-sur-Moignan, Baneins, Bereins, Chaneins, Saint-Cyr . . . . .   *Coupée* 8.903

Ambérieux, Aigneremx, Savigneux, Monthieu, Villeneuve et Champteins. . .   *Bicherée* 11.634

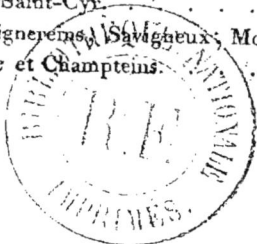

Bouligneux , Lapeyrouze , Saint - Olive ,
Villars . . . . *Bicherée* 10.552

  Mogneneins , Peyzieux , Valeins . . . . . *Coupée* 8.903

  Dompierre , Garnerans, Illiat, Saint-Didier-
sur-Chalaronne, Saint-Étienne-sur-Chalaronne,
Thoisey . . . . *Coupée* 7.914

  Dans beaucoup de communes de ce département on emploie l'arpent forestier , dont la valeur est en ares 51.072
Et l'arpent de Paris , qui vaut 34.189

  Nota. Les mesures dans ce département varient suivant l'inclinaison du terrain,
la fertilité , ou la facilité de la culture.

DÉPARTEMENT DE L'AISNE.

	Valeur en Mètres.
MESURES DE LONGUEUR.	
Toise et *Pied.* Voy. le département de la Seine.	
Pied marchand de 11 pouces.	0.29777
Perche ou *Verge* linéaire , dite de *Saint-Médard* , de 16 pieds 10	
pouces , dits d'ordonnance.	5.4681
— dite de *Saint-Médard-la-Potée* , de 19 pieds, à 11 pouces par pied.	5.6576
— de *Neufchâtel* , de 19 pieds 1/2 , à 11 pouces par pied.	5.8064
— de 18 pieds 4 pouc. , dite de *Quartier-l'Évêque* et d'*Apremont.*	5.9554
— du ci-devant comté de *Braisne* , de 21 pieds , à 10 pouces 8 lignes	
par pied	6.0637
— du ci-devant duché de *Guise* , de 22 pieds , *idem* . . .	6.3524
— du ci-devant duché de *Gèvres* , de 20 pieds de roi	6.4968
— dite de *Vermandais* , de 22 pieds , à 11 pouces.	6.5510
— dite de *Résigny*	6.5730
— du *Meige*	5.1700
— de *Pierrefond* , de 20 pieds 4 pouces.	6.6051
— de *Montcornet* , de 20 pieds 1/2 , de 11 pouces.	6.1043
— de *Chauny* , de 24 pieds , à 10 pouces et 1/2 par pied. . . .	6.8216
— d'*Igny* , de 22 pieds , à 11 pouces 8 lignes par pied. . . .	6.9479
— dite d'ordonnance , à 22 pieds , de 12 pouces	7.1464
— dite de *Nouvion* , de 25 pieds , à 10 pouces 7/8	7.3597

	Valeur en Centiares.
MESURES AGRAIRES.	
Perche ou *Verge* , dite de Saint-Médard.	29.900
— dite de Saint-Médard-la-Potée.	32.010
— de Neufchâtel.	33.712

— de Quartier-l'Évêque 35.463
— du ci-devant comté de Braine 36.764
— du ci-devant duché de Guise. 40.353*
— du ci-devant duché de Gèvres 42.208
— de Vermandois 42.915
— de Pierrefond. 43.629
— de Montcornèt 37.263
— de Chauny 46.534
— d'Igny 48.272
— d'Ordonnance 51.072
— du Meige, petite mesure 26.677
— *Idem*, grande mesure 42.918
— de Résigny 43.205
— de Nouvion 54.165

Valeur en ares.

Arpent dit *Quartier-l'Évêque*, de 96 perches carrées Quartier-
l'Évêque, en usage dans les cantons de Soissons, Vic-sur-Aisne,
Acy et Septmonts 34.048
— des *Comptes*, de 96 perches carrées de Vermandois, aux cantons
de Villers-Cotterets, Coucy, Soissons, Vic-sur-Aisne, Cœuvres,
Acy, Vauxaillon 41.198
— de 96 perches carrées d'Ordonnance, au canton de Vailly, (se
divise en 4 pichets de 24 verges, ou 8 hommées de 12 verges) . 49.029
— de 100 perches carrées, à 20 pieds de roi par perche, au ci-devant duché de Gèvres, cantons de Gandelus, Vieux-Maisons,
Pavant et Saint-Aignan. 42.208
— de 100 verges carrées, à 22 pieds de 11 pouces, dites de *Vermandois*, canton de la Fère, Saint-Gobain, Ribemont Moy, Coulonges, Nesles, Ébouleau, Goudelancourt . . . 42.915
— dit *mesure d'Igny*, de 100 verges carrées à 22 pieds, de 11 pouces 8 lignes au canton de Coulonges 48.274
— d'Ordonnance ou des eaux de forêts, dans tout le département
pour les bois, arrondissement de Laon, Soissons et Château-
Thierry 51.072
— de 108 perches carrées de Saint-Médard, aux cantons de Soissons, Vic-sur-Aisne, Acy, Cœuvres, Septmons. 32.292
— de 108 perches carrées de Saint-Médard-la-Potée, à Villers-
Cotterets, Acy, Cœuvres, et Vic-sur-Aisne 34.570
— de 112 verges carrées de Braine, au canton de Braine . . . 41.180

7.

— de 112 verges carrées de Vermandois, canton de Fère . . . 48.065

— de 130 verges carrées de Pierrefond, cantons de Villers-Cotterets et Cœuvres 56.715

— de 160 verges carrées de Neufchâtel, canton de Neufchâtel. 53.945

— de 100 verges carrées de Montcornet, cantons de Montcornet,
Rozoyet et Liesse 37.263

— de Résigny. 43.203

Le Boisseau de 7 verges carrées, à 21 pieds de 10 pouces 8 lignes,
au canton de Braîne 2.574

— ou *Pugnet* de 15 verges carrées de 22 pieds, à 10 pouces 8 lign.,
aux cantons de Guise et Aizonville. 6.053

— de 15 verges carr., à 22 pieds de 12 pouces, au canton d'Hirson. 7.661

L'Essain de 30 verges, à 22 pieds de 10 pouces 8 lignes, aux cantons de Guise et Aizonville 12.106

— de 48 verges, à 22 pieds de 11 pouces, Villers-Cotterets, Cœuvres, Coucy, Blerancourt 20.599

— de 60 verges, *idem*, à Versigny, Aiguilcourt et Lesart, Chéry-
Mayot, et le canton de Saint-Gobain. 25.750

— de 65 verges, à 20 pieds 4 pouces de roi, cantons de Villers-
Cotterets et de Cœuvres 28.358

— de 56 verges, à 21 pieds de 10 pouc. 8 lign., canton de Braîne. 20.590

La Faux de pré de 96 verges, à 22 pieds de 11 pouces, canton de
Coucy 41.198

— de 100 verges, à 22 pieds de 11 pouces, cantons de Chauny,
la Fère, Saint-Gobain et autres 42.914

— de 104 verges, à 22 pieds de 10 pouces 1/2, Chauny et Geulis. 48.397

L'Hommée de vignes, carré de 22 pieds de roi, de côté, à Laon. 0.511

— de 12 verges et 1/2, à 22 pieds *idem*, canton de Beaurieux. 6.384

Le Jallois de 36 verges, à 22 pieds de 11 pouc., Nouviou-l'Abesse,
canton de la Fère 15.449

— de 50 *idem*, cantons de Ribemont, Moy, Bernot-Hauteville et
Guise 21.457

— de 40 *idem*, canton de la Fère 17.166

— de 60 verges, à 22 pieds de 10 pouces 8 lignes, cantons de Nouvion, Guise et Aisonville 24.212

— de 60 verges, à 22 pieds de 11 pouces, Aubenton, Any, Beaumé,
Logny, Leuze, Martigny, et Watigny, Anizy, Brancourt, Wis-
signicourt et Bernoville 25.749

— de 60 verges, à 22 pieds de 12 pouces, Cuirieux, canton de
Marle, le canton d'Hirson. 30.643

— de 64 verges, à 22 pieds de 11 pouces, dit *l'ancien Jallois*, au canton de Coucy , ... 27,465

— de 60 verges 2/3 , à 22 pieds de 11 pouces, Iviers au canton d'Aubenton. 26.034

— de 66 2/3 , à 20 pieds 1/2 de 11 pouces, Montcornet, Lislet, Agnicourt, Vincy, Sechelles , Reuil , Magny , canton de Montcornet et Rozoy. . , ... 24.842

— de 70 verges, à 22 pieds de 11 pouces, canton de Vervins . . 30.041

— de 70 verges , à 20 pieds 1/2 de 11 pouces, Bucilly au canton d'Aubenton , Braye au canton de Vervins 26.084

— de 80 verges , à 22 pieds de 11 pouces, cantons de Coucy , et Saint-Gobain, Landouzy-la-Ville au canton d'Aubenton , diverses communes du canton de Vervins , Bassoles au canton d'Anizy, Hautrion , pour les vignes 34.332

— de 80 verges , à 22 pieds de 12 pouces , canton de Marle , pour les vignes 40.858

— de 120 verges , à 22 pieds de 11 pouces, pour les terres et prés , à Monceaux , Pont-à-Bucy , canton de la Fère , Brie et Fourdrain , canton de Saint-Gobain 51.498

— de 120 verges , à 22 pieds de 12 pouces, pour les vignes , au canton de Laon , Mons , Crépy et Bruyères ; canton de Marle , Froidmont, Cohartille ; canton d'Anisy , Fauconcourt , Lizy et Suzy 61.286

Le Mencaud de 26 verges , à 24 pieds de 10 pouces et 1/2 , aux cantons de Chauny et Genlis 12.099

— de 40 verges , à 22 pieds de 11 pouces, Versigny , Séricourt, Chéry-Mayot, canton de Saint-Gobain, canton du Catelet, au canton de Bohain , Bohain , Ramicourt , Frenoy-le-Grand , Montbrehain , Braucourt 17.166

La Mencaudée de 90 verges , à 22 pieds de 12 pouces , Fesmy , canton de Nouvion. 45.965

— des 100 verges , à 20 pieds de 11 pouces , Apremont, Escaufourt , Becquigny et Serain, canton de Bohain 35.466

Le Pichet de 28 verges , à 21 pieds de 10 pouces 8 lignes , canton de Braîne 10.295

— de 40 verges . à 22 pieds de 11 pouces, canton de Coucy . . 17.166

— de 24 verges , à 22 pieds de 12 pouces, canton de Vailly . . 12.583

Le Pogneux de 20 verges , à 22 pieds de 11 pouces , au canton de Coucy. 8.583

Le Quartel de 30 verges , à 22 pieds de 11 pouces , cant. de Laon ,

Mons, Crépy, Bruyères et Hirson 12.874

Le Quarteron ou *Quartier* de 13 verges, à 24 pieds de 10 pouces
et 1/2, aux cantons de Chauny et Genlis. 6.050

Le Quartier de 20 verges, à 22 pieds de 11 pouces, au canton de
Bohain, Bohain, Ramicourt, Fresnoy-le-Grand, Montbrehain,
Brancourt, le canton du Catelet 8.583

Le Setier de 48 verges, à 22 pieds de 11 pouces, au canton de
Blérancourt 20.599

— de 50 verges, *idem*, Manicamp et Querzy, au cant. de Chauny.   21.457

— de 52 verges, à 24 pieds de 10 pouces et 1/2, cant. de Chauny
et Genlis. 24.198

— de 60 verges, à 22 pieds de 11 pouces, canton de Coucy, Ser-
vais, canton de Saint-Gobain, Guyencourt, Ugny-le-Gay,
canton de Genlis, une partie de la Neuville, même canton. .   25.749

— de 70 verges, à 25 pieds de 10 pouces 7/8, dit de Noyon,
Guivry, canton de Chauny, une partie de la Neuville, Vatom-
pré, canton de Genlis. 37.915

— de 80 verges, dit de *Vermandois*, à 22 pieds de 11 pouces, Versigny, Séricourt, Chéry-Mayot, aux cantons de la Fère et Saint-
Gobain, au canton de Ribemont, Moy, Saint-Quentin, le
Catelet, au canton de Chauny, Condren, Vouel, Liez, Me-
nessis, Faillouel, Beaumont, au canton de Genlis, Bohain-
Seboncourt, Ramicourt, Montbrehain, Brancourt, Frenoy-
le-Grand, au canton de Bohain. 34.332

— du Meige, de 75 verges, grande mesure 32.186

Journal du Meige, de 100 verges, petite mesure 26.680

Jallois, de 45 verges, en usage à la Ferté, canton de Ribemont. .   19.312

DÉPARTEMENT DE L'ALLIER.

MESURES DE LONGUEUR,   Voyez *le département de la Seine.*

MESURES AGRAIRES: *Valeur en Ares.*

L'*Arpent* de 8 boisselées,
La *Septerée* de 10 boisselées, en } 100 perches carrées, à 22 pieds
usage à Ébreuil,   } par perche 51.072
Et celle de 4 quartelées, en usage }
à Montluçon,

La *Septerée* de 9 boisselées, en usage à Gannat. 57.456

La *Quartelée* de la Palisse, contenant 8 coupées. 56.220

La *Coupée* de Donjon 10.522
La *Cartonnée* de Cusset 12.156
— de Montmarault 10.522
La *Boisselée*, idem 7.028
— de Burges-les-Bains 7.597
OEuvre ou *Journal de vignes*, à Bourbon 3.80
— à Souvigny, Saint-Pourçain 4.25
— à Montluçon 4.75
— à Moulins, le Donjon, Gannat 5.70
— à la Palisse, Cusset, Saint-Gérand 5.32

DÉPARTEMENT DES BASSES-ALPES.

MESURES DE LONGUEUR.	Valeur en Mètres.
La *Toise* de Paris	1.94904
La *Canne*	1.98665
Le *Pan*, 8e. de la *Canne*	0.24828

MESURES AGRAIRES.	Valeur en Ares.
La *Canne carrée*	0.039468
Le *Journal*	19.734

Nota. Le Journal est la mesure pour les prés, vignes et terres labourables; il contient 500 *Cannes carrées*.

DÉPARTEMENT DES ALPES MARITIMES.

MESURES DE LONGUEUR.	Valeur en Mètres.
Le *Trabuc* de Nice, de 12 pans	3.144
La *Canne* de Nice, de 8 pans	2.096
Le *Pan* ou *Palme*, de 12 onces	0.2615
La *Canne* de France	2.002
Le *Pan* de France	0.250

MESURES AGRAIRES.	Valeur en Ares.
Le *Trabuc superficiel*, élément de ces mesures	0.9885
La *Séterée* de 156 *Trabucs* et 1/4	15.445
Le *Montural*, 16me. de la *Séterée*	0.965

DÉPARTEMENT DES HAUTES-ALPES.

MESURES DE LONGUEUR.	Valeur en Mètres.
La *Canne* ou *Toise ordinaire*, en usage dans tout le département, à l'exception des cantons et communes ci-après :	1.9506

— ou *Toise delphinale*, cantons de Embrun, Chorges, Saint-
Clément, Baratier, et commune de Saint-Chaffray 2.0097

— cantons de la Grave et Monestier 1.9096

— cantons de Saint-Eusèbe et Saint-Firmin, et commune de Lasalle, dans le canton de Monestier 2.0697

— canton de Ville-Vieille 1.0303

Nota. La *Canne* ou *Toise* est l'élément des mesures agraires; elle se divise
en 6 pieds ou en 8 pans.

MESURES AGRAIRES.   *Valeur et Ares.*

La *Sétérée* de 2 éminées 4 quartelées et 24 civayers, dans les cantons d'Orpierres et la Rochette, et dans les communes de Ram-
baud, la Bastide-Vieille, au canton de la Bastide-Neuve, Château-Vieux, au canton d'Étallard, et Montbrand, au canton
d'Aspres 34.183

— dans les cantons de Val-des-Prés, Abries, Saint-Bonnet, Orcière,
Chaboties, et Saint-Julien et la commune de la Roche, au canton d'Argentières 15.19

— dans les cantons de Guillestre et Montmorin 11.398

— dans la commune de Saint-Martin, au canton d'Argentières. . 15.65

— canton et commune d'Argentières 13.45

— canton de Lagrave 9.116

— canton d'Embrun 9.716

— canton de Ville-Vieille 12.218

— commune de Saint-Veran, au canton de Ville-Vieille. . . . 15.69

Sétérée de 4 *quartelées*, canton de Saint-Eusèbe et dans les communes de Guillaume-Perouse, Clémence-d'Ambel, et Aspres-
les-Corps, au canton de Saint-Firmin 16.97

— canton de Saint-Firmin. 22.06

— de 16 *éminées*, canton de Ribiers 30.39

Charge de 6 *éminées* ou 72 *civayers*, cantons de Gap et la Bastide-
Neuve, et dans les communes d'Avançon, au canton de Saint-
Étienne, et de Neffes, au canton de Tallard 39.89

— canton de Gap, Embrun, Savines, et dans la commune de
Château-Vieux, au canton de Saint-Clément 42.03

— cantons de Veynes et Saint-Étienne-d'Avançon, et dans les communes de Jarjayes, au canton de Tallard et de Pelleautier,
au canton de Laroche 45.58

— au canton de Chorges 64.04

— canton de Saint-Clément 51.23

La *Charge* de 5 *éminées* dans les communes de Tallard et de Letret,
au canton de Tallard 28.49

Éminée de 8 civayers, canton d'Orpierre. 22.80

— communes de la Faurie et Agnielles, au canton d'Aspres. . . 15.19

— commune de la Beaume, au canton d'Aspres 7.595

— commune d'Aspres-les-Veynes 7.975

— autres communes du canton d'Aspres 9.496

Le *Poueur* de 3 fossorées, dans les cantons de Embrun, Savines,
Serres, et les communes de Tallard, Letret et Jarjayes, au
canton de Tallard 12.008

— cantons de Gap et de Veynes 11.398

— dans la commune de Château-Vieux, au canton de Tallard . . 17.09

— dans celle de Neffes, même canton 15.19

Fossorée dans le canton de Ribiers 4.743

Faucheur, dans les cantons de Gap et de Veynes 30.39

Nota. Le Poueur et la Fossorée sont employés pour les vignes, le Faucheur
pour les prés.

DÉPARTEMENT DE L'ARDÈCHE.

MESURES AGRAIRES.	*Valeur en Ares.*
Seterée, dite de roi, de 800 toises carrées (de Paris) à Privas, Chomerac, St.-Fortunat, St.-Pierreville, Vernoux.	30.390
— de 633 *id.*, à Antraignes.	24.046
— de 625 *id.*, à Rochemaure.	23.742
— de 605 *id.*, à Tournon.	22.982
— de 600 *id.*, à Aubenas, Chomerac, Jaugeac, Lavoute, Thueyts, Viviers, Vessaux.	22.792
— de 3600 pas carrés, à 2 pieds 9 pouces, à Andance.	28.728
— de 30250 pieds carrés, à Annonay et Satillieu, pour les terres et les bois.	31.920
— de 27216 *id. ibidem*, pour les prés et jardins.	28.718
— de 23760 *id.*, à Chomerac.	25 071
— de 11000, *mesure du cadastre*, à Serrières, pour les terres et bois.	11.607
— de 9900 *ibidem*, pour les terres et bois.	10.447
Fessoirée de 6050 *id.*, à Annonay, pour les vignes.	6.384
— de 4537 pieds 6 pouces, *dite de St.-Clair*, à Annonay et Satillieu, pour les vignes.	4.788
Salmée de 1600 toises carrées, à Vernoux.	60.780

Émine de 300 *id.*, à Aubenas et Vessaux. 11.396

Car.. de 600 toises carrées, à Coucouron. 22.792

— de 156 *id.*, à Rochemaure. 5.935

— *Carte, quarte ou cartonade* de 200 *id.*, à St.-Félicien, Lamastre, Montpezat, Privas, St.-Fortunat, St.-Pierreville, St.-Martin de Valamas. 7.597

— de 150, *id.*, à Jaugeac. 5.698

Metenchée, de 250, *id.*, à St.-Agrève. 9.497

Journal, de 1650 pieds carrés, à Serrières, pour les vignes. . . 1.741

— de 2200 *id.*, *mesure du cadastre, ibidem.* 2.322

— de 105 et 5/144 *id.*, à Tournon, pour les vignes. 3.990

Quarte, de 151 et 174 *id. ibidem.* 5.745

— de 126 et 1724 *id. ibidem*, pour les prés. 4.888

— de 210 et 5772 *id. ibidem*, pour les bois. 7.980

Toise carr. du pays, 30 pieds 3 pouces carrés, à Annonay. . . 0.032

Arpent ou *toise carr.*, dite *de roi.* A Bourg-St.-Andeol, Burzet, Chaylard, Bayques, l'Argentière, St.-Étienne-de-Ludarès, St.-Peray, Valgorge, Vallon. 0.038

Arpent, canne carr. ou *toise carr.* de 6 pieds 2 pouces de côté, à Banne, les Vans, Villeneuve-de-Berg. 0.040

Arpent des Eaux et Forêts. 51.072

DÉPARTEMENT DES ARDENNES.

MESURES DE LONGUEUR.	Valeur en Mètres.
Pied de Paris	0.3248
— de 11 pouces.	0.2978
— de Saint-Lambert-de-Nismes, en Ardennes (10 pouces 11 lign.)	0.2956
— de Saint-Lambert-d'Attigny (10 pouces et 2/5.)	0.2815
— de 10 pouces	0.2707

MESURES AGRAIRES.	Valeur en Ares.
Arpent de 100 verges, à 25 pieds de Paris par verge . . .	65.950
— *idem* à 24 pieds de Paris	60.780
— *idem* à 25 pieds de 11 pouces	55.416
— *idem* à 22 pieds 2 pouces	51.849
— d'ordonnance de 100 perches à 22 pieds	51.072
— de 100 verges à 21 pieds 4 pouces	48.023
— *idem* à 21 pieds	46.535
— *idem* à 20 pieds 8 pouces	45.069

— *idem* à 20 pieds 7 pouces et 1/2 . . . . 44.886
— *idem* à 20 pieds 4 pouces 43.626
— *idem* à 20 pieds 3 pouces 10 lignes 43.567
— *idem* à 20 pieds 2 pouces 42.915
— *idem* à 20 pieds 2 lignes, ou à 22 pieds de 10 pouces 11 lignes. 42.267
— *idem* à 20 pieds 42.208
— *idem* à 19 pieds 10 pouces 41.508
— *idem* à 19 pieds 8 pouces 6 lignes, ou à 21 pieds et 1/2 de 11
    pouces. 40.986
— *idem* à 19 pieds 8 pouces 40.813
— *idem* à 19 pieds 6 pouces 40.125
— *idem* à 19 pieds 5 pouces 8 lignes 40.010
— *idem* à 19 pieds 4 pouces 39.441
— *idem* à 19 pieds 3 pouces 6 lignes 39.271
— *idem* à 19 pieds 3 pouces 39.103
— *idem* à 19 pieds 2 pouces 38.764
— *idem* à 19 pieds 1 pouce 38.428
— *idem* à 19 pieds 38.093
— *idem* à 18 pieds 10 pouces 37.428
— *idem* à 18 pieds 7 pouces 8 lignes 36.659
— *idem* à 18 pieds 5 pouces 10 lignes, ou à 22 pieds de 11 pouces
    11 lignes 36.060
— de Vitry *idem* à 18 pieds 4 pouces, ou à 22 pieds de 10 pouces. 35.466
— *idem* à 18 pieds 6 lignes 34.347
— *idem* à 18 pieds 34.188
— *idem* à 17 pieds 10 pouces 6 lignes 33.715
— *idem* à 17 pieds 9 pouces 33.247
— *idem* à 17 pieds 5 pouces 32.008
— *idem* à 17 pieds 4 pouces, ou 20 de 10 pouces et 2/5 . . . . 31.703
— *idem* à 17 pied 5 lignes 30.620
— *idem* à 16 pieds 8 pouces, ou 20 pieds de 10 pouces 29.311
— *idem* à 16 pieds 6 pouces, ou 18 pieds de 11 pouces 28.728
— *idem* à 16 pieds 27.013
— *idem* à 15 pieds 1 pouce 6 lignes, ou 16 pieds et 1/2 de 11 pouc. 24.140
— *idem* à 15 pieds 23.742
— *idem* à 14 pieds 8 pouces, ou 16 pieds de 11 pouces 22.699
— *idem* 14 pieds 6 pouces 8 lignes, ou 16 pieds de 10 pouc. 11 l. 22.356
— *idem* à 14 pieds, ... 20.682
— *idem* à 13 pieds 11 pouces 20.437
— *idem* à 13 pieds 4 pouces, ou 16 pieds de 10 pouces 18.759

— *idem* à 12 pieds 15.195

— *idem* à 11 pieds 12.768

— *idem* à 10 pieds 1 pouce 10.729

— *idem* à 9 pieds 8 pouces 9.860

— *idem* à 9 pieds 6 pouces 5 lignes. 9.593

— *idem* à 9 pieds 2 pouces, ou 11 pieds de 10 pouces 8.867

— de 114 et 7/12 verges, à 19 pieds 43.648

— de 160 verges, à 17 pieds 10 pouces 6 lignes, ou à 19 pieds et 1/2 de 11 pouces 53.945

— de 160 verges de Saint-Lambert, à 17 pieds 4 pouces. . . . 50.725

— et *Fauchée* de 160 verges, à 16 pieds 6 pouces, ou à 18 pieds de 11 pouces 45.965

Bonnier de 200 verges, à 16 pieds 54.026

— de 400 *idem* à 15 pieds 94.969

— *idem* à 14 pieds 8 pouces, ou à 16 pieds de 11 pouces . . . 90.796

Journal de 133 et 1/3 verges *idem* 30.264

Bonnier de 400 verges, à 14 pieds 6 pouces 8 lignes, ou à 16 pieds de 10 pouces 89.426

Journal de 100 verges *idem* 22.356

Setier de 80 verges, à 16 pieds 6 pouces, ou à 18 pieds de 11 pouc. 23.459

Nota. Il y a dans ce département des mesures agraires qui portent d'autres dénominations, telles que celles de *Fauchée, Jour, Journal, Setier;* il est facile d'en connaître la valeur d'après celles ci-dessus. Soit, par exemple, le jour de 90 verges, à 20 pieds 2 pouces par verge, dont on cherche la valeur en ares, cherchez la valeur de l'arpent de 100 verges, à 20 pieds 2 pouces par verge, valeur qui est 42.915. Divisez ce nombre par 100, en reculant le point de 2 places vers la gauche, ce qui vous donnera pour valeur de la verge 0.42915; multipliez ce dernier nombre par 90, vous aurez pour la valeur du jour en *ares*: 38.624. Ainsi des autres.

DÉPARTEMENT DE L'ARRIÈGE.

MESURES DE LONGUEUR.

La *Canne* est la mesure de tout ce département, mais elle est de grandeur différente. Elle se divise en 8 pans, le pan en 8 pouces, et le pouce en 8 lignes.

Nota. Les noms écrits en lettres romaines sont ceux des chefs-lieux des cantons; ceux qui sont écrits en lettres italiques sont les noms des communes du canton précédent, qui ont des mesures particulières.

Valeur en Mètres.

— Ax, Le Carla-le-Peuple, Le Mas-d'Azil 1.7866
— Belesta, Castillon, Sainte-Croix, Daumazan, Saint-Girons,
   Saint-Lizier, Mirepoix, Rimont, Saint-Ybars, et Lérau . . 1.8006
— Cabannes et Tarascon 1.7836
— Sainte-Foix et Saint-Paul. 1.7536
— La Bastide-Serou, et Saurat. 1.7746
— Levelanet et Montferrier 1.7906
— Massat 1.8066
— *Aleu* et *Soulan* 1.7966
— Mazères et Querigut 1.7806
— Oust. 1.8126
— Pamiers et Varilhes. 1.7606
— Saverdun 1.7986
— Vic-Dessos 1.8266

MESURES AGRAIRES.   *Valeur en Ares.*

Sétérée, Ax, de 800 cannes carrées, formant 8 mesurées ou 32
   boisseaux 25.187
— Belesta, de 1600 cannes, formant 4 quarterées ou 8 mesurées. 51.874
— Les Cabannes, de 864 cannes, formant 8 mesures ou 32 boisseaux. 27.488
— Le Carla-le-Peuple, de 1764 cannes carrées, formant 4 quarte-
   rées ou pugnères, ou 8 mesurées ou 32 boisseaux 56.268
— Daumazan, de 630 perches carrées ou 1927 cannes carrées,
   formant 8 quarterées ou pugnères, 8 mesurées ou 32 bois-
   seaux 62.551
— Foix, de 1640 cannes carrées, formant 8 mesurées ou 32 boiss. 50.433
— Saint-Girons, de 256 perches ou 784 cannes carrées, formant
   4 quarterées ou 16 boisseaux, ou 32 pugnères de 4 escachs
   chacune 25.417
— La Bastide-Serou, de 536 perches ou 1640 cannes carrées, à
   8 mesurées ou 32 boisseaux chacune 51.651
— *Aigues-Juntes, Alzen, Larbont, Montagagne, Montel,* et
   Nescus, de 576 perches ou 1764 cannes carrées, à 8 mesures
   ou 32 boisseaux chacune 55.547
— Lavelanet, de 1600 cannes carrées, formant 4 quarterées, ou
   8 mesurées ou 32 boisseaux 51.304
— *Benaich, Le Carla, Illat, Lieurac, Merviel, Pereille, Roquefort, Sauteuil,* et *Ventenac,* de 600 perches ou 1837 cannes et 1/2, mesure de Toulouse, et se divisant comme la précédente 58.915

— Léran, de 1600 cannes carrées, et se divisant comme les précédentes 51.874

— *Laroque* et *le territoire de la Redorte réuni à la commune de Montbel*, de 600 perches ou 1837 cannes et 1/2, même division 59.579

— Saint-Lizier, de 288 perches ou 882 cannes carrées, formant 4 quarterées ou places, la place 4 boisseaux, et le boisseau 18 perches ou escachs 28.589

— Le Mas-d'Azil, de 536 perches, formant 8 mesurées ou 32 boiss. 52.395

— *Les Bordes, Gabres, Monesple, Paillés,* et *Sabarat,* de 576 perches ou 1764 cannes, divisé comme la précédente . . . 56.307

— Mazères, de 1640 cannes, se divise en 6 quarterées ou 24 boiss. 51.994

— Mirepoix, de 600 perches ou 1837 cannes et 1/2, se divise en 4 quarterées ou 8 mesurées, ou 32 boisseaux 59.579

— *Lapenne, Manses,* et *Teillet,* de 568 perches ou 1739 cannes et 1/2, se divise comme la précédente 56.397

— *Terrain de Péchaud, dans la commune de Rieucros,* et *terres ci-devant nobles de la commune d'Engraviés,* de 100 perches ou 1600 cannes carrées, de 5 pieds et 1/2 de côté, pour cette mesure seulement 51.074

— *Terres ci-devant rurales de la même commune,* de 1764 cannes carrées, et se divise comme la précédente 57.188

— Montferrier, de 1600 cannes carrées, se divise en 4 quartelées ou 8 mesurées, ou 32 boisseaux 51.304

— Saint-Paul, de 1640 cannes carr., et se divise comme la précéd. 50.433

— Quérigut, de 960 cannes carr., et se divise comme les précéd. . 30.440

— Saverdun, de 1640 cannes carrées, se divise en 4 quarterées ou pugnères, ou 8 mesurées, ou 32 boisseaux 53.055

— Terrascon, de 1024 cannes, et contient 8 mesurées ou 32 boiss. 32.571

— *Amplaing, Arignac* et *Bompas,* de 1600 cannes carrées, se divise de même 50.893

— *Alens, Alliat, Capoulech, Cazenave, Génat, Junac, Lapége, Mercus, Miglos* et *Serres,* de 1640 cannes, et se divise de même 52.174

— Varilles, Saint-Verniolle, *idem.* 50.833

— *Cazeaux, Dalou, Saint-Félix, Loubens* et *Montégut,* de 1764 cannes, et se divise de même 54.676

— *Coussa, Gudas, Malleou* et *Ségura,* de 600 perches ou 1837 cannes et 1/2, mesure de Toulouse, se divise de même . . . 59.579

— *Crampagna* 59.629

— Vic-Dessos, de 384 perches ou 1176 cannes carrées 38.978
— Saint-Ybars, de 536 perches, et se divise en 4 quartelées ou pugnères, ou en 8 mesurées, ou 32 boisseaux 53.22
— *Castelnaud*, de 536 perches, et se divise en 8 mesures . . . 53.18
— *Clermont*, de 512 perches, et se divise de même 50.80
— Saurat, de 1024 cannes, et se divise en 4 quarterées, ou 8 mesurées ou 32 boisseaux 32.23
Arpent. Castillon, de 1152 perches ou 3528 cannes carrées, se divise en 24 mesures de 4 boisseaux, ou 48 escachs ou perches carrées. 114.385
— Sainte-Croix, de 3419 cannes, et se divise en 3 séterées, chacune de 8 mesurées ou 32 boisseaux 110.853
— *Barjac, Bedeille, Cerisos, Fabas* et *Tourtouse*, de 3518 cannes carrées, se divise de même 114.385
— *Mauvesin* et *Mérigon*, de 1610 cannes, se divise en 8 mesurées ou 32 boisseaux 52.195
— Oust, de 384 perches 38.635
— *Sentenac*, de 256 perches 25.757
— *Aulus, Erce, Soueix, Ustou* et *Vic*, de 1153 perches. . . . 115.916
— Pamiers, de 1640 cannes carrées, se divise en 4 pugnères ou 8 mesurées, ou 32 boisseaux 50.833
— *Les Allemands, Saint-Amadou, Arvigna, Benagues, Le Carlaret, Les Issarts, Ludiés, Les Pujols* et *Villeneuve-de-Paréage*, de 1860 cannes, se divise de même. 57,658
— Rimont, de 1152 perches, et se divise en 3 séterées de 8 mesurées chacune 114.385
— *Lescure*, de 1024 perches, se div. en 4 séterées ou 16 quartiers. 101.677
— *Esplas* et *Cert*, de 248 perches, es se divise en 61 demi-mesures. 203.354
Journal, Massat, de 384 perches ou 1176 cannes, et se divise en 6 quarterées ou 24 boisseaux 38.382
— *Aleu* et *Soulan*, *idem* 37.955
— *Boussenac*, *idem* 38.382

DÉPARTEMENT DE L'AUBE.

MESURES DE LONGUEUR.   *Valeur en Mètres.*
Toise et *Pied* de Paris. Voyez le département de la Seine.

MESURES AGRAIRES.   *Valeur en Ares.*
L'*arpent* de 100 perches, à 25 pieds, à Vulaines, canton de Rigny. 65.950

— *idem* à 22 pieds, dans tout le département, pour les bois doma-
niaux et communaux 51.072

— *idem* à 20 pieds, les communes formant l'ancien arrondissement
des districts de Troyes, Bar-sur-Seine, Nogent, Croy, et partie
de celui de Bar-sur-Aube 42.208

— *idem* à 19 pieds, Traisnes, Bouy-sur-Orvin, la Louptière, le
Plessis, Gatbied, Villeneuve-aux-Riches-Hommes, Soligny-
les-Étangs 38.092

— de 120 perches carrées, à 19 pieds, à Éclances 45.710

— de 8 denrées ou 512 carreaux, perches ou quartières de 9 pieds
de côté, communes de Nozay, Saint-Remy et Saint-Étienne-
sous-Barbuise, partie des Grandes-Chapelles 43.741

— de 10 denrées ou 800 carreaux de 8 pieds 8 p. de côté, Trouan-
le-Grand, Dosnou, et partie du ci-dev. baillage de Chaumont. 63.369

— *idem* de 8 pieds 6 pouces de côté, Trouan-le-Petit, Grand-
Ville, Dosnou pour la partie du ci-devant baillage de Sezanne,
l'Huitre, *idem* 60.990

— de 8 denrées ou 640 carreaux de 8 pieds 4 pouces de côté, cantons de Chavange, Romerup, Rosnay, Plancy, et Coclois; communes de Blaincourt, Dieuville, Mathaux, Brienne-la-Vieille,
Rendonvillers, Valentigny, Crépy, Ville-sur-Arcs, Saint-Polé-
mont, Soulaines, la Ville-aux-Bois, Maison 46.898

Nota. Dans la plupart de ces communes, le mesurage des terres ci-devant
seigneuriales est fait, depuis environ 30 ans, à la perche de 20 pieds; et celui
des particuliers, à l'ancienne perche de 8 pieds 4 pouces; ce qui porte dans les
déclarations l'arpent des premiers à 100 cordes de 20 pieds, et celui des seconds à
111 cordes, et le journal à 75 cordes pour les uns; et 83 et 1/2 pour les autres.

— *idem* de 8 pieds 2 pouces de côté, cantons d'Aillibaudière, Mailly,
Aulnay et Méry 45.041

— *idem* de 8 pieds de côté, pour les bois et chenevières, communes
de Viapre-le-Petit et Reges 43.224

— de 9 denrées ou 720 carreaux de 8 pieds de côté, à Bessy, Vilette,
Pouan et Premierfait 48.627

— de 9 denrées ou 720 carreaux de 8 pieds 4 p. de côté, à Poivre. 52.760

Le *Journal* ou *Fauchée* de 75 perches carrées, à 20 pieds par perche, arrondissement de Bar-sur-Aube. 31.656

Nota. On évalue encore dans ce département les terres en mesure de terre,
qui est le 6e. de l'arpent, et mesure de chenevière, qui en est le 12e.; Boisseau,

16e. d'arpent pour les chenevières, ou 12e. d'arpent pour les autres terres; Journée, Ouvrée, Felte, et Homme, pour les vignes. C'est sur les lieux qu'on doit apprendre en quels rapports ces divisions sont avec l'unité principale, qui est l'arpent, dont on trouve ici la valeur.

DÉPARTEMENT DE L'AUDE.

MESURES DE LONGUEUR.	*Valeur en Mètres.*
La Toise	1.949
La Canne de Carcassonne	1.785
— de Narbonne	1.967
— de Montpellier	1.988

MESURES AGRAIRES.	*Valeur en Ares.*
La Séterée de 1024 cannes carrées de Carcassonne, cantons de Carcassonne, Alzonne, Preixan, Cavanac, Conques, Pennautier, Montréal; Mas-Cabardes, Trèbes, Serviès, Limoux, Aleth, Castelreng, Cailhau, Belcaire, Esperaza, Espezel, Rodome, Roquefort, Bouisse, Saint-Hilaire. — Communes de Puicherie, Blomac, Cappendu, Barbeiran, Comigne, Douzens, Floure, Saint-Couat, Montolieu, Moussoulens, Aragon, Fraisse, Brousses, Monestiés, Cuxac, Villardonnel, Caudebronde, Salsignes, Villanière, Lastours, Cabrespine, Villeneuve, Cenne, Montlaur, Saint-Laurent, Garlippo, Villepinte, Bram, Villesiscle, Montaut, Pomy, Villelongue, Joucon, Padern, Cucugnan, Dullac, Rouffiac.	32.615
— de 1060 id., communes d'Axat, Artigues, Cailla	33.762
— de 1105 et 9/16 id., canton de Castelnaudary; communes de Villeneuve, Ricaud, Souillanels, Issel, Tréville, Puginier, Souille	35.213
— de 1120 id., commune de Lasbordes	35.674
— de 1174 id., commune de Seissac	37.395
— de 1200 id., commune de Villaret	38.226
— de 1248 id., commune de Villa-Savary.	39.747
— de 1470 id., commune de Laurac	46.821
— de 1600 id., cantons de Quillan, Puivert, Sainte-Colombe; communes de Saint-Denis, Fontiés, Laprade, Fenouillet, Courtauly, Lignerolle, Signalens, Saint-Just, Marsa, Saint-Martin, Quirbajou, Coudons	50.964
— de 1764 id., communes de Saint-Papoul, Villespy, Verdun, Villemagne	56.188

8

— de 1774 *id.*, Mas-Saint-Puelle 56.508

— de 1837 et 1/2 *id.*, cantons de Belpech, Fanjaux, Salles, Saint-Michel-de-Laner ; communes de Feudeille , Laurabuc , Miraval , Payra , Labastide-d'Anjou , Montferraud , Airoux , Peyrens , Lapomarede , Pexiora , Saint-Martin , Besplas (*Villa-Savary*) , Lescassés , Saint-Paulet , Montmaur , Soupez , Peyrefite , Caudeval , Corbières , Gueites , Treisies 58.518

— de 928 *id.*, comm. de Tuchan , Paziols , Montgaillard , Maisons. 29.560

— de 896 *id.*, Caunettes , Saint-Martin 28.539

— de 704 *id.*, Saint-Pierre 22.425

— de 3600 *id.*, La Becède 114.666

— de 448 cannes carrées de Montpellier , à Argillers 17.698

— de 484 *id.*, Lesignan. 19.121

— de 488 *id.*, canton de Narbonne ; communes de Moux , Roquecourbe , Coursan , Cuxac , Sales , Vinassan , Armissan , Pérignan , Ginestas , Pouzols , Sainte-Valière , Saint-Marcel , Salleles , Saint-Nazaire , Marcorignan , Montredon , Mousson , Lelac (*commune de Sigean*) , Peyrac-de-Mer , Treille , Bages , Fiton. 19.279

— de 512 *id.*, Castelnau , Rive-d'Aude 20.227

— de 544 *id.*, Conilhac 21.491

— de 562 *id.*, Bize 22.202

— de 564 *id.*, Sigean , Lapalme 22.281

— de 575 *id.*, Canet 22.716

— de 576 *id.*, Roubia , Cruscades 22.756

— de 600 *id.*, Paraza , Ventenac , Homps , Ornazous 23.704

— de 610 *id.*, Tourouzelle 24.099

— de 624 *id.*, Durban , Bizanet 24.652

— de 625 *id.*, canton de Fabrezan ; communes d'Azille , Ferrals , Jonquières , Ouveillan , Gruissan , Mirepeisset , Luc , Montbrun , Nevian , Reissac , Roquefort , Caunes , Citou , Lespinassière. . 24.691

— de 650 *id.*, Portel 25.678

— de 660 *id.*, Pepieux 26.074

— de 666 *id.*, Argens 26.311

— de 720 *id.*, Escalles 28.445

— de 768 *id.*, Boutenac 30.340

— de 778 *id.*, Maillac 30.735

— de 800 *id.*, Cascastel , Coustouje , Saint-André , Montceret. . 31.605

— de 864 *id.*, Fontcouverte 34.133

— de 900 *id.*, Laredorte 35.555

— de 928 *id.*, Palayrac . . . . 36.661.

— de 940 *id.*, Fraisse 37.135

— de 1024 *id.*, cant. d'Arques, Villardebel, Puylaurents; comm.
de Lagrasse, Tournissan, Taleyran, Ribaute, Albas, Ambres,
Saint-Jean-de-Barron, Quintillan, Felines, Davejean, Massac,
Soulatge, Dernecueillette, Roque-de-Fa, Villerouge, Thermes,
Thezan, Fontjouncousse, Villeseque, Leucate. 40.455

DÉPARTEMENT DE L'AVEIRON.

MESURES DE LONGUEUR.	*Valeur en Mètres.*
La Canne à Albin	2.2017
— à Millau	1.9887
— à Mur-de-Barrès	2.1107
— à Najac	1.9917
— à Nant	1.8884
— à Rhodèz	1.9844
— à Saint-Antonin	1.8136
— à Sévcrac	1.9967

— à Conques, Cornus, Entraigues, Espalion, La Guiolle, Pont-
de-Camarés, Saint-Affrique, Saint-Geniez, Saint-Rome-du-
Tarn, Saint-Sernin, Sales-Curan, Sauveterre et Villefranche.   2.0047

Nota. La canne se divise en 8 pans; ainsi la valeur du pan est le 8e de la va=
leur de chaque espèce de canne.

MESURES AGRAIRES.   *Valeur en Ares.*

La Séterée d'Albin 720 cannes carrées, 4 quartes, 16 boisseaux, ou
160 perches 34.904

— de Millau 640 *id.*, 4 quartes, 16 boisseaux, ou 160 destres . . 25.255

— Mur-de-Barrès, 460 toises carrées, à 6 pieds 6 pouces . . . 28.396

— Najac, de 80 lattes carrées, 4 quarterons, 16 pennes ou 80 pattes. 53.013

— Nant, de 500 cannes carrées, 4 quartes ou 16 rézeaux . . . 19.694

— Rhodèz, 640 cannes carrées 25.207

— Saint-Antonin, 1024 lattes carrées, faisant 2 émines, 16 quartes,
256 boisseaux, ou 4096 lattes 210.549

— Séverac, 640 cannes carrées, valant 4 quartes ou 16 boisseaux. 25.515

— Conques et Entraigues, 640 cannes carrées, faisant 4 quartes,
ou 16 boisseaux ou gétaux 25.693

— Cornus, Pont-de-Camarés et Saint-Affrique, de 900 cannes carrées, valant 4 quartes, et la quarte 7 boisseaux et 1/2 . . . 36.132

— Espalion, La Guiolle et Saint-Geniez, de 800 cannes carrées . 32.117
— Saint-Rome-du-Tarn, de 672 cannes carrées, faisant 4 cartes ou
    16 boisseaux. . . . . '26.978
— Saint-Sernin, de 1280 cannes carrées 52.784
— Sales-Curan et Sauveterre, de 160 perches 25.693
— Villefranche, de 1024 cannes carrées, valant 4 quartes, 16 pu-
    nières, ou 64 pauques 41.090

Nota. Dans quelques communes les divisions de la Séterée n'ont pas d'autres
dénominations que la moitié, le quart, etc., ou un nombre de cannes.

DÉPARTEMENT DES BOUCHES DU RHONE.

MESURES DE LONGUEUR.   *Valeur en Mètres.*

La Canne d'Aix, Lambesc, Saint-Canat, Orgon, Senas, Aubagne,
    Marignaue, Saint-Chamas, Allauch, Peyrolles, Éguilles, Mar-
    tigues, Berre, Malmort, Gemenos, la Ciotat, Cassis, Auriol,
    Istres, Gardane, La Pêne 1.9886
— d'Arles, N. D. de-la-Mer 2.0472
— de Salon, Eyquières et Pelissane 1.990
— de Marseille, Ceyreste. 2.0126
— de Tarascon, Saint-Remy, Barbantane, Graveson, Maus-
    sane, Château-Renard, Eygalières 1.9726
— de Roquevaire 2.0567
— de Noves, Saint-Andiol, Cabanes, Avignon 1.9833

Nota. Le Pau ou la Palme est un 8e. de la Canne; il sert de pied et d'aune, et
se divise en huit menus.

MESURES AGRAIRES.   *Valeur en Centiares.*

La Canne carrée d'Aix, Saint-Canat, Lambesc, Orgon, Senas,
    Aubagne, Marignaue, Saint-Chamas, Allauch, Peyrolles.
    Éguilles, Pelissanne, Berre, Martigues, Salon et Eyguières. . 3.9526
— d'Acles 4.1928
— de Marseille 4.0527
— de Saint-Remy, Barbantane, Tarascon et Graveson 3.8925
— de Roquevaire. 4.2328

                        Valeur en Ares.

La Quarterée d'Aix, Allauch et Éguilles, de 600 cannes carrées
    d'Aix 23.728

— de Marseille, 144 dextres. 20.509
— de Cassis, 2400 pas carrés 20.855
— de Lapêne, 1250 cannes d'Aix 49.433
Le Journal d'Aix, Éguilles et Peyrolles, 1500 cannes carrées d'Aix. 59.321
La Salmée de Salon, de 1600 cannes carrées 63.371
— de Saint-Remy et Graveson 70.044
— de Verquières, Saint-Andiol et Cabaunes, 1800 cannes carrées
    d'Avignon 70.776
— Notre-Dame-de-la-Mer, de 1500 cannes carrées 62.814
— Château-Renard, Eygalières, 1800 cannes de Tarascon . . . 70.648
La Charge de Saint-Canat, Pelissane et Berre, 1600 cannes d'Aix. 63.276
— de Lambesc et Marignane, 2000 cannes d'Aix 79.095
— de Senas et Orgon, 1800 *id.* 71.186
— d'Aubagne, 2197 *id.* 86.886
— de Saint-Chamas, 1680 *id.* 66.440
— d'Eyguières, 1800 cannes carrées de Salon 71.293
— de Peyrollès, 1500 cannes d'Aix 59.321
— de Martigues, 2500 *id.* 98.868
— de Malemort, 1600 *id.*.. . . . . 63.274
— de Lamanon, 1800 *id.* 71.183
— de Maussane, 1800 cannes de Tarascon 70.044
— de Roquevaire 105.747
— de Gemenos, 2000 cannes d'Aix 79.092
— de Gardanne, 1500 *idem.* 59.321
— d'Istres, Auriol, Saint-Mitre, 2500 *idem* 98.865
— Eygalières, 1800 cannes, de Tarascon. 70.048
La grande Séterée d'Arles (dite d'herbage), de 100 dextres . . 26.193
La petite Séterée d'Arles (dite de semence), 66 et 2/3 *idem* . . 17.463
L'Éminée de Salon, 200 cannes carrées. 7.921
— de Saint-Canat, Pelissanne et Malemort, 1/8 de charge . . . 7.909
— de Lambesc, 1/8 de charge 9.887
— de Saint-Remy, Graveson et Maussane, 1/8 de salmée . . . 8.756
— d'Orgon, Senas et Lamanon, 1/8 de charge 8.898
— de Saint-Chamas, *id.* 8.305
— d'Eyguières, *id.* . . . . , . . . 8.912
— de Peyrolles, *id.* 11.864
— de Verquières, Saint-Andiol et Cabannes, 1/8 de salmée. . . 8.846
— de Notre-Dame-de-la-Mer, 1/6 de salmée 10.477
— de Gardanne, 1/5 de charge 11.864
— d'Eygalière et Château-Renard, 1/8 de salmée 8.756

— de Saint-Mitre, 1/8 de charge 12.358

Le Panal d'Aubagne , 1/10 de charge 8.698

— de Marignane et Gemenos , *id.* 7.909

— de Peyrolles , demi-éminée 5.931

— de Berre , 1/10 de charge 6.327

— de Martigues et Auriol , *id.* 9.887

— de Gardanne , *id.* 5.932

Le Dextre d'Arles , 6 cannes carrées et 1/4. . . . . 0.2619

— de Marseille , un carré de 15 pans 0.1424

— de Saint-Remy , Château-Renard et Graveson , 1/100 d'éminée. 0.8756

— de Maussane, 1/8 de civadier 0.1368

L'Euchenne de Saint-Canat, Pelissanne, Malemort, 1/8 d'éminée. 0.9887

— de Lambesc , *id.* 1.2358

— de Lamanon , *id.* 1.1122

Le Boisseau d'Orgon , *id.* 1.1122

La poignardière de Sénas , *id.* 1.1122

— de Saint-Chamas , 1/6 d'éminée 1.3842

— d'Eyguières , 1/8 d'éminée. 1.1139

Le Picotin d'Aubagne, 1/8 de panal 1.0861

— de Marignane , 1/2 civadier 0.9887

— de Martigues , 1/4 *id.* 0.6179

— de Notre-Dame-de-la-Mer , 1/20 de salmée 0.5238

— d'Auriol , 1/8 de panal 1.2358

Le Civadier de Marignane , 1/4 de panel 1.9774

— de Peyrolles , *id.* 1.4829

— de Martigues , *id.* 2.4718

— de Maussane , 1/8 d'éminée 1.0945

Le Garaval de Martigues , 1/4 de picotin. 0.1545

— d'Istres , 1/15 d'éminée 1.0983

— Saint-Mitre , 1/12 d'éminée 1.0307

La Soucherée de Gemenos , 600 cannes carrées d'Aix 23.728

La Cosse de Noves, Verquières, Saint-Andiol et Cabanes, 1/20

d'éminée 0.4423

— d'Eygalières , *id.* 0.4378

DÉPARTEMENT DU CALVADOS.

MESURES DE LONGUEUR. *Valeur en Mètres.*

Toise et *Pied* de Paris. Voyez le département de la Seine.

Pied de 11 pouces 0.298

Perche de 24 pieds de 12 pouces 7.796
— de 22 *id.* 7.146
— de 18 *id.* 5.847
— de 16 *id.* 5.197
— de 22 pieds de 11 pouces 6.551
— de 18 *id.* 5.360
— de 16 *id.* 4.764

MESURES AGRAIRES.   *Valeur en Ares.*

Acre de 160 perches carrées, à 24 pieds de 12 pouces par perche
   linéaire 97.248
— de 160 *id.* à 22 pieds *id.* 81.715
— de 160 *id.* à 18 *id.* 54.792
— de 160 *id.* à 16 *id.* 43.221
— de 100 *id.* à 24 *id.* 60.780
— de 90 *id.* à 24 *id.* 54.702
— de 80 *id.* 48.624
— de 60 *id.* 36.468
— de 71 *id.* 43.154
— de 160 perches, à 22 pieds de 11 pouces 68.663
— de 160 *id.* à 18 pieds de 11 pouces 45.965
— de 160 *id.* à 16 pieds de 11 pouces 36.318
— de 113 *id.* à 22 pieds de 12 pouces 57.711
— de 120 *id.* 61.286
L'arpent des eaux et forêts de 100 perches, *id.* 51.072
— de Saint-Sever, 100 perches, à 22 pieds de 11 pouces . . . 42.915

DÉPARTEMENT DU CANTAL.

MESURES DE LONGUÉUR.   *Valeur en Mètres.*

Toise et *Pied* de Paris. Voyez le département de la Seine.
Toise dite *de ville*, de 6 pieds 6 pouces de Paris, en usage pour
   l'arpentage 2.111
— de Montmurat. 1.991
Brasse de 5 pieds 6 pouces. 1.787
— de 5 pieds 2 ponces 1.678

MESURES AGRAIRES.   *Valeur en Ares.*

   Aux ci-devant cantons d'Aurillac et Saint-Gernin.

Journal de pré, de 900 toises de ville carrées. 40.126

Séterée de terre, de 400 *id.* 17.833
— de jardin, de 200 *id.* 8.917

Cantons d'Allanches, Massiac, Vic et Saint-Flour.

Journal de pré, et *Séterée* de terre, de 1800 toises carrées de Paris. 68.377
— de 900 *id.* 34.189

Cantons de Champs, Mauriac et Riom.

Journal de pré, et *Séterée* de terre, de 1000 brasses carrées de
    5 pieds 6 pouces. 31.934
Séterée de terre, de 400 *id.* 12.773

Cantons de Chaudesaignes, Salers et Condal.

Journal de pré, et *Séterée* de terre, de 900 toises carrées de Paris. 34.189
Séterée de terre de 400 *id.* 15.195

Canton de Laroquebrou.

Journal de pré, de 900 toises carrées de ville 40.126
Séterée de terre, de 480 *id.* 21.400
— de 400 *id.* 17.833
— de jardin, de 240 *id.* 10.700

Canton de Maure.

Journal de pré, de 900 toises de ville carrées 40.126
— de vignes, de 90 *id.* 4.013
— — de 121 toises carrées, à 6 pieds 1 pouce 8 lignes. 4.832
Séterée de terre, de 720 toises de ville carrées 32.099
— de 400 *id.* 17.833
— pour jardins et chenevières, de 200 *id.* 8.917
— de jardins, de 260 *id.* 11.591
— de terre, de 1296 toises, à 6 pieds 1 pouce 8 lignes 51.537

Canton de Montsalvy.

Journal de pré, de 900 toises de ville carrées. 40.126
— de vignes de 80 *id.* 3.567
Séterée de terre, de 500 *id.* 22.292
— — de 400 *id.* 17.833
— de jardin, de 200 *id.* 8.917

Canton de Murat.

Journal de pré, et *Séterée* de terre, de 900 toises carrées de Paris. 34.189

— de 700 *id*. 26.591

Canton de Pierrefont.

Journal de pré de 900 toises carrées de Paris. 34.189
Séterée de terre, de 800 *id*. 30.390

Canton de Pleaux.

Journal de pré, de 900 toises de ville 40.126
Quartelée de terre, de 180 *id*. 8.025
— de 150 *id*. 6.687

Canton de Ruynes.

Séterée de 1152 toises carrées de Paris. 43.761
— de 1600 *id*. 60.780

Canton de Saignes.

Journal, *Séterée* ou *OEuvre* de prés et de vignes, de 1000 brasses
carrées, de 5 pieds 6 pouces. 31.934

Canton de Tanavelle.

Journal de pré, et *Séterée* de terre, de 900 toises carrées de Paris. 34.189
Séterée de terre, de 1300 *id*. 49.384

DÉPARTEMENT DE LA CHARENTE.

MESURES DE LONGUEUR.   *Valeur en Mètres.*

Aune, Toise et *Pied* de Paris. Voyez le département de la Seine.
Toise de Guyenne 2.0787

MESURES AGRAIRES.   *Valeur en Ares.*

Journal de 200 carreaux ou lates (1), environ 910 toises carrées de
Paris, en usage dans les communes d'Angoulême, Garat, Roul-
let, Mansle, Hiersac, Vars, Jauldes, Ventouse, Montembœuf,
Montbrou, Saint-Claud, Jarnac, Cognac, Salles, Segouzac,
Aubeterre, Lavalette, Deviac, Lapéruse, Rouillac, Ruffes,
Aigre, Villefagnan, Nanteuil, et leurs environs 34.569
Journal de 32 carreaux, de 9 aunes de Paris de côté, ou 968 toises

---

(1) La late ou le carreau est un carré de 2 toises de Guyenne de côté, et contient par conséquent 4 toises carrées ; le journal est donc de 800 toises carrées de Guyenne.

carrées de Paris, en usage dans les commune du ci-devant canton de Brossac 36.772
— de 16 onces de 8 carreaux, ou 800 toises carrées de Guyenne,
en usage dans le ci-devant canton de Chalais 34.569
— de 133 1/3 carreaux, en usage à Tusson et Barro, canton d'Aigre, à Buffec, Villefagnan, Nanteuil, et dans quelques communes dépendantes du ci-devant Poitou, égal aux 2/3 du journal de 200 carreaux. 23.046
Boisselée, dite de *Confolens*, de 100 carreaux de 12 pieds de base,
ou de 400 toises carrées de Paris, en usage à Confolens, Saint-
Germain, Alloue et Nanteuil, commune d'Aizé 15.195
Arpent des eaux et forêts 51.072

DÉPARTEMENT DE LA CHARENTE INFÉRIEURE.

MESURES DE LONGUEUR. Voyez le département de la Seine.

MESURES AGRAIRES.   *Valeur en Ares.*

Arpent de Paris, ou *Journal* de 100 carreaux, à 18 pieds de côté,
en usage dans les communes suivantes: Agonnay, Aigrefeuille,
Amilly, Andilly-les-Marais, Angliers (les), Annepont, Anne-
zai, Antezan, Archaingeay, Ardillère, Asnay, Asnière, Auché,
Aujeac, Aumagne, Authon, Ballon, Barzan, Beaugeay, Benon,
Berclou, Bernay, Beurlay, Bignay, Bors, Bougneau, Bouhet,
Bourneuf, Boutenac, Breuil (le) Magné, Breuil-Lareorte,
Breuil (le) Saint-Jean, Breuilles, Breuillet, Brie-*Mortagne*,
Brizambourg, Brouage, Burie, Bussac-*Saintes*, Candé,
Chambon, Champagne, Chandolent, Chaniers, Chantemerle,
Charente, Charentenay, Charon, le Château (Isle d'Oléron),
Chatelaillon, Chenac, Chermignac, Chervette, Ciré, Clavette,
Coivert, Coulonges-St.-Savinien, Courant, Courcelles, Courçon,
Courcoury, Courdault, Cramchaban, Croixchapeau, Curé,
Dœuil, Dolus (*Isle d'Oléron*), le Douhet, Ébuon, Échilay,
Écoyeux, Écurat, Églises (les), Épargne, Essarts (les), Fenioux,
Ferrières, Floirac, Fontcouverte, Fontenet, Forges, Fouras,
Geay, Genouillé, Gonds (les), Gua (le), Gué-d'Allerêt (le), Grand-
jean, Hière, Isle-d'Aix, Juic, Labenâte, La Chapelle-Bâton, La
Chapelle-des-Pots, Lachaume, Lacroix-Comtesse, Lafrédière,
Lajarne, Lajarrie-Audouin, Lalaigne, Landes, Landray, La-
vallée, Lavergne, Léguille, Ligueuil, Loiré-*Rochefort*, Lon-
gève, Loulay, Loumée, Lozai, Lussan, Marans, Marennes,

Mazeray - *Surgères* , Mazeray , Medis , Meung (le) , Migré , Migron , Moëse , Montereau , Montroi , Moragne , Mornac , Mortagne , Mortagne-*Ciré* , Muron , Nachamp , Nantillé , Nieulles-Saintes , Nouillers (les) , Nuaillé-Courçon , Péré , Pessines , Piu-Saint-J.-d'Ang. (le) , Pinier (le) , Plassay , Pont-l'Abbé , Pont-d'Envaux , Poursai - *Garnaud,* Préguillac , Puidulac , Puyravaud , Puyrolland , Rochefort , Romegoux , Royan , Sahlonceaux , Saintes , Saint - Aignan , Saint-Augustin , Saint-Bris , Saint-Cézaire , Saint-Christophe , Saint-Ciers-du-Taillon , Saint-Clément , Saint-Coutant-le-Grand , Saint-Crépin-*du-Bois,* Saint-Cyr-*du-Doret* , Saint-Denis (*Isle d'Oléron*) , Saint-Dizant-*du-Gua* , Saint-Félix , Saint-Fort-*sur-Brouage* , Saint-Froult , Saint-Genis , Saint-Georges (*Saintes*) , Saint-Georges (*Surgeres*) , Saint-Georges (*Isle d'Oléron*) , Saint-Georges-*du-Cubillac,* Saint-Germain-*Surgeres,* Saint-Hilaire-*Taillebourg,* Saint-Hyppolite , Saint-Jean-d'Angely , Saint-Jean-d'Angle , Saint-Jean-de-*Liversay* , Saint-Julien , Saint-Just , Saint-Laurent-*de-la-Barrière* , Saint-Laurent-*de-la-Prée* , Saint-Louis , Saint-Loup , Saint-Mard , Saint-Martial-*Loulay,* Saint-Martin-de-*Villeneuve* , Saint-Martin-*de-la-Coudre,* Saint-Médard-*la-Jarrie* , Saint-Michel , Saint-Nazaire , Saint-Ouens-*Marans* , Saint-Palais-*Royan* , Saint-Pardoux , Saint-Pierre-de-l'*Isle* , Saint-Pierre-*Surgeres,* Saint-Pierre (*Isle d'Oléron*) , Saint-Porchaire , Saint-Rogatien , Saint-Romain-*de-Beaumont* , Saint-Saturnin-de-*Séchaud* , Saint-Saturnin-*Surgeres* , Saint-Sauveur-*de-Nouaillé* , Saint-Savin , Saint-Savinien , Saint-Simphorien , Saint-Sorlin-*du-P.-d'-Euv,* Saint-Sorlin-*Saint-Fort* , Saint-Sorlin *de-Marennes* , Saint-Sulpice-*d'Arnoult,* Saint-Sulpice-*Royau,* Saint-Surin-*d'Uzet* , Saint-Thomas-*Pont-l'Abbé* , Saint-Thomas-*du-Conac* , Saint-Trojan (*Isle d'Oléron* , Saint-Vaize , Saint-Vivien-*la-Jarrie,* Saint-Gemme , Saint-Même , Sainte-Radegonde , Sainte-Ramée , Sainte-Soule , Salles-*la-Jarrie* , Seure (le) , Soubise , Soulignone , Surgères , Taillant , Taillebourg , Taugon-*Laronde,* Ternant , Tesson , Thairé , Thou (le) , Tonnay-Boutonne , Torsay , Trizai , Vandré , Varaize , Varzai , Vaux , Venerand , Vergeroux (le) , Vergné , Verine , Vervant , Villars-*les-Bois,* Villedoux , Villeneuve-*la-Comtesse,* Villenouvelle , Virollet , Virson , Voissai , Vouhé , Voutron , Yves 34.189

Journal de 100 carreaux, à 19 pieds 1 pouce 6 lig. par perche lin.,
en usage dans les communes de Brives, Chérac, Dompierre-
sur-Charente, Montils, Rouffiac, Saint-Sauvant, Saint-Sever.   38.595

— de 100 carreaux, à 18 pieds 9 pouces par perche linéaire, en
usage dans les communes ci-après: Arvert, Avy, Balanzac,
Belluire, Berneuil, Biron, Chadenac, Champagnolles, Chay
(le), Colombiers, Corme-Écluse, Corme-la-Foret, Coulonge-
Pons, Cravans, Échebrune, Fléac, Gemozac, Givresac, Ja-
zennes, Laclisse, Lajard, Lorignac, Luchat, Marignac, Mazerolles, Médis, Moings, Montignac, Nancras, Nieuillac, Pé-
rignac, Pizani, Pons, Rionx, Saint-Fort (canton), Saint-
Georges-*de-Didonne,* Saint-Germain-*de-Seudre,* Saint-Léger, Saint-Palais (*Saint-Genis*), Saint-Quantin, Saint-Ro-
main-*de-Benét,* Saint-Surin, Saint-Simon-*de-Pélouaille,*
Saujon, Tanzac, Tenac, Ussaud, Villars-*en-Pons* 37.097

— de 200 carreaux, à 12 pieds par perche, dans les communes sui-
vantes: Aulnay, Bagnizeau, Balan, Bazauge, Beauvais, Blan-
zac, Blanzay, Brédon, Brie-*sur-Mâtha,* Charbonnières, Chi-
ver, Contré, Courserac, Cressé, Dampierre, Éducs (les),
Fontaine-Chalandray, Gibourne, Gicq (le), Gourvilette,
Haimps, Labrousse, Lavilledieu, Loiré (*Neré*), Lousignac,
Macqueville, Massac, Mâtha, Mons, Néré, Neuvic-*Beauvais,*
Nuaillé-*Aulnay,* Paillé, Prignac, Romazières, Saint-Coutant
(*Aulnay*), Saint-Georges (*Aulnay*), Saint-Hérie, Saint-
Mandé, Saint-Martin *de-Juliers,* Saint-Ouen-*Beauvais,* Saint-
Pierre-*de-Juliers,* Saint-Sevérin, Salles-*Aulnay,* Saleigne,
Saunac, Seigne, Siecq, Tors, Touches (les) *de-Périgny,*
Villemorin, Villepouge, Vinax 30.389

— dit *Quartier* au Petit-Baillage de 2 arpents de Paris, à 18 pieds
par perche, dans les communes suivantes: Caillevette, Étaule,
La Tremblade, Mathes (les). 68.377

— dit *Quartier* au Grand-Baillage, de 2 arpents des eaux et forêts,
dans les communes suivantes: Aitré, Angoulin, Ars (*Isle-de-Ré*),
Bois (le) *Isle-de-Ré,* Cognehors, Dompierre-*la-Rochelle,* Es-
nandes, La Couarde (*Isle-de-Ré,* La Flotte (*Isle-de-Ré*),
La Gord, Laleu, Larochelle, Loye (*Isle-de-Ré*), Marsilly,
Nieuil-*la-Rochelle,* Perigny, Portes (les) *Isle-de-Ré,* Saint-
Martin (*Isle-de-Ré*), Saint-Maurice-*la-Rochelle,* Saint-Xan-
dre 102.144

— de 32 carreaux, à 32 pieds par perche, dans les communes du
ci-devant canton de Jonsac (1) 34.577

— de 60 carreaux, à 23 pieds 7 pouces 6 lignes par perche, dans
les communes ci-après: Consac, Mirambeau, Saint-Bonnet,
Saint-Dizant-*du-Bois*, Saint-Martial, Semillac et Semoussac. 35.337

— de 100 carreaux, à 19 pieds 6 pouces par chaîne ou perche,
Arces, Cozes, Guitinières, Grezac, Meschers, Meurzac, Mout-
pellier, Nieuil - *le - Viroul*, Retau, Saint-André-de-Lidon,
Saint-Hilaire-du-Bois, Semussac, Talmon, Thains, Thezac. . 40.124

— de 140 carreaux, à 18 pieds 9 pouces par perche, Saint-Maigrin. 51.986

— de 80 carreaux, à 18 pieds par perche, à Cierzac, Celle, Lonzac. 27.351

— de 100 carreaux, à 20 pieds par perche, à Chamouillac, Rouffignac et Clion 42.208

— de 100 carreaux, à 20 pieds 10 pouces, à Bussac, Chaillaux,
Chatenet, Chepniers, Chevanceaux, Jussas, Montlieu, Ori-
gnoles, Pouillac, Saint-Palais-Montlieu, Saint-Vivien-Montlieu. 45.799

— de 162 cerreaux, à 18 pieds, à Brant, Chardes, Chartuzac,
Chatenet, Chaunac, Corignac, Couts, Expiremont, Jussas,
Leoville, Messac, Montendre, Moulons, Pin-*le-Montendre*,
Polignac, Rouffignac, Saint - Maurice - *Leoville*, Soumeras,
Soumoulin, Tugéras, Vallet, Vibrac, Villexavier. 55.386

— de 128 carreaux, à 20 pieds 10 pouces, à Bedenac, Bousse,
Cercoux, Clérac, Fouilloux (le), Laclotte, Martron, Mons-
guyon, Neuvic - *Montguyon*, Saint - Martin - d'Ary, Saint-
Pierre-*du-Palais* 58.621

— de 162 carreaux, à 16 pieds 8 pouces par perche, à Mérignac. 47.484

— de 32 carreaux, à 29 pieds 4 pouces 4 lignes, à Archiac, Brie
(*Archiac*), Sainte-Leurine 29.109

— de 32 carreaux, à 30 pieds par perche, à Antignac-de-Saint-
Genis 30.389

DÉPARTEMENT DU CHER.

MESURES DE LONGUEUR.   *Valeur en Mètres.*

La *Toise* de Paris 1.94904

---

(1) Cette mesure n'est point unique pour le ci-devant canton de Jonsac; il y a des communes où
l'on se sert de l'arpent de Paris, du journal de 78 carreaux à 18 pieds par perche; de 32 carreaux à 28 pieds par perche; de 100 carreaux à 20 pieds par perche; de 32 carreaux à 30 pieds
par perche; mesures dont il est facile de connaître la valeur en ares.

Perche de Bourges, pour $\begin{cases} \text{les terres, vignes et prés, de 24 pieds.} & 7.7962 \\ \text{les bois, de 24 pieds.} & 7.1465 \end{cases}$

—— de Sancerre et Villequier, pour $\begin{cases} \text{les terres, vignes et prés, de} \\ \quad \text{20 pieds.} & 6.4968 \\ \text{les bois} & 7.1465 \end{cases}$

MESURES AGRAIRES.   *Valeur en Ares.*

Arpent de Bourges, pour $\begin{cases} \text{les terres, vignes et prés.} & 60.779 \\ \text{les bois} & 51.072 \end{cases}$

—— de Sancerre et Villequiers, pour $\begin{cases} \text{les terres, vignes et prés.} & 42.208 \\ \text{les bois} & 51.072 \end{cases}$

Nota. L'arpent pour les terres se subdivise en Boisselées, et pour les vignes en Quartiers ou Journaux.

DÉPARTEMENT DE LA CORRÈZE.

MESURES DE LONGUEUR.   *Valeur en Mètres.*

Aune, Toise, Pied. Voyez département de la Seine.

Brasse de 5 pieds 2 pouces. 1.678

Tulle et Uzerche.

MESURES AGRAIRES.   *Valeur en Ares.*

La *Séterée*, de 2 éminées, 4 cartonnées ou 6 picotins. 16.488

Le *Journal* de prés, d'une sétérée et demie. 24.732

—— de vigne, quart de la séterée. 4.122

Argentat.

La *Séterée*, de 2 cartes, 4 cartons, 8 picotins, 16 coupes. . . . 11.491

Le *Journal* de prés, de 2 séterées. 22.983

—— de vignes, 144 brasses. 4.597

Egleton et Bugeat.

La *Séterée*, de 2 cartes ou cartelées, ou 16 coupes. 13.190

Le *Journal* de prés, d'une sétérée et demie. 19.785

Brive et Beynat.

La *Séterée*, de 2 éminées, 4 cartonnées, ou 20 coupées. 21.103

Le *Journal* de vignes, quart de la sétérée. 5.276

Beaulieu.

La *Séterée*, de 4 cartonnées ou 20 punières. 23.742

Le *Journal* de vignes, de 3 punières. 3.561

—— de prés, de 3 cartonnées. 17.806

Meyssac.

La *Quartonnée*, de 5 punières. 4.221
Le *Journal* de prés, de 2 quartonnées. 8.442
— de vignes, d'une demi-quartonnée. 2.110

Larche.

La *Séterée*, de 2 quartonnées ou 8 coupées 21.103

Ayen.

La *Séterée*, de 160 escats. 26.379

Treignac.

La *Séterée*, de 2 éminées, 4 quartelées ou 16 coupées. 18.972

Masseret.

— de 2 éminées, 4 quartelées ou 12 coupées. . . . . 17.806.

Lubersac.

— de 2 éminées, 4 quartelées, 16 coupées. 18.466

Juillac et Ségur.

— de 2 éminées, 4 quartelées, 16 coupées ou 50 perches. . . . 24.312
Le *Journal* de vignes, quart de la sétérée. 6.078

Vigeois.

La *Séterée*, de 2 éminées, 4 quartelées ou 16 coupées. 16.882

Ussel et Neuvic.

— de 4 quartelées, 8 cartonnées ou 32 coupées. 51.072

Bort.

— *Idem*. 31.919
L'*Arpent* d'ordonnance, dans tout le département. 51.072

DÉPARTEMENT DE LA COTE-D'OR.

MESURES DE LONGUEUR.	Valeur en Mètres.
Le *Pied* et la *Toise* de Paris. Voyez épartement de la Seine.	
Toise de 7 pieds 6 pouces.	2.4363
Perche de Bourgogne, de 9 pieds 6 pouces.	3.0859
Perche de 22 pieds.	7.1464

MESURES AGRAIRES.	Valeur en Ares.
Perche carrée, dite de Bourgogne.	0.09523
— de 22 pieds de côté.	0.51072
Arpent de 100 perches à 22 pieds.	51.072
— de 449 perches à 9 pieds 1/2. (1)	42.759
Grand Journal de 360 perches à 9 pieds 1/2	34.284
Petit Journal de 240 idem.	22.855
Ouvrée, huitième du grand Journal.	4.2854

DÉPARTEMENT DES COTES-DU-NORD.

MESURES DE LONGUEUR.	Valeur en Mètres.
Toise de Paris.	1.949
— de 8 pieds de Guingamp..	2.599

MESURES AGRAIRES.	Valeur en Ares.
Le Journal, mesure unique de tout le département	48.624
Le Sillon, vingtième du Journal.	2.431
La Corde, quart du Sillon.	0.608
La Raie, sixième du sillon.	0.405

DÉPARTEMENT DE LA CREUSE.

MESURES DE LONGUEUR. Voyez le département de la Seine.

MESURES AGRAIRES.	Valeur en Ares.

Cantons de Guéret, Saint-Vaulry, Ahun, Grand-Bourg, Saint-Germain, Gouzon, Chatelas.

Arpent ou Septerée de 100 perches à 22 pieds.	51.072

Canton de Bonat, et communes de Saint-Laurent, Mazeirat, et Ajain, au canton de Pionnat.

— de 1200 toises carrées.	45.585

---

(1) Cette valeur est conforme au résultat du travail des commissaires qui portent l'arpent de Bourgogne à 449 perches ; mais il est bon de faire remarquer qu'ils ne sont point d'accord sur cela avec Taisand qui, dans sa Coutume de Bourgogne, ne lui donne que 440 perches, dont la valeur serait en ares. 41.902

Je ne me permettrai pas de décider s'il y a erreur et de quel côté elle est, mais cette diversité d'opinion ne peut embarrasser les arpenteurs qui savent fort bien sur les lieux de combien de perches se compose l'arpent.

Canton de Jarnage, et communes de Pionnat, la Dapeyre, et Cressat, au canton de Pionnat.

— de 900 toises carrées. 34.189

Cantons d'Aubusson, Vallière, Felletin, Grentioux, Bénevent, Genouillac et Mainsac, et communes d'Ars, Saint-Sulpice-les-Champs, Saint-Avis, et Martial-le-Mont, au canton d'Ars.

— de 1600 toises carrées. 60.780

Communes de Francheses, Chamberaud, Mareilles, Souparsac, et Saint-Sulpice-le-Donseil, au canton d'Ars.

— de 1280 *idem.* 48.624

Cantons de Bellegarde, Croc et la Courtine.

— de 1400 *idem.* 53.182

Canton de Chénérailles.

— de 1480 *idem.* 56.221

Communes de Monteil, Chatain, et Saint-Pierre-le-Bort, au canton de Royère.

— de 125 perches à 22 pieds. 63.840

Les autres communes du canton de Royère, et le canton de Chatelut-le-Macheix.

La *Septerée* de 50 perches à 22 pieds. 25.536

Canton de la Souterraine.

— de 100 perches à 25 pieds. 65.950

Canton de Boussac.

— de 2025 toises carrées. 76.924

Cantons de Chambon et l'Épaud.

— de 1800 *idem.* 68.377

Canton d'Auzances.

— Le *Journal* de 700 *idem.* 26.591

Canton de Fresselines.

La *Boisselée* de 160 *idem.* 6.078

Cantons de Flayat, Bourganeuf et Evaux.

La *Boisselée* de 200 *idem*. 7.597

DÉPARTEMENT DE LA DORDOGNE.

MESURES DE LONGUEUR. Voyez le département de la Seine.

MESURES AGRAIRES.   *Valeur en Ares.*

Le *Journal* en usage dans les communes de la Tour-Blanche, Cercles, Paussac, Rossignol, Montabourlet, Bourg-des-Maisons, Chapdeuil et Saint-Just 6.172

— commune d'Astier. 28.950

— communes de Grignols et de Villamblard. 29.782

— Bergerac, Cunège, Douville, Saint-Martin, Champ-Secret, Maurens, Saint-Jean-d'Eyraud, la Veyssière et Montagnac. . 33.733

— L'Isle, Celle, Beleymas, Saint-Julien, Beauregard, Mompont, Beaupouyet, Saint-Michel, Saint-Laurent, Mareuil et Saint-Pierre-de-Chignac. 34.188

— Les Lèches, Saint-Gerac, Bassec, Église-Neuve, Bourgnac, Issac, Mussidan, Sourzac, Saint-Louis, Saint-Front, Saint-Martin, Saint-Étienne et Saint-Méard. 38.520

— Nontron et Javerlac. 35.453

— Champagnac-de-Belair. 39.886

— Périgueux, Antonne, Ligneux, Saint-Pierre-de-la-Douze, Bourdeille, Agonat, Mensignac, Montagrier, Saint-Vincent-de-Conasac, Saint-Aulaye, Brantome, Dussac, Sarazac, Saint-Sulpice, Nauthiac, Excideuil, Hautefort et Thiviers. 40.125

— Eymet. 43.627

— Fonroque, Saint-Julien, Sainte-Innocence, et Sainte-Eulalie. 52.005

La *Cartonnée* de Paysac, Montignac, et Lemoustier 13.375

— Beaumont 15.827

— Cadouin. 16.411

— Sarlat, Marquay, Daglau, et Villefranche-de-Belvèz. . . . 15.194

— Limeuil. 17.119

— Plazac 21.387

La *Pognerée*, commune de Montferrand 11.029

— Montpasier, Cadrop, Soulaure, Bertis, Notre-Dame, Saint-Michel, Levert, Saint-Cernin, Gaujac, Saint-Cassien, Lavalade, Marsalès 10.019

La *Sexterée* en usage dans les mêmes communes de Montpasier, etc. 182.609

La *Pognerée*, communes de Lalinde, Saint-Capraize, Cause-de-
    Clarens, Baneuil, Saint-Aigne, Verdon, et Vicq. 11.557
La *Sexterée*, mêmes communes 138.654
La *Pognerée*, Ribagnac et Bougnague. 13.707
La *Sexterée*, *ibidem*. 164.484
La *Pognerée*, Saint-Aubin et Cadelech 13.713
La *Sexterée*, *ibidem*. 137.134
— Genis, Saint-Martin, Boisseul, Saint-Riex, et Salagnac. . . 25.536
— Angoisse et Sarlande. 26.749
— Montferrand 160.458
— Beaumont 165.924

DÉPARTEMENT DU DOUBS.

MESURES LINÉAIRES.	*Valeur en Mètres.*
Le *Pied* ancien de Bourgogne	0.33071
— de Besançon.	0.3147
— dit *Le Comte*	0.3575
— dit *de roi*	0.3248
La *Toise* de Besançon, contenant 9 pieds de Besançon. . . .	2.8326
— ancienne de Bourgogne, ou *Perche* ancienne *id.*, de 9 pieds et	
1/2 anciens de Bourgogne	3.1417
— dite *Le Comte*, de 7 pieds le comte.	2.5036
— dite *de roi*, de 6 pieds	1.9490

Nota. Le pied ancien de Bourgogne, porté ici à : mèt. 0.33071, est évalué
dans la table du Jura à : mèt. 0.3312; et dans celle de la Haute-Saône à : mèt.
0.330109.

Ces mesures ont sans doute été égales dans l'origine; mais les commissaires
n'ont pas dû dire ce qu'elles avaient été et ce qu'elles devaient être encore, mais
bien ce qu'elles étaient réellement au moment où ils ont opéré. Voy. la note à la
suite de table du Jura.

MESURES AGRAIRES.	*Valeur en Ares.*
La *Perche carrée*, à 9 pieds et 1/2 anciens de Bourgogne . . .	0.09871
Le *Journal*, de 360 desdites perches	35.533
— de 240 *id.*	23.6896
— de 720 *id.*	71.068
La *Perche carrée*, à 22 pieds et 1/2 anciens de Bourgogne . . .	0.5537
Le *Journal*, de 360 desdites perches.	199.325
La *Perche carrée*, à 9 pieds et 1/2, dits *de roi*	0.09523

Le *Journal*, de 360 desdites perches. 34.284
— de 240 *id.* 22.856
La *Perche carrée*, à 22 pieds de roi 0.5107
L'*Arpent* de 100 desdites perches 51.072
La *Toise carrée*, ou *Perche carrée* de Besançon. 0.08023
Le *Journal*, ou *Faux*, de 360 desdites perches. 28.886

Nota. Le journal se divise en 4 quartes, ou mesures; la quarte en 2 boissels, ou boisseaux; le boisseau en 12 coupes.

Pour les vignes, le journal se divise en 8 ouvrées.

DÉPARTEMENT DE LA DROME.

MESURES DE LONGUEUR.   *Valeur en Mètres.*

La *Toise* de Paris. 1.94904
— dite *delphinale*. 2.04607
— dite *épiscopale* 1.8491
La *Canne* de Dieulefit et Donzère 2.0032
— de Grignan. 1.98565
— de St.-Paul-trois-Châteaux, Taulignan, et Lamotte-Chalançon. 1.98515
— de Bourdeaux et Molans 1.98085
— de Pierrelatte 1.97615
— de Remuzat et Vinsobres 1.94904
— de Châteauneuf-de-Mazène, Marsanne, Montélimart, et Sauzet. 1.8716

Nota. La canne se divise en 8 pans; mais la division du pan est tantôt de 8, tantôt de 10 ou 12 pouces.

La canne tient lieu communément de la toise et de l'aune : il y a cependant des aunes particulières à différents cantons; il n'en sera pas question ici.

MESURES AGRAIRES.   *Valeur et Ares.*

La *Seterée*, de 1800 toises carrées de Paris, en usage dans les communes de Condorcet, Le Buis, Montauban, et Montbrun . . 68.377
— de 1225 toises carrées de Paris, en usage à Montmirail. . . 45.535
— de 1050 delphinales, *ibid.* 43.957
— de 1000 toises carrées delphinales, en usage à Bourg-les-Valence. 41.864
— de 1000 toises carrées de Paris, à Châteauneuf-de-Mazène . . 37.987
— de 1500 *id.*, à Saillans 56.981
— de 900 toises carrées delphinales, en usage à Hanterive, Châteauneuf-de-Galaure, Hostun, Loriol, Molans, Montellier, Moras, Peyrins, Rochefort-Samson, Romans, Saint-Paul-les-Romans,

Saint-Jean-en-Royans, Taulignan, Unité-sur-Isère 37.674
— de 600 toises carrées delphinales, à Dye 25.118
— de 600 toises carrées épiscopales, à Livron 20.515
— de 900 toises carrées de Paris, en usage à Bourg-lès-Valence,
   Chabeuil, Hostun, Montellier, Romans, Saillans, Saint-Paul-
   lès-Romans, Saint-Romain-d'Albon, Tain, et Unité-sur-Isère. 34.189
— de 800 toises carrées de Paris, en usage à Châtillon, Chabeuil,
   Pontaix, Valdrome. 30.390
— de 720 id., à Bourdeaux 27.351
— de 700 id., à Chabeuil, Pontaix, Saint-Julien-en-Quint. . . 26.591
— de 750 toises carrées épiscopales, à Bourg-lès-Valence, Étoile,
   Livron, Valence. 25.644
— de 600 toises carrées de Paris, à Alex, Aouste, Bourdeaux, Chabeuil, Clérieux, Chabrillan, Châteauneuf-de-Mazène, Crest,
   Luc, Pontaix, Saillans, Saint-Nazaire-du-Désert. 22.793
— de 463 et 1/3 id., à Montelimart 17.601
Salmée, de 2640 et 3/4 toises id., ou 2500 cannes carr., à Donzère. 100.316
— de 2500 id., à Pierrelatte et Vinsobres. 94.969
— de 1600 toises carrées delphinales, à Molans, Sainte-Jalle, et
  Taulignan. 66.982
— de 1600 id. de Paris, à Sainte-Jalle 60.780
Arpent, de 6 éminées de 200 toises carrées de Paris chacune, en
  usage à Nyons 45.585

Nota. La séterée se divise communément en 2 éminées, 4 quartelées, ou 24
civayers.

DÉPARTEMENT DE LA DYLE.

MESURES DE LONGUEUR.	Valeur en Mètres.
Le *Pied* de Bruxelles	0.2758
— de Louvain et d'Anvers.	0.2855
— de Hainault et de Hall	0.2931
— de Sainte-Gertrude, à Nivelles	0.2770
— de Namur et de Mons	0.2921
— de Saint-Lambert, pays de Liège	0.2911
— de Malines	0.2795
— de Bruges	0.2764
— de Gand	0.2754
— du Rhin.	0.3141

Bruxelles.

Verge carrée de 20 pieds et 1/3 . . . . 0.3144
— de 20 pieds. 0.3042
— de 19 pieds et 1/3 . . . . 0.2842
— de 18 pieds et 1/3. . . . . 0.2556
— de 17 pieds et 1/3. . . . . 0.2285
— de 16 pieds et 1/3. . . . . 0.2029
Le *Bonnier* de 400 verges carrées, à 20 pieds et 1/3. . . . . 125.76
— *id.* à 20 pieds 121.68
— *id.* à 19 pieds et 1/3 . . . . 113.69
— *id.* à 18 pieds et 1/3. . . . . 102.24
— *id.* à 17 pieds et 1/3. . . . . 91.40
— *id.* à 16 pieds et 1/3. . . . . 81.16

Louvain.

La *Verge carrée*, de 20 pieds. 0.3262
— de 19 pieds et 1/2 . . . . 0.3018
— de 18 pieds et 1/2 . . . . 0.2790
— de 17 pieds et 1/2 . . . . 0.2496
— de 16 pieds et 1/2. . . . . 0.2219
Le *Bonnier* de 400 verges, à 20 pieds. 130.43
— *id.* à 19 pieds et 1/2 . . . . 120.73
— *id.* à 18 pieds et 1/2 . . . . 111.60
— *id.* à 17 pieds et 1/2 . . . . 99.858
— *id.* à 16 pieds et 1/2. . . . . 88.772

Hall et Hainault.

La *Verge carrée* de 20 pieds. 0.3436
Le *Bonnier* de 400 verges 137.36

Nivelles.

La *Verge carrée* de 20 pieds 0.3069
— de 16 pieds et 1/2 . . . . 0.2086
Le *Bonnier* de 400 verges, à 20 pieds 122.77
— *id.* à 16 pieds et 1/2 . . . . 83.558

Namur et Mons.

La *Verge carrée* de 20 pieds 0.3413
Le *Bonnier* de 400 verges carrées 136.50

Saint-Lambert.

La *Verge* carrée de 20 pieds. 0.3390
Le *Bonnier* de 400 verges. 135.62

Malines.

La *Verge* carrée de 20 pieds 0.3125
Le *Bonnier* de 400 verges carrées, ... 125.01

Bruges.

La *Verge* carrée de 20 pieds 0.3554
Le *Bonnier* de 400 verges. 122.22

Gand.

La *Verge* carrée de 20 pieds 0.3035
Le *Bonnier* de 400 verges 121.39

Nota. Le bonnier se divise en 4 journaux.

DÉPARTEMENT DE L'EURE.

MESURES DE LONGUEUR.
Toise et Pied. Voyez département de la Seine.

MESURES AGRAIRES. *Valeur en Ares.*

Arpent de 100 perches pour les bois et forêts, à 22 pieds par perche
 linéaire, le pied de 12 pouces, communes de Gaillon, Andelis,
 Verneuil, Breteuil et Nonnancourt 51.072
Idem, le pied étant de 11 pouces, Gifors. 42.914
— la perche étant de 21 pieds, et le pied de 12 pouces, Ivry. . , 46.516
Acre de 160 perches, pour les bois et forêts, la toise étant de
 21 pieds, à 11 pouces par pied, à Tourny. 62.564
— la perche étant de 22 pieds, à 11 pouces le pied, Montfort, Quillebeuf, Routot, Charleval, Gisors. 68.663
— la perche étant de 21 pieds, et le pied de 12 pouces, Ivry, Sainte-
 Colombe, Beaumont, Harcourt, Neubourg, Évreux, Fontaine-
 sous-Jouy, Grossœuvre, Saint-André, Beauménil, Labarre,
 Louviers, Canappeville, Lacroix-Neubourg, Pont-de-l'Arche,
 Écouis, Breteuil, Nonnancourt, Rugles, Thillières et Neuvelyre 74.455
— la perche étant de 22 pieds, et le pied de 12 pouces, Canappeville, Gaillon, Évreux, Lacroix-Leuffroy, Fontaine-sous-

Jouy, Pont-de-l'Arche, Grossœuvre, Tourville, Saint-André, Vaudreuil, Bernay, Andelis, Beaumesnil, Écos, Chambrais, Lions, Labarre, Tilly, Montreuil, Verneuil, Tiberville, Breteuil, Pont-Audemer, la Ferrière, Louviers, Neuvelyre, Nonnancourt, Rugles, Thillières. 81.715

—la perche étant de 24 pieds, et le pied de 12 pouces, pour les terres, prés et vignes, Brionne. 97.248

—la perche étant de 20 pieds, et le pied de 11 pouces, Tourville, Suzay, Écouis, Vandrimaire, Senneville. 56.746

—la perche étant de 21 pieds, à 11 pouces par pied, Tourville, Tourny. 62.563

—la perche étant de 20 pieds, et le pied de 12 pouces, Suzay. . 67.533

—la perche étant de 22 pieds, et le pied de 11 pouces, Brionne, Pont-Audemer, Montfort, Quillebeuf, Routot, Charleval, Écouis, Gisors, Lions, Maineville, Pont-Saint-Pierre, Suzai. 68.663

—la perche étant de 21 pieds 8 pouces, et le pied de 12 pouces, Verneuil. 79.256

—la perche étant de 22 pieds de 12 pouces, Bernay, Brionne, Chambrais, Montreuil, Thiberville, Beuzeville, Gaillon, Tourville, Vaudreuil, Andelys, Écos, Maineville, Tilly, Neuvelyre, Suzay, la Ferrière. 81.715

—la perche étant de 22 pieds de 13 pouces, Écouis. 95.893

La mesure agraire la plus commune à tout ce département est l'*Acre*, qui se divise en 160 perches; chaque perche est conséquemment de 1/100 d'acre.

L'*Arpent* se divise en 100 perches; chaque perche est 1/100 de l'arpent.

DÉPARTEMENT D'EURE ET LOIR.

MESURES DE LONGUEUR.   *Valeur en Mètre.*
Toise de Paris. 1.949

MESURES AGRAIRES.   *Valeur en Ares.*
Arpent forestier, ou *Setier* de 100 perches carrées, à 22 pieds dans tout le département pour les bois, et particulièrement pour les communes de Châtelet, Clevillers, au canton de Bailleau-les-Bois; celles des cantons de Dreux, Épernon, Courville, Authon, Bonneval, Sainville, Gommerville, Ouarville, et les communes de Gilles, Guainville, Mesnil-Simon, et Nantilly,

au canton d'Anet, de Monthemain et Charonville, au canton
de Dangeau. 51.072

— de 100 perches carrées, à 21 pieds 8 pouces, dans les communes
des cantons d'Auneau, Arrou, Brezolles, Brou, Bu, Cham-
prond, Châteauneuf, Chartres, Dangeau, Illiers, La Bazoche,
La Ferté, La Loupe, Maintenon, Nogent-Roullebois, Saint-
Lubin-des-Joncherets, Senonches, Thiron et Tremblay; et
dans les communes d'Aunet, Berchères, Boncourt, Dreux,
Fains, Lachaussée, La Folie, Oulins, Saint-Ouent, Sorel,
Rouvre, Villars, Villeau et Villelévêque. 49.532

— de 100 perches carrées, à 26 pieds parche, ou 144 perches à 21
pieds 8 pouces, commune et canton de Nogent-le-Rotrou,
canton d'Authon, communes de Monthireau, Montlaudon et
Saint-Victor-de-Bathou, au canton de Champrond. 71.327

— de 80 perches *idem*, commune et canton de Nogent-le-Rotrou
(pour les prés). 57.058

Setier de 80 perches carrées, à 22 pieds, communes de Bailleau,
Briscouville, Poisvilliers, Amilly, Saint-Germain, Fresnay-le-
Gilmert, au canton de Bailleau-les-Bois; et celles des cantons
de Courville, Dammarie, Épernon, Ouarville, Sainville et
Gommerville, à l'exception de Merouville et Intreville. . . 40,857

— de 80 perches carrées, à 21 pieds 8 pouces, communes d'Allonne,
Beauvillers, Montainville, Rouvray, Villeneuve et Voves, au
canton de Voves, de Champrond, Les Corvées, Les Yis, Saint-
Denis-des-Puits, Thieulin et Villebon, au canton de Champrond; et celles des cantons d'Auneau, Chartres, Frazé, Gal-
lardon, La Ferté, Maintenon et Tremblay. 39.626

— ou *Arpent* de 100 perches, à 20 pieds, communes de Bullon,
Gohory, Logron et Saumeray, au canton de Dangeau; et celles
des cantons de Civry, Cloye, Janville, Orgères et Sancheville,
où cette mesure est dite du *ci-devant Dunois*. 42.208

— de 133 perches 1/3 carrées, à 20 pieds, communes du canton de
Janville. 56.277

— de 80 perches carrées, à 20 pieds, Merouville et Intreville, au
canton de Gommerville, Montiers, Fresnay, Prasville, Leve-
ville et Imouville, au canton d'Ouarville. 33.772

— de 120 perches carrées, à 21 pieds 8 pouces, Baignolet, Germi-
gnonville et Viabon, au canton de Voves. 59.439

Nota. Ces mesures se divisent communément en 2 mines, 4 mi-

nots et 8 boisseaux, ou bien en 4 quartiers; mais il y a quelques
variétés, dont on peut s'informer sur les lieux.

DÉPARTEMENT DE L'ESCAUT.

MESURES DE LONGUEUR.	*Valeur en Mètres.*
Le *Pied* de Gand, dit *de construction.*	0.2977
— *Idem* pour les mesures agraires.	0.2753
— d'Audenarde, dit *Steenvoet*	0.2977
— *Idem*, dit *Houtvoet.*	0.2920
— *Idem* agraire.	0.2850
— d'Alost.	0.2772
— de Termonde.	0.2760
La *Perche* linéaire de Gand, 14 pieds agraires.	3.854
— d'Audenarde, de 20 pieds agraires.	5.702
— d'Alost, de 20 pieds.	5.544
— ou verge de Termonde, de 21 pieds.	5.787

MESURES AGRAIRES.	*Valeur en Ares.*
La *Perche* carrée de Gand.	0.1485
— d'Audenarde.	0.3251
— de la Châtellenie-d'Audenarde.	0.3580
— d'Alost et Grammont.	0.307
— de Termonde.	0.335
— dite *Germonche*, de Rugen, Sulsicque et Quaremont.	0.2375
Le *Journal* nouveau de Gand.	33.420
— ancien, *idem.*	29.705
L'*Arpent* nouveau; *idem.*	44.559
— ancien, *idem.*	39.608
Le *Bonnier* nouveau, *idem.*	133.677
— ancien, *idem.*	118.820
Le *Bonnier* d'Audenarde.	130.05
— de la Châtellenie.	143.38
Le *Journal* d'Alost et Grammont.	30.738
L'*Arpent*, *idem.*	40.984
Le *Bonnier*, *idem.*	122.952
Le *Journal*, dit *Leenmaete*, de 80 perches, *idem*	24.590
Le *Bonnier* de 4 journaux de 80 perches, *idem.*	98.962
Le *Journal* de 90 perches, *idem.*	27.664

Le *Bonnier* de 4 journaux de 90 perches, *idem.* 110.656
Le *Journal* de 100 perches, dites *de Germonches*, à Ruyen, Sul-
　　sicque et Quarremont. 23.745
Le *Bonnier* de 4 desdits journaux. 94.979

DÉPARTEMENT DU FINISTÈRE.

MESURES DE LONGUEUR.　　　*Voyez le département de la Seine.*

MESURES AGRAIRES.　　　*Valeur en Ares.*
L'*Arpent*, de 100 perches à 22 pieds. 31.072
La *Corde*, de 16 toises carrées. 0.6078
Le *Journal*, de 80 cordes. 48.624

DÉPARTEMENT DES FORÊTS.

MESURES DE LONGUEUR.　　　*Valeur en Mètres.*
Toise, dite *de France*. 7.949
— dite *de Saint-Lambert*. 1.771
Pied de Saint-Lambert, de 10 pouces 10 lignes 10 points. . . . 0.2952
Perche de 16 pieds de Saint-Lambert. 4.722
— de 24 pieds, *idem*. 7.083

MESURES AGRAIRES.　　　*Valeur en Ares.*
Journal, dit *de Saint-Lambert*, de 160 perches carrées, à 16 pieds
　　de Saint-Lambert par perche. 35.657
Arpent de 100 perches carrées, à 24 pieds *idem*. 50.169

DÉPARTEMENT DU GARD.

MESURES DE LONGUEUR.　　　*Valeur en Mètres.*
L'*Aune*, *Toise*, *Pied* de Paris. Voyez le département de la Seine.
La *Canne*; en usage dans les communes ci-après :
　　Communes.

Aigues-Mortes. 1.988
Alais, Anduze, Genolhac, Lédignan, Saint-Ambroix, Roque-
　　maure, Vezenobre et Villeneuve 1.985
Arramon, Bagnols, Barjac, Calvisson, Connaux et Saint-Es-
　　prit (le Pont). 1.991
Beaucaire. 1.968

Bellegarde, Manduel, Milhaud, Nismes, Saint-Gilles et Uzès. . .   1.976
Lasalle. 1.986
Le Vigan. 1.987
Montfrin. 1.973
Remoulin. 1.971
Quissac et Sauve. 2.003
Vauvert. 1.976
Sommières. 2.101
Saint-Hyppolite. 1.988
Saint-Jean-du-Gard. 2.015
Vallerangues. 1.993

    Nota. La canne se divise en 8 pans, le pan en 8 menus.

MESURES AGRAIRES.   *Valeur en Ares.*

La *Carterée* d'Aigues-Mortes, 8 émines ou 150 dextres. , ... 30.000
Salmée, Alais, Anduse et Vezenobre se divise en 4 sétérées, ⎫
   16 cartes, 64 boisseaux ou 400 dextres. . . . . ⎬ 79.800
— Lédignan, 4 seterées, 8 émines ou 64 boisseaux. . . . . . ⎭
— Arramon, 8 émines ou 64 pougnadières. 67.826
— Bagnols, 8 émines, 16 cartes, 64 boisseaux. 63.339
— Barjac, 4 seterées, 16 cartes ou 64 boisseaux. 63.458
— Beaucaire, 8 émines ou 80 picotins. 60.768
— Bellegarde, 12 émines ou 72 boisseaux. 66.993
— Calvisson, 4 seterées ou 400 dextres. 80.225
— Connaux, 8 émines, 16 cartes ou 64 boisseaux. 73.454
— Genolhac, 400 dextres. 56.747
— Manduel, 12 émines ou 72 boisseaux. 74.134
— Milhaud, 12 émines ou 360 dextres. 71.169
— Montfrin, 8 émines ou 64 civadiers. 66.644
— Nismes, 12 émines ou 96 boisseaux. 66.993
— Quissac et Sauve, 4 séterées, 16 cartes ou 400 dextres. . . .   81.197
— Remoulins, 10 émines ou 100 vertisons. 62.166
— Uzès, *idem*. 62.473
— Roquemaure, 8 émines ou 64 pougnadières. 63.052
— Sommières, 4 sétérées, 8 émines, 32 cartes ou 800 dextres. .   89.072
— Saint-Esprit (le Pont), 8 émines, 16 carterées ou 64 boisseaux.   63.441
— Saint-Gilles, 4 carterées ou 100 dextres 79.076
— Saint-Jean-du-Gard, 4 séterées, 8 émines ou 16 cartes . . .   82.174
— Villeneuve, 8 émines ou 160 cosses. 68.297
Sétérée, Lasalle, 4 journaux ou 100 dextres 20.807

— Sumène, 4 cartes ou 100 dextres 20.020
— Saint-Hyppolite et Vallerangues, *id.* 20.101
— Le Vigan, *id.* 19.976
Carterade, Vauvert, 12 émines ou 48 boisseaux 29.654

DÉPARTEMENT DE LA HAUTE-GARONNE.

MESURES DE LONGUEUR. *Valeur en Mètres.*

Toise et Aune. Voyez le département de la Seine.

La *Canne* de Toulouse 1.7961
— du canton de l'Isle-en Dodon. 1.8286
— des cantons de Salies et Saint-Martory 1.8086
— des cantons de Villemur et Villebrunier, excepté les communes
     de Puilauron, Lavinouze et Varennes. 1.8226
— Grisolles et Nohie, au canton de Grisolles, Puilauron, Lavinouse
     et Varennes, au canton de Villebrunier 1.8046
— cantons de Castel-Sarasin et Saint-Porquier 1.8588
— cantons de Montech, Saint-Nicolas-de-la-Grave, et Bagnères-
     de-Luchon; communes de Campsas, Dieupentale, Fabas, la
     Bastide et Orgueil, au canton de Grisolles 1.8406

Nota. La canne se divise en 8 empans, l'empan en 8 pouces, le pouce 8 lignes,
et la ligne en 8 points.

MESURES AGRAIRES. *Valeur en Ares.*

L'Arpent ou *Séterée* de 576 perches carrées, à 14 empans de la
     canne de Toulouse par par perche. 56.903
— de 1152 perches, *id.* 113.807
— de 2655 cannes carrées de Bagnères-de-Luchon 102.588
— de 1392 perches carrées, à 14 empans de la canne de Toulouse. 137.516
— de 1116 perches, *id.* 110.250
— de 864 perches, *id.* 85.355
— de 666 *id.* 65.795
— de 630 *id.* 62.238
— de 632 *id.* 62.436
— de 600 *id.* 59.274
— de 536 *id.* 52.952
— de 510 *id.* 50.383
— de 374 *id.* 36.948
— de 384 *id.* 37.936
— de 1116 perches carrées, à 10 empans de Toulouse. 56.252

— de 900 perches carrées, à 16 empans *id.* 116.134
— de 441 lattes ou perches carrées, à 16 empans, canne de Vil-
    lemur 58.599
— de 456 perches carrées, *id.* 60.591
— de 461 *id.* 61.305
— de 417 et 5/8 , *id.* 55.492
— de 411 et 5/8 , *id.* 54.661
— de 384 *id.* 51.024
— de 351 *id.* 46.639
— de 800 *id.* 106.300
— de 800 lattes, à 16 empans, canne de Castel-Sarazin . . . 110.565
— de 768 *id.* 106.142
— de 800 lattes, à 16 empans, mesure de Montauban 108.428
— de 640 *id.* 86.743
— de 653 *id.* 88.505
— de 864 lattes, à 14 empans, mesure de Toulouse. 86.175
— de 441 perches carrées, à 16 empans de Grisolles 57.450
— de 660 perches carr., à 18 empans de Montauban, ou Bagnères-
    de-Luchon 113.214
— de 660 perches carrées, à 16 empans, *id.* 89.452
L'*Éminée* de 417 perches carrées et 5/8, de 16 empans, *id.* . . 56.602
— de 480 perches carrées, à 14 empans, *id.* 49.809
La *Séterée* de 804 perches carrées, à 16 empans de Grisolles. . . 104.739
— de 768 perches carrées, à 15 empans de Castel-Sarazin . . . 93.289
Dinerade de 216 perches carr., de 18 empans et 1/3 de Montauban. 38.437
La *Concade* de 576 perches, *id.* 98.804
La *Céterée* de 864 perches carrées, à 14 empans de 8 pouces, 4 lig.
    et 1/2 du pied de roi 87.038
— de 588 escats ou perches carrées, à 16 empans de Grisolles par
    escat ou perche linéaire 76.80
L'*Éminée* de 432 perches carrées, à 14 empans de Grisolles. . . 43.087
— de 432 perches carrées, à 14 empans de Toulouse 42.678

DÉPARTEMENT DE GÊNES.

MESURES AGRAIRES.   *Valeur en Ares.*

Canelle carrée de 144 palmes carrées, en usage dans les communes
    de l'arrondissement de Gênes 0.089
Perche de 24 tavole carr., 24 trabucchi à 36 pieds carrés . . . 7.847
    En usage dans les cantons de Novi, excepté Voltaggio, où il n'y
    a point de mesures agraires.

Moggio de 4 staja, 112 tavole, 448 trabucchi, à 36 pieds carrés. 37.004

En usage dans les communes du canton d'Ovada, à l'exception de Rossiglione et Massene, où il n'y a point de mesures agraires.

Bolca de 4 staja, 97 gombette, 216 trabucchi, à 36 pieds carrés. 17.656

Dans les communes des cantons de Gavi et Ronco.

Perche de 24 tavole, 96 trabucchi, à 36 pieds carrés 7.852

— dite *de Milan*, de 24 tavole ou 96 trabucchi, à 36 pieds carr. 6.926

Dans les communes de l'arrondissement de Tortone, excepté celles du canton de Saint-Sébastien, où il n'y a point de mesures agraires.

— dite *de Pavie*, id. 7.865

— dite *de Milan*, id. 6.585

Dans les communes de l'arrondissement de Voghera.

— de 24 tavole, ou 96 trabucchi, à 36 pieds carrés 7.732

— dite *de Milan*, id. 6.470

Communes du canton de Bobbio. Le canton d'Ottone n'a point de mesures agraires.

— de 24 tavole, ou 96 trabucchi, à 36 pieds carrés 7.691

Au canton de Varzi.

— dite *de Paris*, id. 8.727

— dite *de Milan*, id. 5.420

Communes du canton de Zavatarello.

DÉPARTEMENT DE GERS.

MESURES LINÉAIRES. *Valeur en Mètres.*

La *Toise*, le *Pied*, la *Ligne*. Voy. le département de la Seine.

Le *Pan* ou *Palme* de 100 lignes 0.22556

La *Canne* de 8 desdits pans 1.80448

Le *Pan* ou *Palme* de 102 lignes 0.23007

La *Canne* de 8 desdits pans 1.84058

Le *Pan* ou *Palme* de 103 lignes et 1/3 . . . . 0.23308

La *Canne* de 8 desdits pans 1.86463

MESURES AGRAIRES. *Valeur en Ares.*

Nota. Les mesures suivantes ont pour élément le pan linéaire de 100 lignes :

La *Canne* carrée de 8 pans, à 100 lignes 0.03256

L'*Escat* de 10 pans id., de côté 0.05088

— de 12 id. 0.07360

— de 14 *id.* 0.09972

— de 16 *id.* 0.13025

— de 18 *id.* 0.16484

— de 28 *id.* 0.39887

L'*Arpent* de 4 concades, cazaux ou journaux, 64 places ou 1536 escats à 14 pans de côté. 153.199

Communes d'Auch, Durand, Leboulin, Pessan, Montegut, Roquetaillade, Saint-Araille, Bassoues, Peyrusse-Vieille, Boulouit, Lussau, Marsau, Laboubée.

Le *Cazal*, de 16 places ou 288 escats, *idem.* 28.725

Communes de Pavie, Auterive, Lasseran, Haulies, Lasseube, Marseillan, Grammont.

La *Concade* de 8 quarterades, 64 places ou boisseaux, 128 picotins ou coupes, 1536 escats à 14 pans. 153.199

Comm. de Roquelanre (au canton d'Auch), Gaudoux, Mirepoix.

L'*Arpent* de 4 cazaux, 48 places, 1152 escats, *idem.* 114.899

Communes de la Hitte, Castei-Jaloux, Arcamont, Roquefort, Aigues-Mortes, Taybosc, Esclignac, Puycasquier, Tourrens.

L'*Arpent* de 4 cazaux, 64 places, 1152 escats à 14 pans. 114.899

Communes de l'Artigole, Arbechan, Saint-Jean-les-Sousson, Arroutis, Saint-Laurent, Gimont, Juilles, Escornebœuf, Sainte-Marie, Aubiet, Arné, Saint-Sauvy, Blanquefort, Lucvielle, Ansan, Lamazère, Troncens-Lafitte, Miramont, Labejan, Bonne, Marciac (*extra muros*), Andenac, Blousson, Courties, Laveronet, Mont-Pardiac, Pallanne, Ricourt, Samazan, Saint-Bouez, Saint-Justin, Tourdun, Mont-d'Astarac, Miellan, Aussat, Barcuignan, Basugues, Castelfranc, Duffort, Estampes, Laguian, Laas, Maumus, Mazous, Montaut, Mont-de-Marast, Monsaurin, Sadeillan, Sarraguzau, Sarragailloles, Saint-Orens, Sainte-Dode, Maurens, Lesian, Lahas, Montiron, Saint-André, Lamothe-des-Champs, Sainte-Marie-Maurens, Bars, Marignan, Saint-Christau, Nougaroulet, Cazaux, Serian; les 31 communes du ci-devant canton de Masseube, celles du ci-devant canton de Mirande, tout le canton de Saramon, ceux de Simorre et Seissan.

La *Concade* de 8 quarterades, 64 places, 1536 escats à 14 pans. . 153.199

Communes de Malartic, Saint-Martin-Binagré, Bianne, Sainte-Christie, Montaut, Tourrenquets, Coignax.

L'*Arpent* de 4 concades, 16 mesures, 128 boisseaux, 1152 escats
à 18 pans. 189.936
Communes de Castin , Aiguetinte.

L'*Arpent* de 4 concades, 16 mesures 64 boisseaux, 1152 escats à
18 pans. 189.936
Communes de Barran , la Castagnère, Mirannes, Ardenne.

L'*Arpent* de 4 concades ou sacs, 16 mesures, 128 coupes, boisseaux ou pugnères, 960 escats à 18 pans. 158.281
Communes de Montbert, Lou - Brouil, Lannepax, Demu, La-
graulas, Lupiac, Meymes, Pujos, Empeils, Flarambel, Ma-
sencomme, Maignaut, Tauziac, Castillon-Debats, Preneron,
Boutet, Saint-Jean-Poutge, Caillavet, Roquebrune, Laas,
Sieurac, Ardens, Belmont, Montgaillard, Armentieu, Ver-
duzan.

L'*Arpent* de 4 journaux ou cazaux, 64 places, 960 escats à 18 pans. 158.281
Communes de Gazax et Mascaras, l'île-Arbechan, Soubagnan,
Carroles, Mouchet, Montlezun, Montesquiou, Castelnau-
d'Angles, Puylebon, Montela, Estipony.

L'*Arpent* de 4 journaux ou cazaux, 64 places, 1248 escats à 16
pans. 162.839
Commune de Litgès.

L'*Arpent* de 4 journaux ou cazaux, 64 places, 1024 escats à 18
pans. 168.789
Communes d'Armous, Cau , Sieurac, Flourès, Bacarisse.

L'*Arpent* de 16 journaux ou cazaux, 256 places, 6114 escats à 14
pans. 612.800
Commune de Peyrusse-Grande.

L'*Arpent* de 4 sacs 16 quartauts ou mesures, 128 pugnères ou
boisseaux, 1024 escats à 18 pans. 168.789
Communes de Beaumarchez et Montdebat.

L'*Arpent* de 4 journaux, 16 mesures, 128 pugnères, 4352 cannes
carrées. 141.735
Commune de Ladevèze-Rivière.

La *Concade* de 30 places, 720 escats à 14 pans. 71.812
Communes de Cologne, Ardisas, Catonvielle, Encausse, Lepin,
Pouyminet, Roquelaure, Sainte-Anne, Saint-Georges, Saint-
Criq, Sirac, Toux, l'île Jourdain, Aragues, Beaupuy, Casse-

Martin, Clermont, Goujon, Horques, Montbrun, Marestaing, Razengues, Loubervielle, Sarran, Boubées, Saint-Orens, Labrihe, Engaliu, Serempuy, Mensempuy, Touron, Solomiac, Sainte-Gemme, Lauret, Maravat, Corné, Saint-Brès, Legrillon.

La *Concade* de 36 places, 864 escats à 14 pans. 86.175
Communes de Montagnac, Saint-Germier, Auradé, Endoufielle, Goudourvielle.

La *Concade* de 42 places, 1008 escats à 14 pans. 100.537
Commune de Toujet.

L'*Arpent* de 4 cazaux, 64 places, 2176 escats à 14 pans. 110.714
Commune de l'île Surimonde.

La *Concade* de 4 mesures, 16 boisseaux, 324 escats à 18 pans. . . . 53.419
Communes de Jegun et Antras.

La *Concade* de 4 mesures, 32 boisseaux, 288 escats à 18 pans. . . . 47.484
Communes de Biran, Miélan, Larroque, Ordan, Justian, Lamazère, Rozès, Saint-Paul-de-Baïze, Lavardens, Merens, Clarac, Peyrusse-Massas, Castillon-Massas, Saint-Lary, Valence, Beaucaire, Bezolles, Cassague, Lagardère, Pardaillan, Roques, Vic, Tudelle, Plehot.

L'*Arpent* de 24 places, 576 escats à 14 pans. 57.450
Communes de Lias, Pujaudran, Segoufielle.

Le *Journal* de 32 boisseaux, 256 escats à 18 pans. 42,208
Commune de Castelnavet.

Le *Journal* de 32 boisseaux, 216 escats à 18 pans. 35.609
Commune de Montegut-Guroux.

Le *Journal* de 4 mesures, 16 places, 448 escats à 28 pans. . . . 178.732
Commune de Marciac (*intra muros*).

L'*Arpent* de 4 journaux, 64 places, 1024 escats à 16 pans. . . . 133.388
Communes de Tillac, Troncens, Villecomtal, Haget, Becas, Malabat, Betplan.

La *Concade* de 3 cazaux, 36 places, 864 escats à 14 pans. . . . 86.175
Communes de Mauvezin, Lamothe, Saint-Antonin, Montferran, Castillon, Frégouville, Garbic, Ayguebère, Montfort.

L'*Arpent* de 4 journaux, 64 places, 1024 escats à 14 pans. . . . 102.134
Communes d'Arens, Aux, Bastanous, Montaignac, Saint-Traille.

La *Concade* de 64 places, 1536 escats à 14 pans. 153.199
Commune de Mons.

L'*Arpent* de 4 cazaux, 48 places, 152 escats à 12 pans. 84.412
Commune d'Augnax.

La *Concade* de 6 quarterades, 48 places, 1152 escats à 14 pans. . 114.899
Commune de Crates.

L'*Arpent* de 24 lattes, 1176 escats à 16 pans. 153.186
Commune de Riscle.

L'*Arpent* de 24 lattes, 888 escats à 16 pans. 115.672
Communes de Saint-Mont et Tarsac.

L'*Arpent* de 24 lattes, 1152 escats à 16 pans. 150.061
Communes de Viella, Labarthette, Serson, Pourret, Cadillon,
    Caumont.

L'*Arpent* de 24 lattes, 864 escats à 16 pans. 112,546
Communes de Maumusson et Lagnian.

L'*Arpent* de 24 lattes, 816 escats à 16 pans. 106.284
Communes de Canets et Gouts.

L'*Arpent* de 24 lattes, 768 escats à 16 pans. 100.040
Commune de Cahuzac.

L'*Arpent* de 24 lattes, 1152 escats à 14 pans. 114.899
Commune de la Caussade, Laleugue, Sarragachies, Maulichère.

L'*Arpent* de 4 cazaux, 48 perches, 64 places, 1152 escats à 14 pans. 114.899
Commune de Samaton, et toutes celles du ci-devant canton de ce
    nom.

La *Concade* de 4 quartans, 32 picotins, 264 escats à 18 pans. . . 43.527
Commune de Bonas.

L'*Arpent* de 4 concades, 16 mesures, 128 boisseaux, 1152 escats
    à 14 pans. 114.899
Commune de Cazaux-d'Angles.

L'*Arpent* de 4 concades, 16 mesures, 128 boisseaux, 1536 escats
    à 14 pans. 153.199
Communes de Castera-Preneron, Caillan, Saint-Yors, Riguepeu,
    Saint-Jean-d'Angles.

L'*Arpent* de 4 concades, 16 mesures, 128 boisseaux, 1152 escats
    à 16 pans. 150.061
Commune de Bazian.

Le *Journal* de 18 places, 324 escats à 18 pans. 53.419
    Commune de Montegut.

La *Concade* de 4 mesures, 240 escats à 18 pans. 39.562
    Commune de Cezan.

L'*Arpent* de 4 sacs, 16 mesures, 128 pugnères, 1184 escats à 16
    pans. 154.229
    Commune de Plaisance.

L'*Escat* de 18 pans. 0.16484
    Commune de Thermes.

———

Nota. Les mesures suivantes ont pour élément le pan de 102 lignes :

La *Canne* carrée, à 8 pans de côté 0.0339
L'*Escat* de 14 pans de côté 0.1038
— de 16 *id.* 0.1355
— de 18 *id.* 0.1715
— de 20 *id.* 0.2117

L'*Arpent* de 4 sacs, 32 lattes, 1024 escats à 18 pans. 175.653
    Commune d'Aignan.

L'*Arpent* de 4 sacs, 32 lattes, 1248 escats à 16 pans. 169.120
    Communes de Bouzon, Projan, Segos, Verlus, Villères, Vi-
    sous, Gellemale, Corneillan, Aurenson.

L'*Arpent* de 4 sacs, 32 lattes, 1200 escats *id.* 162.615
    Commune d'Averon.

L'*Arpent* de 4 sacs, 32 lattes, 960 escats à 18 pans. 164.675
    Communes de Saint-Go, Loussous-Genelave, Sorbets.

L'*Arpent* de 4 sacs, 32 lattes, 1536 escats à 16 pans. 208.148
    Communes de Sabazan et Puydraguin.

L'*Arpent* de 4 sacs, 32 lattes, 1536 escats à 14 pans. 159.363
    Communes de Bergelle et Saint-Gemé.

L'*Arpent* de 4 sacs, 32 lattes, 1408 escats à 16 pans. 190.801
    Communes de Barcelonne, Lapujolle, Loulin.

L'*Arpent* de 3 sacs, 24 lattes, 1056 escats à 16 pans. 143.097
    Communes de Bernède, Rivière, Gée.

L'*Arpent* de 3 sacs, 24 lattes, 1152 escats à 16 pans. 156.110
    Communes d'Arblade, Barthe-Caignard, Vergognan.

L'*Arpent* de 3 sacs, 24 lattes, 888 escats à 16 pans. 120.345
Commune de Lagardère.

L'*Arpent* de 3 sacs, 24 lattes, 624 escats à 16 pans. 84.556
Commune de Lauux.

L'*Arpent* de 25 lattes, 625 escats à 16 pans. 84.695
Communes de Saint-Pot, Houga, Cantiran, Latterade-Demau,
Latterade-Saint-Aubin, Laur, Laujussan, Monguilhem,
Montlezun, Mormès, Perchède, Saint-Aubin, Toujouse.

La *Quartelade* de 5 quartauts, 20 boisseaux, 240 escats à 18 pans. 41.168
Commune de Condom, Beraut, Caussens, Larresingle, Liaroles,
Saint-Orens, Vaupillon.

La *Quartelade* de 4 quartons, 16 boisseaux, 192 escats, *id.* . . 32.935
Commune de Beaumont.

Le *Journal* de 32 picotins, 625 escats à 16 pans. 84.695
Communes d'Eause, Saint-Amand, Bretagne, Reans.

L'*Arpent* de 4 concades, 16 cartans, 128 picotins, 960 escats
à 18 pans. 164.675
Communes de Noulens, Ramouzens, l'île Bascous, Mouchau,
Larroumieu, Abrin, Belmont, Castelnau-sur-Avignon, Ga-
zoupouy, Marsoulan, Terraube, Lagarde.

L'*Arpent* de 4 journaux, 24 lattes, 720 escats à 18 pans. . . 123.506
Commune de Bascous.

L'*Arpent* de 4 cazaux, 48 places, 1152 escats à 14 pans. . . . 119.521
Communes de Fleurance, Rejaumont, Paouilhac.

La *Livre* terrière de 4 quarterades, 64 picotins, 480 escats à 18
pans. 82.324
Commune de Puysegur.

Le *Journal* de 4 quarts, 32 picotins, 192 escats *id.* 32.935
Commune de Fourcès.

La *Quartelade* de 8 quartons, 400 escats à 16 pans. 54.195
Commune de Larroque-sur-Losse.

La *Quartelade* de 4 quartons, 32 picotins, 400 escats à 16 pans. . 54.195
Communes de Torrebren, Cazeneuve, Lamothe-Gondrin.

La *Concade* de 4 quartans, 32 picotins ou poignères, 288 escats
à 18 pans. 49.402
Communes de Gondrin, Courrensan, Mourède, Neguebouc,
Castera-Vivent.

La *Concade* de 4 quartans, 32 picotins ou poignères , 336 escats à
  18 pans. 57.636
    Commune de Lagraulet.

La *Concade* de 4 quartans, 32 picotins ou poignères , 400 escats à
  20 pans. 84.696
    Commune de Marrast.

L'*Arpent* de 24 lattes, 1152 escats à 14 pans. 119.521
    Communes de Maignant Luppé, Daunian, Violles.

La *Quartelade* de 12 places, 288 escats à 18 pans. 49.402
    Commune de Lassauvetat.

La *Quartelade* de 20 sous, 240 deniers ou escats à 18 pans. . . 41.168
    Commune de Lamothe-Lauze.

La *Quartelade* de 4 quartons, 16 boisseaux, 64 picotins, 256 escats à 18 pans. 43.904
    Commune de Mas-d'Avignon.

La *Concade* de 30 places, 720 escats à 18 pans. 123.506
    Communes de Lavit, Balignac, La Chapelle, Poupas, Puygail-
    lard , Maumusson , Saint-Jean-du-Bouzet , Montgaillard ,
    Lectoure, Aurenque, Castera, Sempesserre , Saint-Avit ,
    Fraudat, Lasmartres, Miradoux, Castelarrouy, Gimbrede,
    Paravis, Rouilhac, Sainte-Mère, Saint-Clar , Avezan, Gou-
    donville, Grammont, le Casteron, l'île-Bouzon, Maignas,
    Marsac, Mauroux, S.-Martin, Tournecoupe, Plieux, S.-Creac.

La *Concade* de 8 livralats ou poignères, 64 coupes, 576 escats à
  18 pans. 98.804
    Communes de Mansouville, Bardigues, Castera-Bouzet, Asques-
    Ledouzac, Stramiac, Aveussac, Homps.

La *Concade* de 576 escats à 18 pans. 98.804
    Commune de Castelnau-d'Arbieu.

L'*Arpent* de 3 sacs, 24 lattes, 720 escats à 18 pans. 123.506
    Communes de Manciet et Espax.

L'*Arpent* de 48 lattes, 1248 escats à 16 pans. 169.120
    Commune de Bourouillan.

Le *Journal* de 25 lattes, 625 escats à 16 pans. 84.695
    Communes d'Aizieu et Campagne.

L'*Arpent* de 24 lattes, 1152 escats à 14 pans. 119.521
    Communes de Craveusère, Hôpital-Sainte-Christie.

L'*Arpent* de 4 sacs, 32 lattes, 1152 escats à 16 pans. 156.110
Communes de Seailles et Betoux.

La *Concade* de 24 places, 576 escats à 18 pans. 98.804
Communes de Flamarens, Peyrecave, Saint-Antonin.

La *Quartelade* de 400 escats à 20 pans. 84.696
Communes de Montréal et Labarrère.

Le *Journal* de 462 escats à 18 pans. 72.845
Commune de Lauraet.

Le *Journal* de 4 quarts, 39 picotins, 624 escats à 16 pans. . . . 84.556
Commune de Castelnau-d'Auzan.

L'*Arpent* de 24 lattes, 936 escats à 16 pans. 126.839
Commune de Nogaro.

L'*Arpent* de 3 sacs, 24 lattes, 1152 escats à 14 pans. 119.521
Commune de Bouit.

L'*Arpent* de 24 lattes, 1152 escats à 14 pans. 119.521
Communes de Caupène, Clarens, Cremens, Loubion, Arblade,
Espagnet, Saint-Griede, Saint-Martin, Mouriet, Loucasta-
gnet, Salles, Urgosse.

L'*Arpent* de 32 lattes, 1536 escats à 14 pans. 159.363
Communes de Lous-Faget et Vielcapet.

L'*Arpent* de 32 lattes, 1536 escats à 14 pans. 159 363
Communes de Lalanne-Soubiran, Isaute, Sion, Loubedat,
Sainte-Christie.

L'*Arpent* de 4 sacs, 16 mesures, 128 pugnères, 1152 escats à 16
pans. 156.110
Communes de Tasques, Uraignoux, In, Mimort, Isotges, Len-
gros, Boulac, Saint-Aunix.

L'*Arpent* de 4 sacs, 16 mesures, 128 pugnères, 4352 cannes carrées à 8 pans. 147.456
Communes de Ladevèze, Belloc, Thieste.

Le *Sac* de 240 escats à 18 pans. 41.168
Commune de Lasserade.

L'*Arpent* de 32 lattes, 1184 escats à 16 pans. 160.447
Commune de Galliax.

L'*Arpent* de 2 sacs, 4 séterées 6 quartauts, 128 pugnères, 1200

escats à 16 pans. 162.615
Commune de Prechac.

L'*Arpent* de 4 sacs, 16 mesures, 128 puguères, 1216 escats à 16
pans. 164.796
Communes d'Appareus et Fusterouau.

La *Concade* de 672 escats à 18 pans. 115.271
Communes de Saint-Léonard et Pessoulens.

La *Concade* de 576 escats à 18 pans. 82.324
Commune de Pardiac.

La *Quartelade* de 16 boisseaux, 240 escats à 18 pans. 41.160
Commune de Berac, Laroque-Engalin, Ligardes, Puyroque-
laure, Riguac, Saint-Martin-de-Goyne.

La *Quartelade* de 4 cartonnats, 16 boisseaux, 288 escats *id.* . 49.402
Commune de Saint-Puy.

La *Quartelade* de 4 quartons, 16 boisseaux, 32 picotins, 240 escats *id.* 41.160
Communes de Blazière et Roquepine.

La *Quartelade* de 20 sous, 240 deniers ou escats *id.* 41.160
Commune de Pouy-Petit.

La *Concade* de 4 mesures, 32 boisseaux, 240 escats *id.* 41.160
Commune de la Claverie.

La *Concade* de 30 places, 720 escats à 18 pans. 123.506
Communes de Rives, Puissentut, Cadeilban.

———

Nota. Les mesures suivantes ont pour élément le pan de 103 1/3
lignes.

La *Canne* carrée, à 8 pans de côté. . . . . , . . 0.03477
L'*Escat* de 16 pans de côté. 0.13906
Le *Journal* de 27 lattes, 729 escats à 16 pans. 101.441
Communes de la Bastide.

Le Journal de 25 lattes, 625 escats à 16 pans. 86.970
Communes de Cazaubon, Lanne-Maignan, Marquestau, Ta-
chouzin.

———

L'*Arpent* de 100 perches à 22 pieds. 51.072
Commune de Rusca.

DÉPARTEMENT DE LA GIRONDE.

MESURES DE LONGUEUR.	*Valeur en Mètres.*
Le *Pied* de roi et la *Toise*. de Paris. Voy. département de la Seine.	
Le *Pied* de Bordeaux	0.35674
Le *Pas* de 2 pieds de roi, 8 pouces 11 lignes et 5/14.	0.89188
La *Latte* de 7 pieds 8 pouces 3 lignes	2.49720
Le *Compas* de 4 pieds 10 pouces	1.57006

MESURES AGRAIRES.	*Valeur en Ares*
Le *Journal* bordelais, de 32 lattes de long sur 16 de large, se divise en 32 réges de 16 carreaux d'une latte carrée chacun . . .	31.924
— de Saint - Émilion, de 24 brasses, à 7 carreaux et 1/2 chac. .	32 099
— de Blaye, de 72 carreaux, à 20 pieds bordelais de côté . . .	36.795
— de Saint-André-de-Cubzac, de 16 onces, à 72 carreaux chac., ou 1152 toises carrées, ou 41472 pieds carrés	43.762
— de Puy-Normaud, de 24 brasses, à 12 carreaux chac., ou 1250 toises carrées.	47.484
— de Préchac, de 20 lattes, à 20 escats chac., ou 1600 toises car.	60.780
— de Captieux, de 32 lattes, à 32 escats, ou 109340 et 479 p. car.	115.377
— de La Réole, de 20 lattes, à 20 escats chac., ou de 1600 carreaux ou compas carrés	39.448
— de Benauge, de 12 lattes, à 12 escats chac., de 13 pieds 6 pouces de côté	27.691
— de Foucaude, de 12 lattes, à 12 escats, de 13 pieds 10 pouces 6 lignes de côté	29.252
— d'Auros, de 25 lattes, à 25 escats, ou 65937 et 1/2 pieds carr.	69.578
— de Brazas, de 20 lattes, à 20 escats, de 9 pieds 8 pouc. de côté.	39.448
— de Marmande, de 150 lattes, à 150 lattes, à 16 pieds 10 pouces 4 lignes de côté	44.998
— de Castelmoron-d'Albret, de 20 lattes, à 20 escats, de 10 pieds 2 pouces 6 lignes	43.984
Le *Sadon* de Médoc, de 10 réges, à 100 pas carrés chacun . . .	7.9541

DÉPARTEMENT DE L'HÉRAULT.

MESURES DE LONGUEUR.	*Valeur en Mètres.*
La *Canne* de Montpellier	1.9874
Le *Pan*, huitième de la canne	0.24843
La *Canne* de Carcassonne	1.748

MESURES AGRAIRES.   *Valeur en Ares.*

Ces mesures ont pour élemens :

La *Canne car.* de 64 pans car., dont la valeur est en *mèt. car.*	3.9497
Le *Pan carré*, dont la valeur est en *mèt. car.*	0.0617146
La *Canne carrée* de Carcassonne, *id.*	3.1827

Le *Dextre* de 16 pans de côté	0.15798
— de 16 et 1/2 *id.*	0.16801
— de 17 *id.*	0.17827
— de 17 et 1/2 *id*	0.18899
— de 18 *id.*	0.19996
— de 20 *id.*	0.24685

La *Séterée* de 4 quartes ou 16 boisseaux, composée de 75 dextres à 17.1/2 pans de côté ou 358 cannes 56.3/4 pans carrés. . . .   **14.175**

En usage dans les communes de Fabregues, Frontignan, Grabels, Juvignac, Lattes, Laverune, Mireval, Montpellier, Saint-Jean-de-Vedas, Vic, Villeneuve-les-Maguelone.

— de 4 quartes ou 16 boisseaux, composée de 75 dextres à 18 pans de côté, ou 379.14/64 cannes carrées. **14.997**

Communes de Murviel, *arrondissement de Montpellier*, Perols, Piguan, Saussan, Saint-Georges-d'Orques.

— de 4 quartes ou 16 boisseaux, composée de 1000 dextres à 16 pans ou 400 cannes carrées. **15.798**

Communes de Beziers, Boujan, Capestang, Caux, Colombiers, Cournonsec, Cournonterral, Lieuran, Ribaute, Murviel, *arrondissement de Beziers*, Poilhes, Popian, Saint-André-de-Buegues, Saint-Jean-de-Buegues, Servian.

— de 4 quartes ou 16 boisseaux, composée de 80 dextres à 18 pans, ou 405 cannes carrées. **15.997**

Communes de Baillarguct et Prades.

— de 4 quartes ou 16 pugnères, composée de 105 dextres à 16 pans ou 420 cannes carrées. **16.588**

Communes de Cesseras.

— de 4 quartes ou 16 boisseaux, contenant 100 dextres à 16 pans 1/2 de côté, ou 425.25/64 cannes carrées. **16.801**

Commune de Montbazin.

— de 4 quartes ou 16 pugnères, contenant 110.1/4 dextres à 16 pans ou 441 cannes carrées. **17.417**

Communes d'Agones et Azillanet.

— de 4 quartes ou 16 boisseaux, contenant 100 dextres à 17 pans de côté ou 451.36/64 cannes carrées. 17.827
Commune de Viols-le-Fort.

— de 4 quartes ou 16 boisseaux, contenant 100 dextres de 17.1/2 pans de côté ou 478.33/64 cannes carrées. 18.899
Commune de Poussau.

— *Idem* contenant 122 dextres à 16 pans de côté ou 488 cannes carrées. 16.274
Communes d'Agel, Montels, Nissan.

— *Idem* contenant 124 dextres à 16 pans ou 496 cannes carrées. . 19.590

— *Idem* contenant 80 dextres à 20 pans ou 500 cannes carrées. . 19.748
Commune de Gigean.

— *Idem* contenant 100 dextres à 18 pans ou 506.1/4 cannes carrées. 19.996
Communes d'Aleyrac, Assas, Baillargues et Colombies, Balaruc-les-Bains, Beaulieu, Boisseron, Brissac, Bouzinargues, Campagne, Candillargues, Castelnaud, Castries, Cazavielle, Cazillac, Clapiers, Claret, Combillaux, Ferrière, Fontanes, Gallargues, Ganges, Garrigues, Guzargues, Jacou, Laroque, Lauret, Lecausse-de-la-Selle, Les Matelles, Le Triadou, Mas-de-Londres, Mauguio, Montarnaud, Montaud, Montferrier, Montolieu, Moulès, Mudaison, Murles, Notre-Dame-de-Londres, Restinclières, Saint-Bauzile-de-Montmel, Saint-Bauzile-de-Putois, Saint-Brès, Saint-Christol, Saint-Clément, Sainte-Croix-de-Quintillargues, Saint-Drézéry, Saint-Étienne-de-Rouet, Saint-Gely-du-Fesq, Saint-Geniés, Saint-Hilaire, Saint-Jean-de-Coculles, Saint-Jean-de-Gorniès, Saint-Martin-de-Londres, Saint-Mathieu-de-Treviers, Saint-Maurice, Saint-Nazaire, *arrondissement de Montpellier*, Saint-Paul-Valmalle, Saint-Vincent, Saussines, Sautairargues, Sorbs, Sussargues, Teyran, Vacquiers, Vailhauquès, Valergue, Valflaunès, Vendargues, Viols-en-Laval.

— *Idem* contenant 144 dextres à 16 pans ou 576 cannes carrées. . 22.749
Communes de Campagnan et Vendemian.

— *Idem* contenant 600 cannes carrées. 23.698
Communes de Castanet-le-Haut, Roquebrun, Saint-Gervais-la-Ville, Saint-Gervais-Terre-Foraine, Saint-Geniès-de-Varansal.

— de 4 quartes ou 12 boisseaux, contenant 156 dextres à 16 pans
ou 624 cannes carrées. 24.645

Communes d'Aspiran, Bessan, Florensac, Marseillan.

— de 4 quartes ou 16 boisseaux, contenant 156 dextres à 16 pans
ou 624 cannes carrées. 24.645

Communes d'Agde, Lavalette, Lepuech, Lesignan-la-Cèbe,
Lodève, Nésignan-l'Évêque, Olmet, Paulhan, Pomerols,
Saint-Martin-de-l'Arçon, Saint-Martin-de-Combes, Saint-Thi-
bery.

— de 4 quartes ou 12 boisseaux, contenant 156 1/4 dextres à 16
pans ou 625 cannes carrées. 24.686

Communes d'Arboras, Canet, Gignac, Lagamas, Lepouget,
Montpeyroux, Pouzolz, Puy-la-Cher, Saint-André, Saint-
Bauzile-de-la-Sylve, Tressan.

— de 4 quartes ou 16 boisseaux, contenant 156.1/4 dextres à 16
pans ou 625 cannes carrées. 24.686

Communes d'Abeilhan, Adissan, Aigue, Aigues-Vives, Ali-
gnan-du-Vent, Aniane, Argelliers, Aubaigues, Aumes, Auti-
gnac, Bassan, Beaucels, Beaufort, Bédarieux, Belarga, Bou-
zignes, Brénas, Brignac, Camplong, Castelnau-de-Guers,
Causses et Veyran, Cazouls-les-Beziers, Ceilhes et Rocozels,
Celles, Cers, Cessenon, Ceyras, Clermont, Colombières,
Combes, Terre-Foraine-du-Poujol, Corneilhan, Coulobres,
Creissan, Cruzy, Dio et Valaquières, Espondeilhan, Fontès,
Fozières, Hérépian, Joncels, Jonquières, Laboissière, La Cau-
nette, La Coste, Laurens, Lauroux, Lavaquerie, Le Bosc,
Le Caylar, Le Cros, Le Poujol, Le Pradal, Lespignan,
Lesplans, Lieuran-Cabrières, Lignan, Loupian, Magalas,
Maraussan et Villenouvette, Margon, Maureilhan et Ramejean,
Merifons, Mèze, Montady, Montagnac, Montblanc, Montou-
liers, Mourcairol, Nébian, Neffiès, Nizas, Octon, Olouzac,
Oupia, Pailhès, Parlatges, Pegairoles, Peret, Pézenas,
Pinet, Poujoiles (*Besiers*), Poujols (*Lodève*), Puechabon,
Puymisson, Puyssalicon, Puisserguier, Quarante, Roquere-
doude-de-Tieudas, Roujan, Saint-Étienne-de Gourgas, Saint-
Félix-de-Lodès, Saint-Geniès-le-Bas, Saint-Guilheu-le-Dé-
sert, Saint-Guiraud, Saint-Jean-de-Fos, Saint-Martin-de-
Castries, Saint-Michel-d'Alajou, Saint-Michel-de-Mauchiens,
Saint-Privat, Saint-Saturnin, Salasc, Saumont, Sauvian,

Serignan, Sette, Soubès, Taussac et Doux, Thezan, Tourbes, Velats, Valmascle, Valros, Vendres, Vias et Pregnes, Villa-eun, Villemagne, Villeneuve-les-Beziers, Villenouvette, Vil-veyrac.

— de 4 quartes ou 16 boisseaux, contenant 160 dextres à 16 pans de côté ou 640 cannes carrées. 25.278
Communes d'Aumelas, Cabrières, Cazoulz-l'Hérault, Faugères, Fouzilhon, Lablaquière, Les Rives, Pezènes, Saint-Félix-de-l'Heras, Velats-l'Hérault.

— *Idem* contenant 664 cannes carrées. 26.226
Commune de Cassignojouls.

— *Idem* contenant 676 cannes carrées. 26.700
Commune de Siran.

— *Idem* contenant 175 dextres à 16 pans on 700 cannes carrées. . 27.648
Communes de Saint-Chinian et Villepassans.

La *Carteirade* de 4 quartons ou 16 boisseaux, contenant 150 dextres à 18 pans de côté ou 759.5/16 cannes carrées. 29.993
Communes de Lausargues, Lunel-Laville, Marsillargues, Saint-Just, Saint-Seriés, Saturargues, Verargues, Villetelle,

La *Séterée* idem, contenant 156.1/4 dextres à 18 pans, ou 791 cannes et 1 pan carrés. 31.243
Commune de Pegairoles, *arrondissement de Montpellier.*

— *Idem* contenant 200 dextres à 16 pans ou 800 cannes carrées. 31.598
Communes d'Assignan, Berlou, Cabreroles, Carlencas et Levas, Cebazan, Fos, Gabian, Liausson, Lunas, Montesquieu, Mou-rèse, Pierre-Rue, Portiragnes, Romignères, Roquessels, Saint-Nazaire-de-Ladares, Saint-Pargoire, Vailhan, Vieussan.

— de 4 quartes ou 16 pugnères, contenant 1024 cannes carrées de Carcassonne, ou 825.1/8 cannes carrées de Montpellier . . . 32.690
Commune de Minerve.

— *Idem* contenant 216 dextres à 16 pans ou 864 cannes carrées. . 34.125
Communes de Félines et la Livinière.

— de 4 quartes ou 28 pugnères, contenant 225 dextres à 16 pans, ou 900 cannes carrées. 35.547
Commune d'Avène.

— de 4 quartes ou 48 coups, contenant 225 dextres à 16 pans, ou

900 cannes carrées. 35.547
Communes de Mons, Olargues, Saint-Julien.

— de 4 quartes ou 16 pugnères, contenant 250 dextres à 16 pans,
     ou 1000 cannes carrées. 39.497
Communes de Ferrières et Saint-Vincent.

— de 4 quartes ou 32 pugnères à 3 dextres, contenant 256 dextres
     à 16 pans ou 1024 cannes carrées. 40.445
Communes de Boisset, Chassagnoles, Ferrals, Fraisse, La Sal-
     vetat, Pardailhan, Premian, Rieussec, Saint-Étienne-d'Al-
     bagnan, Saint-Pons, Vellieux.

— de 4 quartes ou 32 pugnères, contenant 272.1/4 dextres à
     16 pans ou 1809 cannes carrées. 43.012
Commune de Riols.

— de 4 quartes ou 16 boisseaux, contenant 300 dextres à 16 pans,
     ou 1200 cannes carrées. 47.396
Commune de Plaissan.

— de 4 quartes ou 32 pugnères, contenant 312 dextres à 16 pans,
     ou 1248 cannes carrées. 49.292
Commune de Lesoulié.

DÉPARTEMENT D'ILLE-ET-VILAINE.

MESURES DE LONGUEUR.	*Valeur en Mètres.*
La *Toise* de Paris	1.949
La *Perche*, de 22 pieds.	7.1465
La *Corde*, de 24 pieds	7.7961
La *Verge*, de 50 pouces.	1.3535
— de 54 *id.*	1.4618
— de 66 *id.*	1.7866

Nota. Il y a en outre plusieurs verges locales, dont la grandeur est peu variée;
leur rapport au pied de Paris étant connu, il est facile d'en connaître la valeur
en nouvelles mesures.

MESURES AGRAIRES.	*Valeur en Ares.*
L'*Arpent* de 100 perches, à 22 pieds	51.072
La *Corde* carrée, de 16 toises carrées.	0.607799
Le *Journal* de 80 cordes, ou 1280 toises carrées	48.634
Le *Sillon* de 4 cordes	2.432

Le *Jour* de 120 cordes, ou 1 journal et 1/2. . . . . 72.936
Le *Jour* de 100 cordes 60.780

DÉPARTEMENT DE L'INDRE.

MESURES DE LONGUEUR. Voyez le département de la Seine.

MESURES AGRAIRES.	*Valeur en Ares.*
Arpent de 100 perches, à 18 pieds	34.189
— *id.*, à 20 pieds.	42.208
— *id.*, à 22 pieds	51.072
— *id.*, à 24 pieds	60.780
— *id.*, à 25 pieds.	65.950
— *id.*, à 30 pieds	94.969
La *Boisselée* de 165 toises carrées	6.268
— de 176 *id.*	6.786

Nota. L'arpent est la mesure générale; il se divise en journaux, boisselées, ou hommées, suivant les usages des lieux et la nature des terres. La valeur de l'unité principale étant connue, il est facile d'en déduire celle des divisions.

DÉPARTEMENT D'INDRE-ET-LOIRE.

MESURES DE LONGUEUR.	*Valeur en Mètres.*
Toise de Paris	1.949
Pied, *id.*	0.3248
Chaîne, ou Perche linéaire, de 25 pieds.	8.1207
Perche linéaire de 22 pieds	7.1464

MESURES AGRAIRES.	*Valeur en Ares.*
Chaînée, ou Chaîne carrée, de 25 pieds de côté, faisant 615 pieds carrés	0.6595
Arpent de 100 chaînées, ou 1736 et 1/9 toises carrées	65.950
— des eaux et forêts	51.072

DÉPARTEMENT DE L'ISÈRE.

MESURES DE LONGUEUR.	*Valeur en Mètres.*
La *Toise* de Paris.	1.949
La *Toise delphinale*	2.04607

— de mandement.   1.90393

	Valeur en Ares.
MESURES AGRAIRES.	0.041863
La *Toise delphinale* carrée	0.036249
— de mandement, *id.*	2.093
Mesure (1) de 50 toises delphinales	3.140
— de 75 *id.*	3.768
— de 90 *id.*	4.186
— de 100 *id.*	9.419
— de 225 *id.*	12.559
— de 300 *id.*	
— de 400 *id.*, en usage à Vienne, Montseveroux, Bozancieu, Maubec, Bourgoin, Saint-Chef, Roche, Entraigues, Corps, Saint-Symphorien-d'Ozon, Vilette-Serpaize	16.746
— de 450 *id.*	18.839
— de 600 *id.*, à Voiron, Moirans, Rives, Pont-de-Beauvoisin, Latourdupin, Moretel, Virieu, Quirieu, Cremieux, Frontonas, Allevard, Goncelin, Pontcharra, Barraux, Saint-Laurent-du-Pont, Les Abrets, Saint-Jean-d'Avelane, Mens. . . .	25.118
— de 625 *id.*, à Vilette-d'Anthon	26.165
— de 800 *id.*	33.491
— de 900 *id.*, Grenoble et ses environs, Lasône, Saint-Étienne-de-Geoirs, Chanas, Saint-Antoine, Roybon, Moirans, Tullins, L'Albenc, Vinay, Rives, Bourgoin, Saint-Chef, Moretel, Virieu, Lemps, Roussillon, Saint-Marcellin, Pont-en-Royans, Latour-du-Pin, Les Abrets, Pont-de-Beauvoisin, Saint-Geoire, Saint-Jean-d'Avelane	37.677
— de 1000 *id.*	41.863
— de 1200 *id.*	50.237
— de 2400 *id.*	100.471
— de 900 toises de mandement, carrées	32.624
— de 675, *id.*	24.468
— de 50 *id.*	1.813

(1) Plusieurs des mesures de ce département, quoique de même grandeur, portent des noms différents; d'autres portent les mêmes noms, et sont de grandeur différente. Ce qu'il importe de connaître, c'est leur grandeur et leur valeur en nouvelles mesures; c'est en conséquence à quoi se bornera ce tableau. On dira toutefois ici que les noms de ces mesures sont le journal, la séterée, la fosserée, la bicherée, le faucheur, l'hommée, la quartelée, la coupe, la couperée, la pugnère, l'éminée, la civerée.

— de 100 toises de Paris, carrées 3.799
— de 133 *id.* 3.052
— de 150 *id.* . . : 5.698
— de 400 *id.* 15.195
— de 500 *id.* 18.994
— de 600 *id.*, à Saint-Laurent-de-Mure 22.792
— de 900 *id.* 34.887
— de 1344 *id.* 51.055

DÉPARTEMENT DE JEMMAPES.

MESURES DE LONGUEUR.	*Valeur en Mètres.*
Pied de Hainault	0.29343
— de Tournay	0.32277
— de Saint-Lambert	0.2918
— de Nivelle	0.2771

MESURES AGRAIRES.   *Valeur en Ares.*

Noms des communes :

Le *Bonnier.* Mons, Écoliers-de-Mons, Épinlieu-les-Mons, Aul-
noy-les-Blaregnies, Asquillies, Blaregnies, Bougnies, Cyply,
Frameries, Genly, Hornu, Jemmapes, Noirchin, Sars, Was-
muel, Cuesmes, Hyon, Harmegnies, Nouvelle-les Mons,
Quevy-le-grand, Quevy-le-petit, Spiennes, Boussu, Fayt-le-
Francq, Roisin (pour les bois), Saint-Ghislain et Bettignies. . 126.616
— Thulin, Angre, Angreau, Autreppe, Audregnies, Quieverain
(en partie, l'autre comme Valenciennes), Blangies, Dour,
Élouges, Erquennes, Fayt, Haynin, Montreuil, Montignies-
Notre-Dame et Wiheries. 131.891
— Binet, Angre-les-Binet, Buvrinnes, Épinoy, Ressay, Veille-
reille-les-Brayeux, Wandrez, Anderlues, Carnières, Leval-
les-Ressay, Picton, Morlanwets et Erquelinnes 82.734
— Celles, Arcq, Auvaing, Forêts-les-Frasnes, Herinnes, Buissenal,
Brissœil, Baugnies, Moustier, Chaussée-Notre-Dame, Hor-
rues, Horruette, Manny-Saint-Pierre, Thorricourt, Lens,
Erbissœuil, Erbault, Herchies (pour les terres), Jurbize,
Manny-Saint-Jean, Montigny-les-Lens, Marck, Petit-En-
ghien, Steenkerke, Écaussines, Henripont, Roculx, Estine-
au-Val, Feluy, Hautrage, Soignies et Saint-Sauveur . . . 111.593
— Ath, Ghlin, Huissignies et Thieulain 130.966

11

— Mevergnies, Gages, Gaudregnies, Fouleng, Cambron-Saint-Vincent, Cambron-Casteau, Cambron-Notre-Dame, Cambron-l'abbaye, Bauffe, Lombize, Casteau, Chièvres, Ladeuze, Maffles, Monlbaix, Ormignies, Villers-Saint-Amand, Tongre-Saint-Martin, Dameries, Ligne, Houtaing, Mainvault, Cordes, Écanaffle, Watripont, Accréens (les deux), Relaix, Éverbecq, Lahamaide, Eugies, Stambruges et Saint-Denys . .124.322

— Hellebeck, Isières, Ogies, Attre, Irchonwelz, Perruwelz et Grosàge 126.964

— Ollignies, Ostiche, Wanneberq, Tourpes, Wadelencourt, Arbre, Pottes et Ellegnies 128.284

— Belœil, Harchies, Pomerœuil, Ville-Pomerœuil, Brugelette, Neuve-Maison, Sirault, Frasnes, Hacquignies, Tongres-Notre-Dame . . . . , 129.605

— Grandmetz, Willanpuis et Bury 132.287

— Bassecles 136.370

— Harventg, Givry, Bray, Gognies, Houdeng, Haine-Saint-Paul, Obourg, Péronne, Thieusies, Merbes-le-château, Bersillies, Goy-sur-Sambre, Merbes-Sainte-Marie, Croix-lez-Rouveroy, Estinne-au-Mont, Haine-Saint-Pierre et Louvignies. . . . 99.545

— Leuze, Maulde, Blaton et Grandglise 137.771

— Froid-Chapelle, Grand-Rieux, Monbliart, Rance et Sobre-Saint-Géry 148.792

— Boussoit, Mausàge, Saint-Wast et Trivière. 96.623

— Bassilly, Bornissart et Villers Notre-Dame 133.647

— Fontaine-l'Évêque (pour les bois du Sancq) 141.573

— Beaudour 139.862

— Ellezelles, Ellignies, Flobecq, Lessines et Papignies . . . 125.642

— Faurœulx, Grand-Reng, Péchant, Rouvroir et Villers-Saint-Ghislain 117.192

— Braine-le-Comte. 109.112

— Hensies 117.237

— Beaumont 141.443

— Bois-d'Haine, Lahestre, Bellecourt et Marche-les-Écaussines . 88.178

— Bligny 127.604

— Chapelle à Watines 132.967

— Quevaucamps et Barry 135.009

— Havay, Herchies (pour les bois), Paturages, Wasmes, Warquignies et Quaregnon. 127.307

— Gottignies, Ville-sur-Haine, Lonvignies, Neuville et Haulchin. 105.469

— Sobre-sur-Sambre 85.416
— Ghillenghien 115.316
— Gibecq 123.041
— Havré et Maisières 120.511
— Lisserœulx. 108.511
— Melin-l'Évêque 152.300
— Mont-Sainte-Aldegonde 77.490
— Maignault 103.468
— Naast. 102.468
— Onnezies 132.612
— Ramegnies 80.093
— Silly 107.911
— Saint-Symphorien 125.925
— Thien 93.781
— Thumaides. 127.364
— Viellereille-le-Sec 107.509
— Tournay, Templeuve, et toutes les communes de ce canton. . 137.097
— Froidmont { le *Bonnier* de 1600 verges 134.097
{ — de 1400 . . . . 118.078
— Gilly, Lodelinsart et Dampremy, au canton du Châtelet et canton de Gosselics. 92.724
Les autres communes du cant. du Châtelet { verge de 16 pieds. . 87.189
{ — de 16 pieds 3/4. 84.484
— Chapelle-les-Hairlemont 81.032
Bonnier. Trasegnies, et canton de Jumet 84.484
— Obaix et Rosignies 98.428
— Marchienne-au-Pont, Mont-sur-Marchiennes, et Montigny-les-Tigneux 84.484
— Forchies-la-Marche 81.032
— Chymay { pour les terres labourables 123.633
{ pour les bois 87.189
Huitelée. Fayt. 29.309
— Montreuil-sur-Haine. 27.972
Mancaudée. Villereau 29.467
— Marchipont { par-delà l'eau, vers Valenciennes 25.108
{ par-deçà, vers Mons 27.972
— Baisieux. 26.378
— Roisin (pour les champs). 23.447
Mancaud. Quartes 22.318

11.

Verge. Roncourt $\begin{cases} \text{pour les jardins} & \dots\dots\dots\dots & 0.26377 \\ \text{pour les champs} & \dots\dots\dots\dots & 0.34443 \end{cases}$

DÉPARTEMENT DU JURA.

MESURES DE LONGUEUR.	Valeur en Mètres.
Aune de Provins.	0.8280
— de Poligny	1.207
Pied ancien de Bourgogne, égal à 2/5 de l'aune de Provins . . .	0.3312
— dit *le comte*	0.3580
Toise le comte	2.506
Perche courante	3.1464

MESURES AGRAIRES.	Valeur en Ares.
Perche carrée	0.0990
Journal de 360 perches carrées	35.64
Ouvrée	4.45
Mesure	5.93
Arpent de 440 perches carrées (canton de Rahon).	43.56
— de 100 perches, à 22 pieds (eaux et forêts)	51.072

Nota. Le journal est le même pour les terres, les vignes et les prés; dans ce dernier cas il prend le nom de Soiture: il se divise en 8 ouvrées et en 6 mesures.

Ces valeurs sont conformes aux résultats des travaux de la commission des poids et mesures. Je ne dois pas cependant laisser ignorer la diversité des opinions à cet égard.

M. BECHET, auteur d'un ouvrage sur les mesures de ce département, pense que la valeur de l'ancien pied de Bourgogne doit être en . . *mètres* 0.33029
et celle du pied le comte 0.35901
d'où il déduit pour la valeur de la toise le comte de 7 pieds de ce nom, 2.51308
et pour celle de la perche de 9 pieds et 1/2 de Bourgogne . . . 3.13756
De-là la valeur de la perche courante en . . . . *ares* 0.09846
celle du jounal de 360 perches. 35.444
celle de l'ouvrée, 8e. du journal 4.4305
— de l'arpent de 440 perches. 43.3205

Voy. la note à la suite du département de la Haute-Saône.

DÉPARTEMENT DES LANDES.

MESURES DE LONGUEUR.	Valeur en Mètres.
La *Canne* de 8 pans	1.8407
La *Toise*	1.949

MESURES AGRAIRES. *Valeur en Ares.*

L'*Arpent* de 20 lattes ou 400 escats, aux cantons de Mugron,
Montfort, Hageman et Amon 42.207

— de 100 carreaux, canton de Dax. 65.950

— de 25 lattes , 625 escats ou 2600 cannes carrées, canton de Villeneuve 88.094

— de 400 perches, canton d'Arjuzaux 2.638

Journal de 60 reges ou 3600 carreaux , canton de Parentis . . . 34.715

— de 25 lattes ou 625 escats, canton de Mont-de-Marsan. . . . 84.856

Journade de 32 carreaux, canton de Peyrorade. 14.891

— de 49 *id.*, canton de Coneille. 22.802

— de 50 *id.*, canton de Sordes 23.267

— de 209 *id.*, canton de Hastingues 41.693

— de 288 lattes , canton de Cricq-du-Gave 27.427

— de 20 lattes ou 400 escats , canton de Montgaillard 45.066

Escat, canton de Saint-Sever. 0.10552

Pas , canton de Pissos , en *mètres carrés* 0.65943

Les valeurs ci-dessus, sont conformes aux résultats du travail des commissaires.
Mais il paraît que ce travail laissait beaucoup à désirer ; des tables plus complettes
ont été rédigées par les soins de M. Vagelin, ingénieur en chef des ponts et
chaussées , et les valeurs ci-après qui en ont été extraites, quoique moins authentiques, nous semblent cependant mériter la plus grande confiance.

Le *Journal* d'Arjuzaux de 25 lattes, ou 62.500 pieds carrés, en
usage dans les communes d'Arengosse, Argelouse, Beylonque,
Boos, Buannes , Castelnau-Tursan, Cazaulets, Classun, Ga-
rosse, Herm , Labrit , Laharie, Laluque, Larrivière, Lespe-
ron , Lue , Luxey, Majescq , Meillan, Mezos, Morcens, Onesse,
Ousse, Renung, Riou, Saint-Saturnin, Sinderes, Sore , Suzan,
Trensacq, Villenave, Vert, Saint-Yaguen, Ygos 65.950

L'*Arpent* d'Auribat de 10 saisons, où 50625 pieds carrés, dans les
communes d'Angoumé, Azur, Cassen, Cassets, Escalus et
Saint-Michel, Gourbera, Gourbi, Gousse, Laurède, Léon,
Levignac , Linxe, Lit, Louer , Mées , Messanges, Mixe, Mo-
liets et Maa, Onard, Pouy, Poyanne, Prechacq, Saint-Geours-
de-Maremne, Saint-Geours-d'Auribat , Saint-Jean-de-Lier,
Taller, Thetieu, Vicq, Vielle et Saint-Girons, Vieux-Boucau. 53.420

La *Journade* de Cauneille de 49 carreaux , ou 21609 pieds carrés. 22.802

L'*Arpent* de Geaune de 24 lattes, ou 78400 pieds carrés , communes de Clédes, Esperons, Latrille, Payros, Pecorade, Saint-
Agnet, Sarron et Sorbets. 82.728

Le *Journal* de Grenade de 25 lattes, ou 65931 p.^{ds} 37 p. 81 lign.
car., à Artassens, Bascons, Benquet, Castandet, Leplan, Pujol..   69.571
La *Journade* d'Hastingues de 90 carreaux, ou 36000 pieds carrés.   37.987
Le *Journal* de Lagrange de 25 lattes, ou 70556.41/64 pieds carr.,
à Arouille, Betbezer, Creon, Mauvezin, Saint-Julien . · . .   74.452
L'*Arpent* de Levignac et Saint-Julien, de 48 cannes rases, ou 69696
pieds carrés 73.544
Le *Journal* de Mont-de-Marsan de 25 lattes, on 80277 pieds 7/9,
à Agos, Arthez et Eyres, Bargues, Bas-Mauco, Beaussiet,
Bélis, Bostens, Bougne, Bourdalat, Bretagne, Brocas, Cam-
pagne, Campet, Caneux et Réaut, Cazères, Cere, Frechou,
Gaillère, Garein, Geloux, Hontaux, Laglorieuse, Lamen-
sans, Laqui, Lucbardez, Luglon, Lussagnet, Maillères,
Mauco, Maurin, Mazerolles, Montégut, Nonères, Parentis-
de-Marsan, Perquie, Saint-Avit, Saint-Cricq, Sainte-Foi,
Saint-Grein, Saint-Jean-d'Aout, Saint-Martin-d'Oney, Saint-
Médard-de-Beausse, Saint-Orens, Saint-Pardou, Saint-Pierre,
Uchac et Cezeron, Vignau, Villeneuve 84.170
— de Parentis-de-Born de 60 reges, ou 27225 pieds carrés, à
Aurielhan, Bias, Biscarosse, Gastes, Mimizan, Ponteux-Ste.-
Eulalie, Saint-Paul-en-Born, Sanguinet. 28.728
L'*Arpent* de Peyrorade de 3 journades, ou 42336 pieds carrés,
à Belus, Cagnotte et Cazordite, OEyre-Gave, Orist, Orthe-
vielle, Pey, Port-de-Lanne, Saint-Étienne, Saint-Lon . .   44.653
La *Journade* de Pouillon de 72 carreaux, ou 28800 pieds carrés,
à Goas, Habas, Labatut, Misson 30.390
L'*Arpent* id., ancienne mesure de 49 carreaux, ou 15876 pieds car.   16.752
Le *Journal* de Puyol de 24 lattes, ou 57600 pieds carrés. . . .   60.780
— de Roquefort de 25 lattes, ou 85069 pieds carrés et 4/9, à Aire,
Arue, Arx, Baudietz, Baudignan, Bordères, Cachen, Esca-
lens, Gabarret, Herré, Lencouacq, Losse, Lubon, Lugant,
Maillas, Maillères, Parlebosq, Pouydessaux, Rimbez, Sar-
bazan, Saint-Gor 89.766
Le *Journal* de Sabres de 65 reges, ou 26406 1/4 pieds carrés, à
Belhade, Biganon, Calen, Commensacq, Escource, Ichoux,
Labouheyre, Mano, Moustey, Muret et Sauguac, Pissos et
Lipostey, Richen, Sen 27.864
L'*Arpent* de Saint-Cricq-du-Gave de 72 carreaux, ou 25992 pieds
carrés 27.427
— de Saint-Esprit, de 100 carreaux, ou 44100 pieds carrés, à Biar-

rote, Biandos, Josse, Labenne, Ondres, Orx, Saubriques, Saint-André, Saint-Barthélemi, Saint-Jean-de-Marsacq, Saint-Laurens, Sainte-Marie, Saint-Martin-de-Hinx, Saint-Martin-de-Seignaux, Tarnos 46.535

Le *Journal* de Saint-Justin de 25 lattes, ou 61462 pieds 97 pouces, à Estigarde 64.856

— de Saint-Labouer de 25 lattes, ou 65131.169/576 pieds carrés, à Bachen, Bahus, Damoulens, Duhort 68.727

L'*Arpent* de Saint-Sever de 20 lattes, ou 40000 pieds car., à Amon, Angresse, Arboucave, Argelos, Arsague, Aubaignan, Audignon, Aribans, Audon, Aurice, Baigts, Banos, Bassercles, Bastenes, Bats, Begar, Benesse, Benesse-en-Maremne, Bergouey, Beyries, Bonnegarde, Brassempouy, Cambran, Candresse, Capbreton, Carcarès, Carcen, Castelsarrazin, Castelnau, Castaignos, Castelner, Caupenne, Coudures, Cauna, Clermont, Cazalis, Dax, Doazit, Donzacq, Dumes, Estibaux, Eyres, Fargues, Gamarde, Garrey, Gaujacq, Gibret, Goos, Gouts, Hagetman, Hauriet, Hinx, Horsarrien, Hougas, Isosse, Labastide, Lacajunte, Lacrabe, Lahosse, Lamothe, Larbey, Lauret, Leleny, Lesgor, Lourquen, Mant, Marpaps, Marguebielle, Mauries, Maylis, Mimbaste, Miramont, Momuy, Moncube, Monget, Montgaillard, Montaut, Montfort, Montségur, Morgans, Mouscardès, Mugron, Narosse, Nassiet, Nerbis, Nousse, OEyrelui, Ossages, Ozourt, Peyre, Philondeux, Pimbo, Pommarez, Pontoux, Ponson, Poudeux, Poyartin, Rivierre, Saas, Saint-Aubin, Sainte-Colombe, Saint-Cricq, Sainte-Croix, Saint-Maurice, Saint-Pandelou, Saint-Vincent-de-Tyrosse, Saint-Vincent-de-Xaintes, Saugnac et Latorte, Samadet, Sarraziet, Saubion, Saubusse, Saugnac, Serresgaston, Serresloux, Seyresse, Siest, Soorts, Sort, Souprosse, Souleux, Soustons, Tartas, Tercis, Tilh, Tosse, Toulouzette, Urgons 42.208

La *Journade* de Sorde de 50 carreaux, ou 22050 pieds carrés. 23.267

— de Vielle de 20 lattes, ou 41684 pieds 4 pouces carrés. . . . 43.985

DÉPARTEMENT DU LÉMAN.

MESURES DE LONGUEUR.   *Valeur en Mètres.*

Toise et *Pied* de Paris. Voyez le département de la Seine.

Toise de 8 pieds de roi. 2.599

Toise de 8 pieds de Chambre 2.737
Pied de *Chambre* 0.34211
— de *Bonneville*. 0.34011

Nota. Suivant une note de M. REY, de Bonneville, qui m'a été communiquée par M. PILLET, on n'emploie à Bonneville, et dans tout l'arrondissement de ce nom, que le pied de chambre et le pied de roi, et la mesure donnée ici sous le nom de pied de Bonneville, est absolument inconnue dans ce pays.

MESURES AGRAIRES.   *Valeur et Ares.*

Setine ou *Pose* 33.767
Pose de Genève de 400 toises carrées, à 8 pieds de roi de côté, en
   usage à Genève, et dans les communes ci-devant genevoises. . 27.013
Journal de 400 toises carrées, à 8 pieds de chambre de côté, en
   usage dans les cantons distraits du département du Montblanc. 29.960
Ouvrée ou *Fossoyée*, en usage dans les ci-devant cantons de Gex,
   Thoiry et Ferney 3.377
Setine ou *Pose* 34.577
Coupe ou *Journal* 22.961
Ouvrée 5.740
   Ces dernières mesures en usage dans tout le ci-devant canton de Coullonges.

Nota. M. PILLET, qui s'occupe de recherches utiles sur les mesures, m'a communiqué une note de laquelle il résulte, qu'indépendamment des mesures agraires ci-dessus, on fait encore usage des suivantes dans le département du Léman ; savoir :

Journal de *Savoye* de 400 toises carrées, à 8 pieds de chambre de
   côté, presque seul usité dans les arrondissements de Carrouge
   et de Cluse, et dans les communes de Loisin, Machilli, et Saint-
   Cergue, arrondissement de Thonon 29.484
— de *Samoën* de 240 toises carrées de 12 pieds de côté, ou 1 toise
   et 1/2 de Savoie, seul en usage dans les communes de Samoën
   et de Vallon, arrondissement de Cluse 39.803
— de *Chablais* de 500 toises carrées, de 8 pieds de côté, seul
   usité dans les 62 des communes qui forment l'arrondissement de
   Thonon 36.855
— de *Mieussi* de 450 toises *id.*, en usage dans la seule commune
   de Mieussi, arrondissement de Cluse 33.169

DÉPARTEMENT DE LA LOIRE.

MESURES DE LONGUEUR.   *Valeur en Mètre.*

Toise et *Pied* de Paris. Voyez le département de la Seine.

Toise de Saint-Étienne, Bourg-d'Argental, le Chambon, Firminy,
    la Fouillouse et Saint-Genest-Malifaux, 5 pieds 6 pouces de
    Paris 1.7866

— de Maclas et Bœuf, 5 pieds 9 pouces *id.* 1.8678

— de Rive-de-Gier, Saint-Paul-en-Jarret et Saint-Romain-en-
    Jarret . ~~toise de Lyon~~ 2.5632

MESURES AGRAIRES.   *Valeur en Ares.*

Bicherée, *Cartonnée*, *Cartalée*, *Métérée* ou *Mesure* dans toutes
    les communes des ci-devant cantons de Mouthrison, Moingt,
    Boën, Saint-Georges-en-Couzan, Saint-Marcellin, Saint-
    Germain-Laval, Neronde, Saint-Juste-la-Pendue, Saint-Pol-
    gues, et dans les communes de Saint-Médard, Saint-Cyr, Ma-
    relop, Meylieu et Moutrond, Cussieu, Rivas. 9.497

— dans toutes les communes qui composaient les cantons de Roanne,
    La Pacaudière, Perreux, Régny, Saint-Symphorien-de-Lay,
    Villemontais, et les communes de Saint-Galmier, Chambœuf,
    Saint Bonnet-les Oules, Aveisieu, Laguimon et Chevrières. .   10.552

— dans les communes de canton de Cervières. 7.255

— celles du canton de Charlieu et celle de Saint-Bonnet-des-
    Quarts. 11.397

— dans les communes des cantons de Sury, Saint-Jean-Soleymieux,
    Saint-Just-en-Chevalet, et celles de Chazelles, Bellegarde,
    Saint-André-le-Puy, Maringes, Virigneux, Viricelle, Gram-
    mont. 7.914

— dans les communes du canton de Rive de Gier et celle de Pas-
    sevin. 12.875

— dans les communes des cantons de Valbenoîte, Firminy, La Fouil-
    louse, Saint-Chamoud, Saint-Romain-en-Jarret, et celles de
    Saint-Paul-en-Jarret, Doizieu et Farnay. 9.576

— dans les communes des cantons de Maclas et Chambon, et dans
    celles de Bœuf, Malleval et Luppé. 9.975

— dans la commune de Chavanay. 11.970

— dans les communes du canton de Belmont. 9.893

— dans les communes du canton de Bourg-d'Argental. 7.977

— dans celles du canton de Pelussin. 11.172

— dans celles des cantons de Saint-Bonnet et Saint-Rambert. . . 8.548

Metanchée dans les communes du canton de Marlhes. 10.719

— dans les communes du canton de Saint-Genest-Mallifaux. . . . 10.736

Arpent dans les communes du canton de Fleurs. 23.743

Journalée ou *Œuvrée de vignes* dans les communes des cantons
de Montbrison, Moingt, Boën et Saint-Germain. 7.123

— dans les communes des cantons de Saint-Marcelin et Saint-Rambert. 6.325

— dans celles des cantons de Saint-Galmier, Roanne et environs, La
Pacaudière, Perreux, Regny, Saint-Haon, Saint-Symphorien-
de-Lay et Villemontais, et dans celles d'Ambierle, Saint-Germain, Noailly et Saint-Forgeux. 5.277

— dans la commune de Saint-Bonnet-des-Quarts. 5.698

— dans celles du canton de Pelussin. 5.586

— dans celles du canton de Rive de Gier 5.149

— dans celles du canton de Charlieu. 3.799

Homme de prés dans les communes des cantons de Montbrison,
Moingt, Boën, Saint-Marcelin, Saint-Rambert, Saint-Germain, Saint-Polgue. 33.239

DÉPARTEMENT DE LA HAUTE-LOIRE.

MESURES AGRAIRES.   *Valeur en Ares.*

Journal de 676 toises carrées, Le Puy, Saint-Paulien et Cayres. 25.679

— de 800, Solignac. 30.390

    Nota. Le journal se divise en 4 cartonnées, et la cartonnée en 6 boisseaux.

Septerée de 1800 id., Brioude, Langeac, Auzon, La Chaise-Dieu,
Craponne, Saint-Ilpise, Roche, Allegre, Lavoute. . . . 68.377

— de 1600 id., Saugues, Lampdes, Saint-Front et Blesle. . 60.776

— de 2000 toises carrées, Blesle. 75.975

    Nota. La septerée se divise en 8 cartonnées.

Cartonnée de 900 toises carrées, Saint-Pal 34.189

— de 180, Loude 6.838

Œuvre de vigne de 225 toises carrées, Le Puy 8.547

— de 180 id., Lavoute. 6.838

Cartade de 600 id., Arlempes et Pradelle 22.792

    Se divise en 4 cartelières ou 16 boisseaux.

Metanchée de 300 toises carrées, Monistrol et Bas. 11.396

    Se divise en 2 cartes ou 8 coupes.

Metanchée de 168 toises, 0 pieds, 3 pouces carrés, Tence et Fay. 6.382

    Se divise en 8 boisseaux.

Cartonnade de 200 toises carrées, Rozieres, Goudet, Saint-
Julien et Saint-Privat 7.597
  Contient 8 boisselades.
Arpent des eaux et forêts 51.072

DÉPARTEMENT DE LA LOIRE INFÉRIEURE.

MESURES AGRAIRES.   *Valeur en Ares.*

Journal de 80 cordes, de 576 pieds carrés chaque, en usage à Nantes, Arthon, Blain, Bonaye, Bourgneuf, Saint-Julien-de-Vou-
vantes, Issé, Chantenay, Chapelle-sur-Erdre, Derval, Guemené,
Ligné, Moisdon, Nort, Nozay, Saint-Philbert, Château-
briant, Pontchâteau, Rixillé, Sion, Rougé, Soudau, Frossay,
Sainte-Pazanne, Le Pellerin, Thouaré et Verton 48.624
— de 45 cordes, de 506.1/4 pieds carrés, en usage à Couëron. . 24.039
— de 50 cordes, de 576 *id.*, à Saint-Étienne-Cordemais . . . 30.390
— de 30 sillons, de 768 *id.*, à Herbignac. 24.312
— de 720 gaules ou perches, à 64 *id.*, à Cambon, Guenrouet et
Herbignac 48.624
— de 80 cordes à 900 *id.*, à Machecoul 75.975
— de 400 gaules à 132.1/4 *id.*, à la Limouzinière 55.820
— de 820 *id.*, à 56.1/4 *id.*, à Saint-Sébastien 48.671
— de 48 sillons, de 960 *id.*, à Savenay 48.624
— de 480 gaules, à 64 pieds carrés, à Portmazaire 32.416
— de 60 gaules, à 100 pieds carrés, à Lahaye, Pallet et Mouzillon. 6.331
Petit Journal de 450 gaules, de 56.1/4 pieds carrés, Nantes et
Bouguenais. 26.710
— de 45 cordes, à 576 pieds carrés, Le Pellerin 27.350
— de 30 sillons, à 960 *id.*, Sauvenay. 30.390
— de 40 cordes, de 576 *id.*, Thouaré. 24.322
Journée de 576 gaules, à 64 *id.*, Guerande 38.899
— *id.*, à 768 *id.*, Mesquer 466.789
Hommée de 75 *id.*, à 56.1/4 *id.*, Bouaye et Bouguenais . . . 4.452
— de 48 cordes, à 576 *id.*, Frossay. 29.174
— de 960 perches, à 64 *id.*, Montoir 64.832
Boisselée de 24 cordes, à 576 *id.*, Frossay 14.588
— de 20 *id.*, La Rouxiere et Varades 12.156
— de 60 gaules, à 100 *id.*, Clisson et Monniere. 6.331
— de 80 *id.*, à Vallet et Lahaye 8.442
— de 60 cordes, à 56.1/4 *id.*, Verton 3.561
— de 100 gaules, à 132.1/4, Viellevigue 13.955

Charie de 3oo *id.*, La Limouzinière et Viellevigne 41.863

Quartier de 3 boisselées ou 60 cordes, à 576 pieds carrés, Varades . . 36.468

Arpent de 100 perches, à 22 pieds par perche linéaire, Arthon,
     Frossay, Sainte-Pazanne 51.072

— de 756 gaulées, de 768 pieds carrés, Mesquer 612.644

. *Nota.* Ces mesures sont en usage non pas seulement dans les communes indiquées dans cette table, mais encore dans les communes environnantes. Le pied dont il s'agit est le pied de roi.

DÉPARTEMENT DE LOIR ET CHER.

MESURES DE LONGUEUR. Voyez le département de la Seine.

MESURES AGRAIRES.	*Valeur en Ares.*
Perche de 18 pieds	0.34189
— de 20 pieds	0.42208
— de 22 pieds	0.51072
— de 24 pieds	0.60780
— de 25 pieds	0.65959
— de 28 pieds	0.82728

Menetou-sur-Cher se sert des perches de 18, 22 et 24 pieds. L'arpent de 100 perches, à 22 pieds par perche., est en usage dans tout le département pour les bois; il est particulièrement en usage dans le canton d'Ouques.

A Blois l'arpent est de 100 perches; il se divise en 12 boisselées. Au canton d'Herbaut on se sert des perches de 22, 24, 25 et 28 pieds: quelques communes divisent l'arpent en 9, d'autres en 12 boisselées.

A Saint-Aignan et Menetons la seterée est de 12 boisselées, l'arpent de 100 perches ou 8 boisselées.

A Vendôme l'arpent est de 100 perches à 28 pieds; il se divise en 16 boisselées: 12 de ces boisselées font une seterée de terre.

Nota. Tous les arpents de ce département sont de 100 perches; on aura la valeur d'un arpent de 100 perches en multipliant par 100 le nombre qui exprime la valeur de la perche; ce qui se fait en rapprochant le point décimal de 2 places vers la droite : ainsi un arpent de 100 perches à 24 pieds vaut 60.780.

DÉPARTEMENT DU LOIRET.

MESURES DE LONGUEUR, Voyez le département de la Seine.

MESURES AGRAIRES.	*Valeur en Ares.*
Arpent des eaux et forêts.	51.072

— de 100 perches carrées, à 20 pieds 42.208

— de 100 perches , à 18 pieds 34.189

Le *grand Muid* de 16 arpents de 100 perches, à 20 pieds . . . 675.333

Le *petit Muid* de 5 arpents 1/4 *id*. 221.593

Setier en usage à Sermaise et autres communes environnantes . . 40.836

Mine, à Saint-Péravi, Bricy, Huêtre, Coinces et Songy. . . . 18.571

— à Neuville et communes voisines, Nids, Huisseau, Epieds, Vil-
lamblain, Tournoisis, Coulmiers, Charsonville et Bacon . . 28.130

— à Rozieres, Gemigny et Saint-Sigismond. 18.782

— à Patay, Villeneuve-sur-Conny, Chapelle-Ouzerain, et Rou-
vray-Sainte-Croix (pour les vignes) 27.857

Journée, à Saint-Benoît-sur-Loire (pour les vignes) 7.035

Nota. L'arpent se divise communément en 2 minées, 3 terciers, 4 quartes ; la mine en 2 minots, 4 boisseaux, 16 mesures.

Dans quelques endroits l'arpent prend le nom de corde ; il se divise aussi en setiers, et en journées.

DÉPARTEMENT DU LOT.

Valeur des MESURES DE LONGUEUR *en Mètres*.

La *Canne* est la mesure générale dans tout le département; elle se divise en 8 ou 9 pans ; sa grandeur varie comme on le voit ci-après.

Cahors, Figeac et Laurès *mètr*. 2.0032 ; Saint-Hilaire-Beissonies — 1.9942, Montauban; Réalville, Caylus, Puycornet et Auty, Castelnaud-Montraitier, Caussade, Moissac et Montpezat, — 1.8407. La Française, — 1.8326. Molieres, — 1.8767. Moncuq, — 1.7816. Puy-Laroque, — 2.0707. Gramat, — 2.0573.

Valeur des MESURES AGRAIRES *en Ares*.

La *Quarterée* de 4 cartonnées, 16 boisseaux ou 256 onces, en usage à Cahors, Monfaucon, l'Albenque, *ares* 51.072. Molieres, — 73, 849. Puycornet, — 71.725. Auty, — 45.621. Castelnaud-Montratier, — 30.015. Moncuq, — 38.565. Puy-Laroque et communes du canton, — 68.618. Puy-l'Evêque, — 31.656. Bergantie et Saint-Circq, canton de Saint-Géry, — 41.094.

Quarterée de 4 cartounats, 16 boisselats, 64 picotins ou 256 lopins, en usage à Caussade, *ares* 54.214. Moissac, — 368.959.

Quarterée de 4 cartonnats, 16 boisselats ou 256 onces, à Montpezat, — 33.884 ; à Duravel, — 23.742.

Céterée de 8 quarterées divisées comme à l'article premier, en usage à Montauban, — 89.454. Caylus , — 57.328. Figeac ; — 52.006 (*). Saint-Hilaire-Bessonies, — 51.531. Méalville, — 218.125. Saint-Marc , Montastruc et Laroque-Marès , cant. de la Française, — 113.214.

Céterée de 4 quarterées ou 20 poignerées, en usage à Martel, *ares* 42.208. Souillac , — 34.189. Roque-Madon, — 46.534. Saint-Cere , — 33.182.

Cartonnée de 6 boisseaux , à Gourdon, — 18.994. Montfaucon, Vaillac et Souscirac , — 18.393. Toutes les communes du canton de Montfaucon, — 13.907.

L'*Éminée* de 4 cartons ou 20 pugneres, en usage à Gramat et Carlucet, — 38.762.

Nota. Les mesures portées dans ce tableau ne sont pas en usage seulement dans les communes indiquées, mais encore dans les communes environnantes.

(*) La valeur que je donne ici à la céterée de Figeac n'est point conforme au résultat du travail des commissaires d'après lesquels je l'avais portée dans la première édition à 50.600 , j'ai cru devoir faire ce changement en conséquence des observations qui m'ont été adressées à ce sujet par M. Henry, directeur des contributions du département du Lot, qui m'a marqué que, suivant les informations précises qu'il avait prises, l'élément de cette mesure était la canne de 6 pieds 2 pouces, et que la céterée contenant 1296 cannes car., il en résultait que sa valeur en *ares* était 52.085715, c'est également à M. Henry que je dois la connaissance de la mesure de Saint-Hilaire-Bessonies, qui est également de 1296 cannes car. , mais dont la longueur n'est que de 6 pieds 1 pouce 8 lignes.

DÉPARTEMENT DE LOT ET GARONNE.

MESURES DE LONGUEUR.

Les mesures de longueur de ce département sont l'aune, la brasse, la canne , et le pan; mais comme on connaît leur rapport avec le pied de roi, qui est la base des mesures agraires, on n'en surchargera pas ce tableau. Voyez pour la toise et le pied, le département de la Seine.

MESURES AGRAIRES.   *Valeur en Ares.*

La *Sexterée* de 12 poignères, à 78 escats chaque, l'escat de 2 lattes et la latte de 6 pieds 6 pouces de côté, en usage dans les communes de Castillonez, Cavare, Saint-Dizier, Ferranzac, Lougratte, Saint-Martin, Montauriol, Pompiac, Saint-Quintin, Valletes. 83.459

Le *Journal* de 150 escats à 7 pieds 4 lignes de côté, dans les communes d'Agmé, Feuguerolles, Gontaud, Hautevignes, Nogaret. 45.893

— de 20 lattes, à 20 escats de 9 pieds 6 pouces de côté, commune de Monteton. 38.093

— *Idem* à 9 pieds 7 pouces de côté, communes d'Antagnac, Bachat, Bouchet, Castel-Jaloux, Cavagnan, Saint-Gervais, Heulies, Labastide, Letren, Saint-Martin, Moleyres, Poussignac (Haut et Bas), la Réunion, Rufliac. 38.765

— *Idem* à 9 pieds 7 pouces 7 lignes de côté, communes d'Allon, de Boussés, Jautau, Lubans, Pindères, Pompogne, Sanméjean. . 39.159

— *Idem* à 9 pieds 8 pouces de côté, communes d'Argenton, Bouglon, Guerin. 39.442

— *Idem* de 9 pieds 8 pouces 4 lignes de côté, commune de Bazeille (Sainte-), Castelnau, Lagupie, Saint-Martin, Mauvezin, Monpouillan, Samazan. 39.669

— *Idem* à 9 pieds 8 pouces 6 lignes de côté, communes de Cocumont, Coutures, Jusix, Marcellus, Saint-Sauveur, Seguey. . 39.783

Carterée de 8 cartonats à 6 picotins chaque, le picotin de 12 escats, à 12 pieds de côté, commune de Galapian. 87.524

Sexterée de 8 cartonnats, le cartonnat de 8 boisselats, le boisselat de 9 escats à 12 pieds de côté, communes de Bonaguil, Condat, Condesaigues, Fumel, Mosempron. 87.524

— de 6 cartonnats *idem*, communes de Fougarolles, Limon, Thouars. 65.643

— de 8 cartonnats à 8 picotins chaque, de 10 escats et 1/2 à 12 pieds de côté, commune de Moulinet. 102.111

Journal de 224 escats à 12 pieds de côté, commune de Calonges. 34.037

— de 672 *id*. 98.108

Sexterée de 12 cartonnats à 80 escats de 12 pieds de côté, commune de Saint-Maurice. 145.872

Carterée de 8 cartonnats à 8 picotins chaque, le picotin de 9 lattes à 12 pieds 3 pouces de côté, communes d'Auradou, Frespech, Hautefage, Massels, Massbulés. 91.209

Journal de 3 poignerées, à 72 escats de 12 pieds 4 pouces de côté, commune de Lauzun. 34.670

Carterée de 8 cartonnats à 8 picotins chaque, le picotin de 8 escats à 12 pieds 4 pouces de côté, communes de Fontarède, Moncaut, Moutagnac-sur-Auv., Saumont. 82.181

Sexterée de 8 cartonnats à 72 escats chaque, l'escat de 12 pieds 4 pouces de côté, commune de Montbabus. 92.454

— de 8 cartonnats à 84 escats de 12 pieds 4 pouces de côté, commune de Monviel. 107.863

— de 8 cartonnats à 4 boisselats chacun, le boisselat de 18 lattes à 12 pieds 7 pouces 6 lignes de côté, commune de Tournon. . .   96.879

Journal de 3 cartonnats à 3 lattes chacun, la latte de 24 escats à 12 pieds 7 pouces 9 lignes de côté, commune de Villeton. . . .   36.449

Journal de 3 cartonnats à 72 escats de 12 pieds 7 pouces 9 lignes de côté, commune de Fauillet, Magnon, canton de Tonneins, commune de Villotes. 36.449

— de 4 cartonnats à 3 lattes chacun, la latte de 24 escats à 12 pieds 7 pouces 9 lignes de côté, commune de Tonneins 48.601

— de 400 escats à 12 pieds 7 pouces 9 lignes de côté, commune de Virazel. 67.499

Carterée de 8 cartonnats à 8 picotins chacun, le picotin de 6 lattes 3/4, et la latte de 12 pieds 7 pouces 9 lignes de côté, communes d'Agen, Saint-Amans, Beauville, Blaymont, Boe, Cassignas, Castelculier, Castella, Castels, Cauzac, Saint-Clair et Victor, Clermont-Dessus, Combebonnet, Cours, Saint-Cyr, Dolmayrac, Doudas, Espalais, Fauguerolles, Ferrussac, Foulayronnes, Sainte-Foy, Golfech, Goudourville, Granges, Greyssas, Saint-Hilaire, Lacépède, Lafox, Layrac, Lalande, La Magistère, La Maurelle, Larroque, La Sauvetat-de-Savères, Laugnac, Laurendane et Bajaumont, Lesterne, Lusignan-Petit, Madaillan, Saint-Martin, Saint-Maurin, Saint-Médard, Monbalen, Monpezat, Le Passage, Saint-Pierre-de-Clairac, Pommevic, Pont-du-Casse, Prayssas, Puymirol, Quissac, Rides, Saint-Robert, Saint-Romain, Saint-Sardos, Sauvagnas, Tayrac, le Temple, Saint-Jean-Tarac, Saint-Urcisse, Valence, Vitrac. 72.898

— de 6 cartonnats à 6 picotins chacun, le picotin de 12 escats, et l'escat de 12 pieds 7 pouces 9 lignes de côté, communes d'Aiguillon, Saint-Brice, Colleignes, Galapian, Miramont, Nicole, Saint-Salvy, Saint-Vincent. 72.898

Sexterée de 8 cartonnats à 72 lattes de 12 pieds 7 pouces 9 lignes, communes de Saint-Amans, Ayrens, Saint-Beauzel, Bournac, Ferrussac, Roquecor, Valeilles et Ayrens. 97.199

— de 8 cartonnats à 62 1/2 lattes de 12 pieds 7 pouces 9 lignes de côté, commune de Lacour. - 84.374

Carterée de 6 cartonnats à 6 picotins chacun, le picotin de 14.279 escats, l'escat de 12 pieds 7 pouces 9 lignes de côté, commune de Montesquieu. 86.398

— de 8 cartonnats, le cartonnat de 8 picotins, le picotin de 8 escats à 12 pieds 7 pouces 9 lignes de côté, commune de Layrac. . . 86.398

Concade de 9 cartonnats, le cartonnat de 8 picotins, le picotin de 9 escats à 12 pieds 7 pouces 9 lignes de côté. 109.348

Sexterée de 8 cartonnats, le cartonnat de 8 picotins, le picotin de 10.1/2 escats à 12 pieds 7 pouces 9 lignes de côté, commune de Monclar. 113.398

— de 8 cartonnats, le cartonnat de 8 picotins, le picotin de 9 escats *id.*, communes de Saint-Autoine, Casseneuil, Castelmauron, Caubeyran, Clairac, Sainte-Colombe, Fongrave, Gayraud, Saint-Gervais, Gratteloup, Hauterive, Lacenne, Lafitte, Laparade, Ledat, Saint-Leger, Saint-Leon, Sainte-Livrade, Pailloles, Saint-Pastour, Pujols et Villeneuve. 97.198

Carterée de 8 cartonnats, le cartonnat de 3 lattes, la latte de 24 escats, l'escat de 12 pieds 7 pouces 9 lignes, communes de Tombebœuf, Tourtres, Villebrama. 97.199

Sexterée de 8 cartonnats, le cartonnat de 8 boisselats, le boisselat de 9 escats, et l'escat de 12 pieds 8 pouces de côté, communes de Born, Bournel, Devilliac, Doudrac, Estrade, Saint-Étienne, Saint-Eutrope, Gavaudun, Saint-Grégoire, Lacapelle, Laussou, Saint-Martin, Mazières, Monflanquin, Monseyron, Montagnac-sur-l'Ede, Montaud, Naresse, Paranquet, Parisot, Piis, Rayet et Mousseyron, Rives, Saint-Sibournet, Tourliac, Villas, Villeréal. 97.518

— *Idem*, *idem*, le boisselat de 9 lattes, et la latte de 12 pieds 8 pouces de côté, communes de La Sauvetat, Lastreilles, Sauveterre. 97.518

— *Idem*, le cartonnat de 2 poignerées, la poignerée de 4 boisselats, le boisselat de 9 escats, et l'escat de 12 pieds 8 pouces de côté, communes de Saint-Aubin, La Caussade, Monsegur, Savignac, Vauris. 97.519

— *Idem*, *idem*, la poignerée de 2 boisselats, le boisselat de 18 lattes à 12 pieds 8 pouces de côté, communes de Dausse, Ladignac, Tremons. 97.519

— *Idem*, le cartonnat de 8 picotinats, le picotinat de 10 escats 1/2 à 12 pieds 8 pouces de côté, communes de Beaugas, Cailladelles, Cancon, Castelnau. 113.772

— de 4 journaux, le journal de 2 poignerées 1/2, la poignerée de 81 escats à 12 pieds 8 pouces de côté, communes de Cahuzac, Douzains, Saint-Grégoire, Lalandusse. 137.136

Carterée de 8 cartonnats, le cartonnat de 8 picotins, le picotin de

6 escats 3/4, l'escat de 12 pieds 9 pouces de côté, communes d'Andiran, Caudecoste, Cuq, Fails, Saint-Nicolas, Sauveterre, Saint-Sixte. 74.105

— *Idem*, *idem*, le picotin de 8 escats à 12 pieds 9 pouces de côté, communes d'Aubiac, Bax, Beaulens, Brax, Buscon, Sainte-Colombe, Daubeze, Estillac, Lamonjoie, Lannes, Laplume, Saint-Lary, Lebuscon, Louspeyroux, Mezin, Moirax, Nondieu, Pachas, Poudenas, Poussac, Reaup, Roquefort, Segougnac, Serignac, Villeneuve, Saint-Vincent. 87.828

Journal de 3 cartonnats, le cartonnat de 72 escats à 12 pieds 9 pouces 10 lignes de côté, communes de Varès et Unet. . . . 37.456

— de 216 escats à 12 pieds 9 pouces 10 lignes 7/24 de côté. . . . 37.467

Cartere'e de 8 cartonnats, le cartonnat de 8 picotins, le picotin de 8 escats à 12 pieds 10 pouces de côté, commune d'Astaffort. . 88.980

— de 450 lattes à 12 pieds 10 pouces 6 lignes de côté, communes de Castelsagrat, Saint-Clair, Lagarde, Montjoie, Perville. . 78.712

Journal de 216 escats à 13 pieds 2 pouces de côté, commune de Monteton. 39.514

— de 3 cartonnats, le cartonnat de 72 escats à 13 pieds 4 pouces 2 lignes 1/6 de côté, communes de Brugnac, Coulx, Verdegas, Verteuil. 40.612

— de 144 escats à 14 pieds 8 pouces de côté, communes d'Anzex, Layritz, Moncassin, Villefranche. , ... 32.687

— de 144 escats à 15 pieds 7 pouces de côté, communes de Puch, Razimet. 35.725

Cartelade de 144 escats à 15 pieds 7 pouces de côté, communes d'Ambrus, Autièges, Barbaste, Buzet, Damazan, Durance, Estussan, Fargues, Fieux, Graouilla, Lisse, Monluc, Montgaillard, Saint-Pierre, Pompiey, Vianes, Xaintrailles. . . 36.900

— ou *Journal* de 144 perches carrées ou escats à 15 pieds 7 pouces de côté, communes d'Andiran, Calignac, Espiens, Frechou, Lavardac, Nazareth, Nérac, Puyforteguille. 36.900

Cartelade de 4 quarts, le quart de 40 escats à 15 pieds 7 pouces de côté, commune de Francescas. 40.999

— de 144 escats à 15 pieds 8 pouces 6 lignes de côté, communes de Gueyze, Laveze, Saint-Martin, Saint-Maurice, Meylan, Saint-More, Saint-Pau, Saint-Pé, Sos. 37.494

Journal de 3 cartonnats à 50 escats de 16 pieds de côté, communes d'Armillac, Saint-Barthelemy, Biraget, Laperche, Moirax, Montignac, Toupinerie. 40.520

— de 3 poignerées à 5o escats de 16 pieds de côté, communes de
    Bernac, Saint-Front, Saint-Jean, Loubès, Soumenzac. . . 40.520
— de 3 poignerées à 5o escats de 16 pieds 6 pouces de côté, com-
    munes d'Agnac, Allemans, Saint-Astier, Auriac, Saint-Avit,
    Baleysagues, Beffery, Cambes, Sainte-Colombe, Duras, Escas-
    sefort, Esclottes; Lachapelle, La Sauvetat-du-Drot, Lesclottes,
    Levignac, Londres, Lubersac, Miramont, Moustiers, Pardaillan,
    Saint-Pardoux et Izaac, Peyrières, Saint-Pierre, Puymiclan,
    Puysserampion, Romagne, Saint-Sauveur, Savignac, Saint-
    Sernin, Seyches, Villeneuve. 43.092
— de 15o escats à 16 pieds 10 pouces 4 lignes de côté, communes de
    Birac, Longueville, Magdelaine, Marmande, Le Mas, Saint-
    Pardoux, Senestis, Taillebourg. 44.986
— de 3 cartonnats à 5o escats de 17 pieds 9 pouces 8/9 de
    côté, commune de La Bretonie. 50.136
Concade de 8 livralats, le livralat de 8 boisseaux, le boisseau ou
    coup de 6 toises 3/8 de côté, communes d'Auvillars, Casterus,
    Saint-Cyrice, Merles, Saint-Michel, Montbrison, Le Pin. . . 98.806
Carterée de 8 cartonnats, ou 1921 toises carrées et 1/3, communes
    de Donzac, Dunes, Sistels 72.987
— de 576 escats, ou 2327.1/2 toises carrées 88.416
— de 512 escats, ou 2758.17 toises carrées 104.775
— de 8 cartonnats, le cartonnat de 8 picotins, le picotin de 8 escats
    à 12 pieds 4 pouces de côté, ou de 32 boisselats à 36 toises car.,
    communes de Couloussac, Montaigut 43.762
Cartonnat de 8 picotins, le picotin de 6 lattes 3/4, la latte de 12
    pieds 7 pouces 9 lignes de côté, commune de Dominipech. . . 9.112
Journal de 3 cartonnats, le cartonnat de 72 escats, l'escat de 12
    pieds 9 pouces 10 lignes et 7/24 de côté. 37.468
— de 770 toises carrées 2/3, communes de Lannes, Louspeyroux,
    Mézin, Poudenas, Reaup, Villeneuve 29.276
Carterée de 6 cartonnats, le cartonnat de 6 picotins, le picotin de
    12 escats, à 12 pieds 7 pouces 9 lignes de côté, communes de
    Bazens, Clermont-Dessous, Cugurmont, Fregimont, Gaujac,
    Mazières, Notre-Dame, Pompignac, Port-Sainte-Marie, Saint-
    Romas, Saint-Vincent, Saint-Romas et Mazières 72.898
Journal de 24 lattes, à 24 escats de 9 pieds 8 pouces de côté . . 56.752
— de 15o escats, à 16 pieds 5 pouces 6 lignes de côté. 42.846

DÉPARTEMENT DE LA LOZÈRE.

MESURES DE LONGUEUR.   *Valeur en Mètres.*

L'*Aune*, la *Toise*, le *Pied* de Paris. Voyez le département de la Seine.

Le *Pan*. 0.24908
L'*Aune* locale. 0.99633
La *Canne* 1.99265

MESURES AGRAIRES.   *Valeur en Ares.*

Le *Dextre*, pour tout le département 0.15911
L'*Arpent* des eaux et forêts, *id*. 51.072
La *Séterée* de 8 cartes, à 25 dextres chaque, au *vallon de Mende*
   et environs 31.821
— de 8 cartes, à 40 dextres, les *Causses*, canton de *Mende*, et environs 50.914
— de 4 cartes, 16 cartelières ou 64 boisseaux, à 9 dextres 3/8 chaque, aux cantons de Langogne, Châteauneuf, Grandrieu et
   Auroux 95.455
— de 8 cartons, à 50 dextres chaque, terre de Peyre. 63.642
— de 8 cartades ou 64 boisseaux, à 5 dextres chaque, cantons de
   Maruejols, Chirac, La Canourgue, Saint-Germain-du-Teil,
   Nasbiuals et Prinsuejols. 50.914
— de 8 cartonnées, Saint-Albans 68.373
Journal pour les prés, *ibidem* 34.187
Cartade, Florac et environs 4.773
Séterée de 8 cartons ou 48 boisseaux, à 8 dextres chaque, cantons de
   Saint-Sauveur, Le Buisson et Sainte-Colombe 61.096

DÉPARTEMENT DE LA LYS.

MESURES DE LONGUEUR.   *Valeur en Mètres.*

Le *Pied* de Bruges, Ghistelles et Westcapelle 0.27439
— de Courtray, Ingel-Munster, Iseghem et Wacken 0.29770
— d'Ypres et Warneton. 0.27389
— de Furnes et la ci-devant Châtellenie 0.27809
— d'Ostende . . . . . , ... 0.27609
Le *Pas* d'Ypres et Warneton. 0.68473
La *Toise idem*. 1.6435
La *Verge* de Courtray 2.9770

— d'Ypres 3.8349
— de Bruges, Ghistelles et Westcapelle 3.841
— ou Perche d'Ostende 3 9653

MESURES AGRAIRES.	Valeur en Ares.
La *Verge* carrée de Courtray	0.08862
— de Bruges	0.14755
— d'Ypres	0.14709
La *Ligne* de Furnes	15.158
— d'Ypres	14.709
— de Bruges	14.755
Le *Cent* de terre, de Courtray	8.862
La *Mesure* de Furnes	45.473
— de Bruges	44.266
— d'Ypres	45.016
Le *Bonnier*	141.793

DÉPARTEMENT DE MAINE-ET-LOIRE.

MESURES DE LONGUEUR.	Valeur en Mètres.
Toise et *Pied.* Voyez département de la Seine.	
Perche, *Corde* ou *Chaîne* de 25 pieds	8.1207
— de 22 pieds, pour les domaines et bois	7.1463

MESURES AGRAIRES.	Valeur en Ares.
Arpent de 100 perches carrées, à 25 pieds par perche linéaire . .	65.953
Journal de 80 perches *id.*	52.945
Sétrée de 6/5 d'arpent	79.143
Minée, moitié de la séterée.	39.57
Quartier, quart de l'arpent	16.49
Arpent de 100 perches, à 22 pieds par perches	51.072
Quartier de vignes, de 50 perches	32.975
— de 60 perches (*).	39.570

(*) *Nota.* Ce quartier est une mesure particulière à la Possonière, l'Aleu et la
Roullière; le précédent est en usage à Epiré et Savennières. On compte aussi dans
ce département par boisselées; c'est la quantité de terre que l'on peut ensemen-
cer avec le boisseau de chaque lieu. Cette mesure, ou plutôt ce mode d'évaluation, étant très vague, et exigeant toujours que l'on rapporte la quantité ainsi
évaluée à une mesure fixe et déterminée, on ne croit pas devoir en faire men-
tion ici.

DÉPARTEMENT DE LA MANCHE.

MESURES DE LONGUEUR.	*Valeur en Mètres.*
Aune de paris, *Toise*, et *Pied*. Voyez le département de la Seine.	
Aune de 3 pieds, 6 pouces.	1.1369
— de 3 pieds, 6 pouces, 6 lignes.	1.1565
— de 3 pieds, 6 pouces, 7 lignes	1.1527
— de 3 pieds, 7 pouces, 8 lignes.	1.1820
— de 3 pieds, 8 pouces	1.1911
— de 3 pieds, 8 pouces, 6 lignes	1.2046
— de 4 pieds	1.2994
— de 4 pieds, 2 pouces, 6 lignes	1.3671
— de 4 pieds, 3 pouces	1.3806
— de 4 pieds, 4 pouces	1.4077
— de 4 pieds, 6 pouces.	1.6618
La *Perche* de 22 pieds	7.1465

MESURES AGRAIRES.	*Valeur en Ares.*
La *Perche* carrée, à 22 pieds	0.5107
La *Vergée* de 40 perches	20.429
L'*Arpent* de 2 vergées 1/2 ou 100 perches	51.072
L'*Acre* de 4 vergées ou 160 perches.	81.715

DÉPARTEMENT DE MARENGO.

MESURES LINÉAIRES.	*Valeur en Mètres.*
Le *Trabuc* d'Alexandrie	2.86667
— d'Asti	3.0826
— de Casal.	2.90413

Nota. Le trabuc se divise en 6 pieds, le pied en 12 onces, l'once en 12 points, le point en 12 atomes.

MESURES AGRAIRES.	*Valeur en Ares.*
Moggio ordinaire de 8 stares, et le stare de 12 tables, à Alexandrie	31.424
— Gros, à Alexandrie	47.136
Moggio de 8 stares, à Valence	30.706
Journal de 100 tables, à 12 pieds, à Asti	38.010
Moggio de 8 stares, à Casal	32.386
— à Lazzarone.	30.972
— à Altavilla	32.150

— à Castelletto, Rosignano, Saint-Georges, Saint-Salvador . . 32.309
— à Vignale 32.388
— à Terruggia 32.468
— à Camagna. 32.627
— à Pomaro 32.787
— à Conzano 32.827
— à Giarole et Occiniano 32.948
— à Casorzo 33.189
— à Lù. 33.269
— à Cella 33.350
— à Bourg-Saint-Martin 33.431
— à Frapinetto et Valmacca 33.512
— à Mirabello. 33.593
— à Frassinello 33.755
— à Bozzole 33.999
— à Calliano et Olivola. 34.244
— à Alfiano et Ticineto 34.326
— à Montemagno et Tonco 34.408
— à Villanova. 34.572
— à Grana. 34.655
— à Castagnole et Cerro 34.820
— à Ozzano 35.233
— à Coniolo 35.310
— à Scandaluzza 35.483
— à Solonghello et Foubine 35.733
— à Grazzano, Pontestura et Quarti 35.817
— à Cuauro 35.984
— à Mombello. 36.152
— à Cauimo. 36.236
— à Morano 36.321
— à Sala 36.377
— à Balzola 36.405
— à Castellino, Castelvero, Cereseto, Corzione, Cunico, Mon-
calvo, Murisengo, Penango et Villa-San-Second 36.489
— à Cerrina 36.658
— à Buraschetto, Castel-Sn.-Pietro, Moncestino, Rinco, Castel-
Cebro, Serralunga et Villadeati 36.828
— à Montiglio. 36.913
— à Piova. 36.998
— à Colcavagno et Rosingo 37.168

— à Treville 37.382
— à Castelmerli, Cereto et Ponzano 37.424
— à Ottiglio 37.767
— à Gabbiano 37.939
— à Varengo 38.026
— à Odalengo-Picolo 38.545
— à Salabue 38 632
— à Odalengo-Grande 39.242
— à Montalero et Villamiroglio 39.505
— à Corteranzo 39.681
— à Viariggi 40.389
— à Belvedere 34.985

DÉPARTEMENT DE LA MARNE.

MESURES DE LONGUEUR.   *Valeur en Mètres.*

L'*Aune*, la *Toise*, le *Pied* de Paris. Voyez le département de la Seine.

Pied de 10 pouces 0.270699
— de 10 pouces 2/5 . . . . 0.281527
— de 11 pouces 0.297769
— de 11 pouces et 1/2 . . . . 0.311304
— de 11 pouces 2/3 . . . . 0.315816

MESURES AGRAIRES.   *Valeur en Ares.*

Cantons de Châlons (intrà muros), *Pogny, Cernon, Courtisols, Auve, Soudé, Loisy et Saint-Amand.*

Journel, ou *Arpent,* de 9 daurées ou 720 perches, à 10 pieds de
   10 pouces, ou à 8 pieds 4 pouces (1) 52.761
— de 8 daurées *idem.* 46.898
— de 6 *idem* 35.173

Canton de Châlons (extrà muros).

Journel de 9 daurées de 80 perches, à 8 pieds 2 pouces 50.673

Canton de Jalons.

Arpent et *Journel* de 10 daurées, ou 800 perches, à 8 pieds . . . 54.027

---

(1) Toutes les fois que la longueur d'une mesure est énoncée en pieds, sans autre désignation, il faut l'entendre du pied de roi de 12 pouces.

— de 9 danrées, ou 720 perches, *idem*. 48.624
Fauchée de prés, de 6 danrées, ou 600 perches, *idem*. 32.416
Arpent de bois et de prés, de 8 *idem* 43.229

Canton de Juvigny.

Arpent de 100 verges, à 20 pieds 42.208
Fauchée de prés, de 6 boisseaux de 80 perches, à 8 pieds, 2 pouces   33.766
— de 6 boisseaux de 90 perches, *id*. 37.987
— *id*., de 100 *id*. 41.208
— de 8 boisseaux de 80 perches, *id*. 45.030
— *id*. de 90 *id*. 50.793
— *id*. de 100 *id*. 56.285

Canton de Vertus.

Arpent de 8 danrées de 12 chaînes 1/2, à 20 pieds. 42.208
Journel de 10 danrées *id*. 52.760
Fauchée de prés, de 6 *id*. 31.661
Journel de 10 danrées, de 5333 pieds, 4 pouces chaque 56.285
Fauchée de prés, de 6 *id*. 33.772

Canton de Suippes.

Journel de 720 perches, à 10 pieds de 10 pouces. 52.761

Cantons de Sainte-Menehoud et Verrières.

Arpent de 100 verges, à 22 pieds 51.072
— de 100 verges, à 24 pieds de 10 pouces, ou 20 pieds de roi . .   42.208
Fauchée de prés, de 50 verges *id*. 21.104
— de 60 *id*. 25.324

Canton de Passavant.

Arpent de 100 perches, à 20 pieds 42.208
Fauchée de prés, de 80 *id*. 33.767
Arpent de 100 verges, à 22 pieds. 51.072

Canton de Saint-Mard-sur-le-Mont.

Journel de 8 danrées de 20 verges, à 20 pieds de 10 pouces . .   46.899
Fauchée de prés, de 6 danrées *id*. 35.173
— de 7 *id*. 41.033
Arpent de 100 chaînes, à 20 pieds 42.208
— *id*., à 22 pieds. 51.072

Canton de Laneuville-au-Pont.

Arpent id. 51.072
— de 100 verges, à 24 pieds de 10 pouces 42.208
Journel de 80 *id.*, à 22 *id.* 28.370
Fauchée de 80 perches, à 24 pieds de 10 pouces 33.783

Canton de Vienne-le-Château.

Arpent de 100 verges, à 22 pieds de 10 pouces 35.473
Journel de 87 *id.* 30.862

Canton de Ville-sur-Tourbe.

Journel de 87 verges et 1/2, à 22 pieds de 10 pouces 31.040
— et *Fauchée* de prés, de 80 *id.* 28.371
Fauchée de prés, de 100 *id.* 35.473
Arpent de 100 perches, à 22 pieds 51.072

Canton de Sommepy.

Septier ou *Journel* de 80 verges, à 22 pieds de 11 pouces . . . 34.334

Cantons de Reims et Saint-Brice.

Hommée de 10 verges, à 20 pieds de 10 pouces 2/5. . . . . . . 3.170
Jour de 16 hommées 50.724
Arpent de 100 verges *id.* 31.703

Cantons de Vitry-les-Reims et Bourgogne.

Septier ou *Arpent* de 4 quartels ou 106 2/3 verges *id.* 37.806

Cantons de Saint-Thierry et Fimes.

Arpent de 100 verges, à 22 pieds. 51.072
— *id.* à 22 pieds et 1/2 de 11 pouces 44.887
— de 108, à 20 pieds de 10 pouces 2/3 . . . . 34.239
— de 100 verges, à 22 pieds de 11 pouces 42.914
— de 84 *id.* 36.049

Canton de Cornicy.

Arpent de 94 verges, à 19 pieds 1/2 de 11 pouces. 31.693
— de 80 verges, à 22 pieds de 11 pouces 34.334
— de 100 *id* 42.914
— de 96 *id.* 41.197
— de 93 verges, à 19 pieds de 11 pouces 29.768

Cantons de Faverolles et Gueux.

Arpent de 100 verges, à 22 pieds de 11 pouces 42.914
— de 100 verges, à 22 pieds de 11 pouces 2/3 . . . . . . 48.274
— de 100 verges, à 22 pieds de 11 pouces et 1/2. . . . . . 46.905
— de 108 verges, à 20 pieds de 10 pouces 2/5 . . . . . . 34.239
— de 100 verges, à 22 pieds. 51.072

Canton de Rilly.

Arpent de 16 boisseaux, ou 96 verges, à 20 pieds de 10 pouces 2/5. 33.816
— de 100 verges id. 31.703
Jour de 19 hommées, ou 160 verges id. 50.724
Septier de 4 quartels, ou 80 verges, à 22 pieds de 11 pouces. . . 34.311
Arpent de 100 verges id. 42.914
— de 100 verges, à 22 pieds 51.072

Canton de Verzy.

Boisseau de 6 verges 2/3, à 17 pieds 4 pouces. 2.113
Quartel de 26 2/3 id. 8.452
Arpent de 106 2/3 id. 33.816
— de 100 verges, à 22 pieds 51.072

Canton de Beaumont.

Septier de 16 boisseaux, ou 106 verges 2/3, à 20 pieds de 10 p. 2/5. 33.826

Canton d'Auberive.

Septier de 16 boisseaux, ou 80 verges, à 20 pieds 2 pouces, le pied
de 11 pouces. 28.891
Hommée de 10 verges, à 10 pieds de 10 pouces 2/5. . . . . . 3.170
Journel de 160 id. 50.724

Cantons d'Ay et Épernay.

Arpent de 100 verges, à 20 pieds 3 pouces 43.271
Danrée de 12 et 1/2 id. 5.409
Journel de 112 et 1/2 id. 48.679
Fauchée de prés, de 75 id. 32.456

Canton de Louvois.

Arpent de 100 verges, à 24 pieds de 10 pouces 2/5 . . . . . . 45.652
— de 100 verges, à 20 pieds, 3 pouces. 43.271
— de 100 verges, à 20 pieds 42.208

Septier de 80 verges, à 20 pieds, 3 pouces . . . . ; 34.615

Cantons de *Châtillon*, *Haut-Villers*, *Dormans* et *Montmort*.

Arpent de 100 verges, à 20 pieds 42.203
— *id.* à 22 pieds 51.072

Canton de *Damery*.

Arpent, *id.* 51.072

Canton d'*Ablois*.

Arpent de 100 verges, à 20 pieds 3 pouces 43.271
— de 100 verges, à 20 pieds. 42.208
— de 100 verges, à 22 pieds 51.072
— de 100 verges, à 20 pieds 2 pouces. 42.914

Canton d'*Avize*.

Arpent de 8 danrées ou 106 verges 2/3, à 20 pieds. 45.021
Journel de 10 danrées ou 133 1/3 *id.* 56.285
Arpent de 106 verges 2/3, à 18 pieds 4 pouces 37.831
Journel de 133 1/3 *id.* 47.288
Arpent de 106 verges 2/3, à 20 pieds 3 pouces 46.110
Journel de 133 1/3 *id.* 57.691

Cantons de *Vitry-sur-Marne* et *Vitry-en-Perthois*.

Journel, *Arpent*, *Fauchée*, de 6 danrées ou 480 perches, à 10
pieds de 10 pouces 35.173

Canton de *Bassuet*.

Journel, *id.* 35.173
— de 7 danrées de 80 perches *id.* 41.035

Canton de *Helmaurupt*.

Journel de 300 perches, à 10 pieds. 31.656
— de 480 perches, à 100 pouces. 35.173

Canton de *Vanault-les-Dames*.

Journel de terre et *Fauchée* de prés, *id.* 35.173
— de 8 danrées ou 640 perches. 46.892
— de 7 danrées 41.035
Arpent de 100 perches à 22 pieds. 51.072

Canton de Charmont.

Arpent de 96 verges de 4 perches chaque, à 125 pouces. 43.901
— de 100 verges de 4 perches chaque, à 120 pouces. 42.028
— de 160 verges de 4 perches chaque, à 100 pouces. 46.911

Canton de Sermaise.

Journal et Fauchée de 80 verges à 24 pieds de 10 pouces. . . . 33.772
Arpent pour les vignes, de 100 verges id. 42.613
— pour les bois, de 120 id. 50.650
Journal de terres et vignes, de 480 perches à 100 pouces. . . . 35.173
Arpent de bois, de 500 id.. . . . . 36.639

Cantons d'Etrepy et Cloyes.

Journel et Fauchée, de 480 perches id. 35.173
Arpent de 100 perches, à 22 pieds. 51.072

Canton de Thieblemont.

Arpent de 600 perches, à 10 pieds de 10 pouces. 43.967

Canton de Hauteville.

Journel de 480 perches id. 35.173
— et Fauchée de 80 cordes, à 20 pieds. 33.767
Arpent de 100 cordes, id. 42.213

Canton de Giffaumont.

Journel et Fauchée de 480 perches à 100 pouces. 35.173
Arpent de 600 perches, id. 43.967

Canton de Saint-Remy-en-Bouzemont.

Journal de 6 danrées ou 480 perches à 22 pieds de 10 pouces. . 140.688

Canton de Saint-Ouen.

Danrée de 80 perches à 100 pouces 5.862

Canton de Lignon.

Journel de 6 danrées ou 480 perches à 100 pouces. 35.173
Arpent de 8 danrées ou 640 id. 46.899
— de bois de 100 perches à 22 pieds. 51.072
— de 100 cordes ou 576 perches à 100 pouces. 42.213

Canton de Soudé.

Journel de 9 danrées de 80 perches à 8 pieds 4 pouces. 52.761
— de 8 id. 46.899

Canton de Courdemange.

Journel de 6 danrées id. 35.173

Canton de Loizy.

Journel idem. 35.173
— de 9 danrées id. 52.761

Canton de Saint-Amand.

Arpent de 8 danrées de 180 perches à 100 pouces. 46.899

Cantons de Broys, Sezanne, Baye, Montmirail, Esternay, Courgivaux, Marcilly et Barbonne.

Arpent de 100 perches à 20 pieds. 42.208
— de 64 id. 27.013

Canton de Saint-Just et Anglure.

Arpent de 100 cordes à 20 pieds. 42.208
— de 640 perches ou carreaux à 8 pieds 2 pouces. 45.030

Cantons de Pleurs et Fère-Champenoise.

Arpent de 100 perches à 20 pieds. 42.208
— de 8 danrées de 80 perches à 8 pieds. 43.229
— de 8 danrées de 80 perches à 8 pieds 2 pouces. 45.030

DÉPARTEMENT DE LA HAUTE-MARNE.

MESURES DE LONGUEUR.   *Valeur en Mètres.*
Toise de 6 pieds, dite *de roi*. 1.949
Toise de bailliage de Chaumont, de 9 pieds de 11 pouces chacun. 2.6799

MESURES AGRAIRES.   *Valeur en Ares.*
Journal de terres et de vignes, et *Fauchée* de pré, à Saint-
    Dizier et arrondissement. . . . . ,
Journal de terre, à Vassy, et arrondissement. . . . . . .   } 33.766
Journal de terre, *Fauchée* de pré et *Journée* de vignes, à Join-
    ville et arrondissement, y compris Doulaincourt. . . .

Journal de terre et *Fanchée* de pré, à Montierender, et communes environnantes, Ambouville, Cerizières, Leschères, Bouzancourt et Cirey . . . . } 35.172

Journal de terre et *Fauchée* de pré, de Laneuville-au-Bois et Lezeville 18.319

Journal de terre et pré, de Vignory et arrondissement 34.475

— — de Chaumont, et arrondissement, y compris Oudincourt, Ormoy et Nogent . . . . }
Arpent de terres et prés, de Longchamp-les-Millières, Clefmont, Montigny, et arrondissement . . . . } 32.319

Journal de terre, de la Ferté-sur-Aube 26.374

— Du canton de Giey-sur-Aujou, de Langres, et arrondissement, y compris Recey . . . . }
Arpent de terres, prés et bois, à Choiseul, Prés-sous-la-Fauche, et arrondissements . . . . } 25.856

Journal de terre (autre), canton de Giey . . . . . . } 34.285
— de terres, prés et vignes, du Fay-Billot . . . . . . }

Journal de terre (autre), canton de Giey 42.208

Journal de terre, *Fauchée* de pré et *Journée* de vignes, à Bourbonne, Montsaugeon et Grancey 28.73

Arpent de bois communaux de Saint-Dizier, et arrondissement. }
— de prés et vignes, et *Journée* de vignes, de Vassy, et communes environnantes . . . . } 42.208

Arpent de terre, prés et bois communaux, à Bourmont, Brevannes, Huilliécourt, Petit, Sommecourt et arrondissements. . . . 21.369
— de 100 perches à 22 pieds par perche pour les bois nationaux, et autres non compris ici. 51.072

DÉPARTEMENT DE MAYENNE.

MESURES DE LONGUEUR.	Valeur en Mètres.
Toise de Paris.	1.94904
Pied idem.	0.32484
Perche, *Corde* ou *Chaine*, de 25 pieds.	8.12099
Perche de 22 pieds.	7.14647

MESURES AGRAIRES.	Valeur en Ares.
Arpent de 100 perches à 22 pieds par perche linéaire.	51.072

— de 100 perches, à 25 pieds par perche. 65.951

Journal de 100 perches à 20 pieds, à Couptrain, Prézenpail. . . 42.208

— de 80 perches à 25 pieds, Châteaugontier, Cosse, Fromentières, Laval, Soulge, Vaiges. 52.761

— de 80 perches à 24 pieds, à Bais, Gorron, Mayenne 48.562

— de 80 perches à 22 pieds, à Alexain, Ambrières, Ernée, Lassay, Villaines. 40.858

Hommée de pré de 60 perches à 25 pieds. 39.571

DÉPARTEMENT DE LA MEURTHE.

MESURES LINÉAIRES.	Valeur en Mètres.
La *Toise* de Lorraine.	2.8593
— dite de *France*.	1.9440
— de Vic.	2.7069
La *Verge* du pays Messin.	2.9777
L'*Aune* de Lorraine.	0.6395
— dite de Paris.	1.1820
— de Metz.	0.6767

MESURES AGRAIRES.	Valeur en Ares.
Le *Jour* ou *Arpent* de Lorraine, de 250 verges.	20.4385
— de Vic, de 320 verges.	23.449
— *Idem* de 240 pour les vignes.	16.587
— de Rechicourt, de 372 verges.	27.260
— du pays Messin, de 400 verges.	35.466
— de Toul, de 250 verges.	21.171
L'*Arpent* de 100 perches, à 22 pieds.	51.072

DÉPARTEMENT DE LA MEUSE.

MESURES DE LONGUEUR.	Valeur en Mètres.
Pied barrois de 10 pouces 10 lignes 6 points.	0.2944
Pied de Lorraine de 10 pouces 6 lignes 9 points.	0.285926
Pied de France.	0.324839

MESURES AGRAIRES.	Valeur en Ares.
Arpent ou *Journal* de 125 verges carrées.	42.74

Communes d'Abainville, Betheleville et Papond, Dainville-aux-Forges, Gondrecourt, Horville, Rosières-en-Blois, Touraille, Vouthon (Bas-).

— de 120 verges carrées. 32.41

Communes d'Abaucourt et Souppléville, Benoitevaux, Danne-
voux, Dieppe et Haraignes, Dombras et Dimbley, Écurey,
Esnes, Flabas, Fleury (quatrième arrondissement), Foa-
meix, Fromereville et Germonville, Fromezey et Broville,
Gincrey, Grimaucourt et Girouet, Haraumont, Haumont et
Ormont, Hautecourt, Lissey, Louvemont, Maucourt et Lé-
pina, Merles, Mogeville, Moirey, Montzeville, Morgemoulin,
Ornel, Peuvillers, Ranzières, Rigneville, Sivry-la-Perche,
Troyon et Palamey, Vaux, Vaux-les-Palameix, Villosnes,
Vitarville et Boémont.

— de 80 verges carrées. 26.16

Communes d'Ailly, Apremont et Brichaussart, Bannoncourt,
Bilée et Montmeuse, Brasseitte, Buxerulles, Buxières, Chail-
lon, Chauvoncourt, Dompcevrin et Chantraine, Fresnes-au-
Mont, Girauvoisin, Han-sur-Meuse, Heudicourt, Kœur-la-
Grande et la Petite et le Jard, Lacroix-sur-Meuse, Lionville,
Loupmon et la lieue, Maizey, Marbotte et la Commanderie,
Mérin, Monsecq, Paroches (les), Saint-Agnant, Saint-Ju-
lien, Saint-Mihiel et Pichaumeix, Sampigny, Savonnières-en-
Woëre, Senonville, Spada, Varneville, Varvinay, Woin-
ville et Vuinville.

— de 100 verges carrées. 36.77
Commune d'Aincreville.

— de 62 1/2 verges carrées. 21.37
Commune d'Amanty.

— de 80 verges carrées. 30.83
Communes d'Amblaincourt, Beauzée, Bulainville, Deuxnoux,
Issoncourt, Mondrecourt, Nubécourt, Rignaucourt, Serau-
court.

— de 120 verges carrées. 33.78
Communes d'Amply et Vassecourt, Ancemont, Aviller, Bassau-
court, Belleray et la Poudrerie, Belleville, Belrupt, Bethelin-
ville et Aucereville, Billy-sous-les-Côtes, Blauzée, Blercourt,
Bonzée, Bouquemont, Brabant-sur-Meuse, Braquis, Bras,
Breheville, Butgneville, Champlon, Champneuville, Charmy
et Villers, Chatteucourt, Combres, Crepion, Cumières, Dam-
loup, Deuxnouds et l'Étanche, Dieue et les Papeteries, Dom-

13

basle, Dommartin-la-Montagne, Dugny et Billemont, Épargnes (les), Fresnes-en-Woëre, Genicourt (*quatrième arrondissement*), Hannonville, Harville, Hatton-Chatelle, Hattonville, Haudainville, Haudiaumont, Hennemont, Jouy, Lahayemeix, Landrecourt, Lemmes, Lempire, Maizerey, Manheulles, Marchéville, Marre et Bamont, Mesnil, Monthairons (les), Mont et Meronvaux, Mouilly, Mouttainville-la-Basse, Nixéville, Rampont, Recourt et Ponthon, Riaville et Aulnoy, Ronvaux, Rupt-en-Woëre, Saint-Hilaire, Saint-Maurice-sous-les-Côtes, Saint-Remy, Samogneux, Saulx, Senoncourt et Montjouy, Sommedieue, Souhesmes (les), Thierville, Thillot, Tilly, Trésauvaux, Vacherauville, Vadelaincourt, Verdun et ses faubourgs, Vieville-sous-les-Côtes, Vigneulles-les-Hattonchat, Ville-en-Woëvre, Villers-sous-Bouchamp, Villers-sur-Meuse, Villers-sous-Pareid, Wadonville-en-Woëvre, Watronville, Woel et Brauville.

— de 80 verges carrées. 31.55

Communes d'Amel et Longeaux, Arraney, Bazeilles, Brieulés et Ville-aux-Bois, Chauvency-les-Forges, Chauvency-les-Montagnes, Clery (Petit-), Doulcon et Labrive, Dun, Flassigny, Fontaines, Han-devant-Pierpont, Haucourt (pour les terres), Iré-le-Sec, Juvigny (*troisième arrondissement*), Murveaux, Nantillois, Spincourt, Villecloye.

— de 100 verges carrées. 34.67

Communes d'Ancerville et Braux, Andernay, Bar-sur-Ornain et Marbot, Behonne, Belrain, Beurey, Brabant et Bellefontaine, Brillon, Bussy et Saint-Hoilde, Chardogne, Comble, Contrisson, Cousance, Cousancelles, Couvonges, Culey, Dammarie, Domremy-aux-Bois, Érise-la-Brûlée, Érise-la-Grande (pour les terres), Érise-Saint-Dizier, Fains, Femereville, Géry, Guerpont, Haironville, Laimont et Fontenois, Lavincourt, Lisle-en-Rigault, Loisey, Longeville et Beauregard, Louppy-le-Petit, Loxéville, Les Marats, Mesnil-sur-Saulx, Mogneville, Montplonne et le Chêne, Morley et Froslier, Mussey, Naives-devant-Bar, Neuville-sur-Orne, Rancourt, Remennecourt, Revigny et Vautrombois, Robert-Espagne, Rosne, Rozières-devant-Bar, Rumont, Rupt-devant-Saint-Mihiel, Rupt-sur-Saux, Saudrupt, Saulx-en-Barrois, Savonnières-devant-Bar, Savonnières-en-Pertois, Signeulle, Silmont, Stainville et Jo-

villers, Tannois, Tremont et Renesson, Troussey, Varney et
Rembercourt, Vassincourt, Vaux-la-Grande, Vavincourt,
Véel, Ville-devant-Belrain, Ville-sur-Saux, Villers-le-Sec,
Villotte-devant-Louppy, Villotte-devant-Saint-Mihiel.

— de 100 verges carrées. 38.09
Communes d'Aubréville et Courcelles (pour les terres), Autré-
court, Autréville, Auzeville (pour les terres), Beauclair, Bra-
bant-en-Argonne (pour les terres), Brandeville, Brocourt,
(pour les terres), Clermont et Vraincourt (pour les terres),
Froidos et Lavallée, Halles, Ippécourt, Mont, Montigny
(*troisième arrondissement*), Moulins, Neuvilly (pour les
terres), Parois (*idem*), Pouilly, Rarecourt et Salvange (pour
les terres), Recicourt et Verrière (*idem*), Saulmory, Villefranche, Villers-devant-Dun.

— de 80 verges carrées. 30.47
Communes d'Aubréville et Courcelles (pour les prés), Auzé-
ville (*idem*), Avaucour et Lacour, Rhetincourt, Brabant-en-
Argonne (pour les prés), Brocourt (*idem*), Clermont et
Vraincourt (*idem*), Gercourt et Drillancourt, Houdelan-
court, Jubecourt, Julvecourt et Arnacourt, Malancourt et
Haucourt, Neuvilly (pour les prés), Parois (*idem*), Raré-
court et Salvange (pour les prés), Rechicourt, Recicourt et
Verrière (pour les prés), Senon et Lemurnier, Souilly,
Thonne-les-Prés, Vigneul, Villers-sous-Cousances.

— de 100 verges carrées. 34.83
Communes d'Aulnois, Bazincourt, Dagonville, Gimécourt, Ju-
vigni (*premier arrondissement*), Labeycourt, Lavallée,
Lignières et Saint-Evres, Sommelonne, Triconville, Villers-
aux-Vents.

— de 100 verges carrées. 32.70
Communes d'Aulnois-sous-Vertuzey, Baudrémont, Bouconville,
Broussey-en-Woëvre, Courcelles-aux-Bois, Couverpuis, Gironville, Hevillers, Jouy-sous-les-Côtes, Lahayeville, Mé-
nil-aux-Bois, Nonsard, Rambucourt et Ressoncourt, Raule-
court, Richecourt, Saint-Benoît, Vertuzey, Xivray et Mar-
voisin.

— de 100 verges carrées. 32.32
Commune d'Anzecourt et Montier, Brauvillers, Noyers, Resson,
Sommeille, Tronville.

— de 80 verges carrées. 34.89
Communes d'Aviot et Breux.

— de 100 verges carrées. 42.21
Communes d'Azanne et les Roises, Bezonvaux, Billy-sous-Mau-
giennes, Chaumont-devant-Damvillers, Douaumont, Duzey,
Gremilly, Mangiennes, Marville, Nettancourt (pour les prés),
Ornes, Pillon et Chatillon, Soumazanes, Ville-devant-Chau-
mont.

— de 100 verges carrées. 39.44
Communes de Baalon, Brizeau et Aubercy, Bronenne et Giuvry,
Delut, Evres, Fleury (*premier arrondissement*), Foucaucau-
court, Inor et Sorry, Jametz, Landzecourt, Laneuville, Là-
voye, Louppy-Luzy, Martincourt, Mouzay et Charmois, Nep-
vant, Prez, Quincy et le Chaufour, Rupt, Saint-Laurent,
Sassey, Senard, Sommaine, Stenay, Triaucourt, Viseppe,
Waly.

— de 62.1/2 verges carrées. 19.81
Commune de Hadonvillers.

— de 80 verges carrées. 31.29
Communes de Bantheville et Balandre, Han-les-Juvigny, Liny-
devant-Dun, Lion-devant-Dun et Balay, Milly, Sorcy et Saint-
Martin (pour les terres).

— de 80 verges carrées. 33.77
Communes de Baudonvillers, Biencourt et le Bocart, Bouligny
et Amermont (pour les prés), Bure et Saint-Antoine, Dom-
remy-la-Canne, Écouviez, Gouraincourt, Loison, Maudres,
Montiers-sur-Saux, Montmédy et Fresnoy, Muzerey et Ram-
pon, Ollières, Ribeaucourt et le Bocart, Sorbey et Hautval,
Tillonbois, Vaudoncourt, Verneuil (Petit-).

— de 80 verges carrées. 28.37
Communes de Baulny (pour les terres), Boinville, La Cha-
lade (pour les prés), Nouillonpont et Hovecourt.

— de 100 verges carrées. 35.47
Communes de Baulny (pour les prés), Beaulieu et Courupt,
Beaumont, Lachalade, pour les terres, Lamouilly, Olizy.

— de 125 carrées. 40.40
Communes de Beaudignécourt, Delouze, Houdelaincourt.

— de 100 verges carrées. 34.79

Communes de Beaufort, Bovée, Boviolle, Chatillon-sur-les-Côtes, Cousances-aux-Bois, Génicourt, (*premier arrondissement*), Lachaussée, Lamarche-en-Woëvre, Levoncourt, Mauvages, Moranville, Ourches, Pagny-sur-Meuse, Reffroy, Reville, Saint-Jouare, Saint-Pierre-Villers, Sauvoy, Tréverey, Vacon, Vadonville, Villeloi, Void.

— de 84 verges carrées. 23.65

Commune de Beney.

— de 80 verges carrées. 34.61

Commune de Boncourt et Mandres, Pont-sur-Meuse.

— de 100 verges carrées. 27.01

Commune de Bonnet, pour les terres.

— de 125 verges carrées. 36.64

Commune de Bonnet, pour les prés.

— de 100 verges carrées. 32.16

Communes de Le Bouchon, Broussey-en-Blois, Chennevières, Ernecourt, Fouchères, Givrauval, Ligny, Longeaux, Marson, Maulan, Meligny-le-Petit, Menaucourt, Morlaincourt, Naivesenblois et Braux, Naix, Nançois-le-Grand, Nançois-le-Petit, Nant-le-Grand, Nant-le-Petit, Nautois, Oey, Saint-Amand, Salmagne, Vaux-la-Petite, Velaines, Villeroncourt.

— de 70 verges carrées. 24.82

Communes de Bouligny et Amermont (pour les terres).

— de 80 verges carrées. 30.21

Communes de Boureuilles, Le Claon (pour les prés), Courouvre, Futeau et Bellefontaine (pour les prés), Islettes (*idem*), le Neufour (*idem*).

— de 62.1/2 verges carrées. 20.82

Communes de Brixey-sur-Meuse, Burey-la-Côte, Cornieville et Rangeval, Goussaincourt, Maxey-sur-Vaise, Sauvigny et Traveron.

— de 62.1/2 verges carrées. 21.66

Communes de Burey-en-Vaux, Chalaines, Champougny, Charsey et Beaupré, Épiez, Gussainville et Saint-Maurice(pour les prés), Luméville, Montbras, Moutigny (*deuxième arrondissement*), Neuville-les-Vaucouleurs, Pagny-la-Blanche-Côte,

Rigny-la-Salle, Rigny-Saint-Martin, les Roises, Saint-Germain, Sepvigny, Taillancourt, Ugny, Vaucouleurs, Vaudeville.

— de 80 verges carrées. 27.74
Communes de Buzy et Aucourt, Chaumont-sur-Aire, Courcelles-sur-Aire, Darmont, Érise-la-Petite, Érise-la-Grande, (pour les prés), Étain, Gussainville et Saint-Maurice (pour les terres), Lahères, Nicey et Saint-Hilaire, Parfondrupt, Rouvres, Saint-Jean-les-Buzy, Warcq, Voimbey.

— de 80 verges carrées. 31.49
Communes de Carpentry, Cheppy, Montblainville, Varennes, Vauquois, Véry.

— de 72 verges carrées. 33.91
Commune de Chonville et Morville, Commercy et Breuille, Euville, Lérouville, Meligny-le-Grand, Menil-le-Horgne et Rieval, Saint-Aubin, Vignot, Ville-Issey.

— de 80 verges carrées. 29.42
Communes de Cierges, Neuville-en-Verdunois, Osches, Saint-André.

— de 100 verges carrées. 37.76
Communes Le Claon (pour les terres), Futeau et Bellefontaine (idem), Islettes (idem), Le Neufour (idem).

— de 80 verges carrées. 30.66
Commune de Cléry-le-Grand.

— de 100 verges. 33.32
Commune de Condé.

— de 120 verges carrées. 36.60
Communes de Consenvoye et Molleville.

— de 112.1/2 verges carrées. 36.78
Communes de Creue et Valanbois.

— de 80 idem. 32.65
Communes de Cuisy, Épinonville et Ecles-Sont, Éton, Gesnes, Montfaucon, Romagne-sous-les-Côtes, Septsarges, Thonnelles, Thonnelethil.

— de 80 idem.. . . . . 28.90
Commune de Cunel.

— de 80 *idem*. 33.21
Communes de Damvillers et Murvaux, Estraye, Gibercy et
    Imbassey, Wavrille.

— de 125 *idem*. 39.73
Communes de Domenge-aux-eaux et Gerauvillers.

— de 120 *idem*. 39.24
Communes de Dompierre-aux-Bois, Lamorville, Lavignéville,
    Rouvrois, Seuzey.

— de 120 *idem*. 42.55
Commune de Doncourt-aux-Templiers.

— de 120 *idem*. 33.41
Communes d'Eix et Bourvaux.

— de 120 *idem*. 45.71
Commune de Forges.

— de 80 verges carrées. 27.35
Communes de Grimaucourt et Haumont.

— de 80 verges carrées. 22.52
Communes d'Hadonville-sous-la-Chaussée et Jonville.

— de 100 verges carrées. 41.94
Commune d'Hargeville.

— de 50 *idem* pour les prés. 19.72
Commune de Hautcourt.

— de 100 verges carrées. 32.94
Communes de Helppes et Flabas.

— de 120 pour les prés. 18.24
Commune d'Henuemont.

— de 120 verges carrées pour les prés. 18.24
Commune d'Herbeuville.

— de 80 verges carrées. 17.45
Commune de Labeuville.

— de 100 *idem* pour les vignes. 49.91
Commune de Laheycourt.

— de 75 *idem* pour les terres. 27.33
Commune la Neuville-au-Rupt.

— de 100 *idem* pour les prés. 36.44
Commune de la Neuville-au-Rupt.

— de 75 pour les terres. 21.11
Communes de Latour-en-Woëvre, Pareid, Pintheville.

— *Idem.* 11.40
Communes de Latour-en-Woëvre, Pareid, Pintheville.

— de 100 *idem.* 32.83
Communes de Louppy-le-Grand et l'Ile-devant-Louppy.

— de 64 verges carrées pour les prés. 26.84
Commune de Longchamp.

— de 72 *idem.* 35.39
Commune de Malaumont.

— de 100 *idem.* 31.70
Commune de Moullainville-la-Haute.

— de 120 *idem.* 26.17
Commune de Moulotte.

— de 90 pour les terres. 38.01
Communes de Nettancourt et Ville-les-Mangiennes.

— de 64 *idem.* 31.95
Commune de Pierrefitte.

— de 100 *idem.* 33.56
Commune de Rembercourt-aux-Pots.

— de 100 *idem.* 33.94
Commune de Rembluzin.

— de 90 *idem.* 35.49
Commune de Remoiville.

— de 100 *idem.* 40.81
Commune de Romagne.

— de 63 *idem.* 32.17
Commune de Rouvrois-sur-Ottain.

— de 120 *idem.* 24.81
Commune de Sivry-sur-Meuse.

— de 100 *id* pour les prés. 39.10
Communes de Sorcy et Saint-Martin.

— de 80 *idem*. 34.33
  Commune de Thonne-la-Long.

— de 100 *idem*. 38.54
  Commune de Vaubecourt.

— de 80 *idem*. . !. 32.09
  Commune de Verneuil-le-Grand.

— de 120 *idem*. 18.35
  Commune de Ville-en-Woëvre.

— de 62 1/2. . . . . 18.32
  Commune de Vouthon (Haut-).

Nota. On n'a point énoncé dans cette table la longueur de la
verge linéaire, qui est l'élément de ces diverses mesures; mais
si l'on a besoin de la connaître, on la trouvera facilement en
divisant le nombre qui exprime le rapport par celui des verges,
et en tirant la racine carrée du quotient. Soit par exemple l'arpent ou journal de la commune de Pierrefitte, qui est de
64 verges carrées, et dont la valeur est ici portée en *ares*, à
31.95 ou *mètres* carrés 3195, divisez 3195 par 64, vous aurez
pour quotient 49.92, dont la racine carrée 7.06 sera en mètres
la longueur de la verge linéaire.

DÉPARTEMENT DE LA MEUSE INFÉRIEURE.

MESURES DE LONGUEUR.	*Valeur en Mètres.*
Pied de Saint-Lambert.	0.2918
— de Saint-Hubert.	0.2947
— de Maestricht.	0.2799
— de Gueldre.	0.2879
— de Ruremonde.	0.2830

MESURES AGRAIRES.	*Valeur en Ares.*

Le *Bonnier* de 20 grandes verges, ou 400 petites, à 16 pieds de
  Saint-Lambert 87.188
    Communes de Beeringen, Beeverloo, Coursel, Heusden, Oostham,
      Paal, Quaat-Mechelen, Tessenderloo, Zolder, Curange, Has-
      selt, Herck-Saint-Lambert, Wimmertingen, Zonhoven,
      Kermpt, Spalbeck, Schuulen, Stevoort, Berlingen, Brouck-
      hem, Cuttecoven, Fologne, Gossoncourt, Gothem, Hers

(Neer), Hers (Op), Hendricken, Herten , Horpmael , Houp-
pertingen, Jesseren, Jamine (petit), Kerniel, Looz , Mar-
linne , Membruggen , Mettecoven , Roclenge , Rickel , Voort,
Wellem , Werm , Helchteren , Houtalen , Aelst , Borloo,
Bouckout, Buvingen, Corswarem , Cortbis , Cosen, Engels-
manshoven , Fresin , Gelinden , Gingelhom , Gorsum , Goyer,
Halmael , Jamine - Grand , Kerkhom , Mileu , Montenaken ,
Muysen , Niel , Nieuwerkerke ; Ordingen , Saint-Trond , Wel-
lem (canton de Saint-Trond), Zepperen , Bilsen (cour exté-
rieure), Eygenbilsen , Gellick , Ghenck , Martinslinde , Mun-
sterbilsen , Spauven (Klyne), Sustendael , Mheer , Noorbeek,
Wittem , Wylre , Bassange , Eben-Emael (haute-cour), Fall ,
Lanaye , Roclenge , Rosmeer , Cadier , Oost , Asch , Haeren
(Neer), Lanclaer , Meeswick , Niel , Stockheim , Hex , Otrange,
Bommershoven , Elderen (s'heeren), Elderen (genoelz), Hae-
ren , Herstappe , Mall , Dilsen , Eclen , Hoven (op), Maeseyck,
Oeteren (neer), Oeteren (op).

— de 20 grandes verges, ou 400 petites verges carrées, à 15 pieds
   7 pouces et 1/2 de Saint-Lambert. 84.485
Communes de Diepenbeck , Goors - et - op - Leeauw , Rommershoven , Saint-Pierre-et-Meer , Bevers , Bilsen , Bilsen (cour ex-
térieure), Hoesselt, Spauwen (groote), Émael (bassecour),
Sichen-Sussen et Bolré , Heughem , Gellabeek (Neer), Gellabeek (Op), Grimby (Op), Vucht , Tongres , Henis , Berg-
Ketsingen , Bloer ; Orée , Pirange , Mulken , Widoye , Lowaige ,
Millen , Freren , Heur-Letrixhe , Repen (Neer).

— de 20 grandes verges, ou 400 petites, à 20 pieds de St.-Lambert. 136.232
Communes de Donck , Haalen , Herck , Linkhout , Lummen ,
Meldert , Weyer , Zeelhem , Les Bruyères-de-Schuulen , Bro-
gel (groote), Brogel (kleyne), Exel , Hechtel , Peer , Vech-
mael , Achel , Cautille , Hamont , Lille-Saint-Hubert , Luyks-
Gestel , Pelt (neer), Pelt (over).

— id. à 15 pieds 5 pouces de Saint-Lambert. 81.824
Communes de Beerbruck , Cortessem , Canne , Breust et Rickholt,
Gronsveld , Herderen vers l'Ouest.

— id. à 16 pieds 2 pouces de Saint-Lambert. 89.382
Communes de Guyckhoven , Reimps , Herderen vers l'Est.

— *id.* à 15 pieds 8 pouces 3/4 de Saint-Lambert. 85.831
Communes de Alken, Wonck.

— *id.* à 15 pieds 6 pouces *id.* 82.884
. Communes de Looz-(Grand), Ulbeek, Wintershoven, Vlytin-
gen et Laeffelt, Vroenhove, Eysden et Houtem, Heer et Keer,
Lanaken, Daelgrimby, Mechelen, Sluze, Nederheim, Russon,
Coninxheim, Ittervoort, Kessenich, Rothem, Thorn.

— *id.* à 15 pieds 6 pouces et 1/2, *id.* 83.415
Commune de Vliermael.

— *id.* à 15 pieds 5 pouces et 1/2, *id.* 82.353
Communes de Hern-Saint-Hubert, Schalkhoven.

— *id.* de 17 pieds 7 pouces et 1/2 de Saint-Lambert. 107.304
Commune de Cortessem.

— de 20 grandes verges, ou 400 petites 108.986
Communes de Binderveld, Duras, Runkelen, Wilderen.

— *idem.* 82.829
Commune de Brusthem.

— *idem.* 82.801
Communes de Fauquemont-Vieux, Schin-sur-Geulle, Slenaken,
Strucht, Climmen, Heerlen, Nieuwenhagen, Schaesberg,
Voerendal, Amby, Beek, Bemelen, Berg, Borghaeren, Bunde,
Fauquemont, Geule, Houtem, Hulsberg, Itteren, Meersen,
Sehimert, Ulestraten, Amstenraede, Bingelsraede, Brunssum,
Geleen, Hoensbroeck, Jabeek, Merkelbeek, Nuth, Oirsbeek,
Schinnen, Schinveld, Spaubeek, Vaasraede, Vynaudsraede.

— *idem.* 82.084
Communes de Galoppe, Margeraeten, Vaels.

— *idem.* 80.214
Communes de Maestricht (sud) (et nord), Campagne de Wic,
ci-devant du ressort de Maestricht.

— de 15 pieds de Saint-Lambert 76.630
Commune de Mesch.

— *id.* de 15 pieds 3 pouces et 1/2, *id.* 80.248
Communes de Boorsheim, Eysden, Leuth, Reckheim, Uyck-
hoven, Weseth.

— de 20 grandes verges, ou 400 petites 80.390
Communes d'Esloo, Stein.

— *id.* à 15 pieds 9 pouces de Saint-Lambert 86.102
Commune de Repen (over).

Arpent de 150 verges carrées 30.781
Communes d'Alsdorff, Bocholz, Eygelshoven, Kerkraede, Merstein, Rimbourg, Roerdorff, Rolduc, Simpelveld, Ubag-over-Worms, Ubag-Paroisse, Weltz.

Bonnier de 20 grandes ou 400 petites verges carrées 84.890
Communes d'Echt, Nieuwestad, Obbigt, Papenhoven, Posterholt, Roosteren, Stevensweert, Ohè et Laak, Baexem, Heithuysen, Meyel, Roggel, Stamproy, Weert, Weert (neder).

Bonnier de 26 arpents et 2/3, à 150 petites verges, ou de 400 petites verges carrées 82.185
Communes d'Elmpt, Nedercruchten, Wegberg.

— de 9 arpents, ou 450 verges 95.490
Communes de Ruremonde, Beesel, Belfeld, Venloo.

Nota. Il y a quelques communes du canton de Ruremonde, sur la rive gauche de la Meuse, où le bonnier n'a que 400 verges.

DÉPARTEMENT DU MONT-BLANC.

MESURES DE LONGUEUR.	*Valeur en Mètres.*
Le *Pied de chambre*	0.3394
Le *Pied Lipran*	0.5138
Le *Pied d'Aussois*	0.3299
La *Toise* de 8 pieds de chambre	2.715
— de 7 pieds et 1/2 *idem*	2.765
— de 6 pieds *idem*	2.052
Le *Trabuc*, de 6 pieds Liprans	3.083

MESURES AGRAIRES.	*Valeur en Arcs.*
Le *Journal* de Savoie, de 400 toises carrées de chambre	29.484
— de Piémont, de 400 trabucs carrés	38.061
— d'Aussois, de 960 toises carrées de 5 pieds et 1/2 de côté, en usage dans la seule commune d'Aussois	31.622

Nota. Les articles relatifs au pied et au journal d'Aussois, m'ont été communiquées par M. PILLET.

DÉPARTEMENT DE MONTENOTTE.

MESURES AGRAIRES.	*Valeur en Ares.*
Stajo de 28 tables, à 12 pieds, cantons d'Arqui, Incisa, Visone, et communes de Mérana, Castelletto-d'Erro, Malvicino, Pareto, Montaldeo, Montechioro, Ponti et Piana.	10.120
Moggia de 8 staja *idem*, canton de Nizza, et comm. de Carpenetto.	34.698
— *idem*, communes d'Alice, Monastero, Montabone, Montaldo, Carpeneto, Ricaldone, Terzo et Trisobio	36.489
Stajo de 12 tables de Piémont, au canton Saint-Étienne-Belbo. .	4.561
Moggia de 4 staja, à 24 tables de Piémont, commune de Morsasco.	36.489
Journée de Piémont de 100 tables, à 4 trabucs, à Bisio, Casaleggio, Calamandrona, Lerma, Castelletto-d'Orba, Francavilla, Saint-Étienne, Saint-Christophe, Saint-George, Tassarolo, Vesime.	38.010
Stajo de 24 tables, à Castelletto-d'Orba et Tagliolo	8.183
— de 12 tables, à Castelnuovo-Bormida	4.159
— *id.* à Orsara	4.373
— *id.* à Rivalta	4.054
— *id.* à Strevi	3.973
— de 24 tables d'Acqui, dans les communes de Cagna, Dego, Mioglia, Spigno, Serole et Roccagrimalda	8.675
Journée de 100 tables, à 4 trabucs carrés, aux cantons de Ceva, Dogliani, Ormea, Garescio, Murazzano, Millesimo, Saliceto.	38.010
Minata de 2500 goe car., à Nasino	13.804
Staro de 25 tables de Piémont, à Millesimo et Garessio	9.502
Journée de 1600 pas car., communes d'Andora et Stellanello . .	8.834
Minata de 2500 goe car., au canton d'Albenga.	13.804
Stajo de 25 passetti car., commune de Pietra	3.460
— de 25920 palmes carrés, commune de Loano.	15.942
Journée de Piémont de 100 lattes ou perches, à Cairo et Balestrino.	38.010

DÉPARTEMENT DU MONT-TERRIBLE.

MESURES DE LONGUEUR.	*Valeur en Mètres.*
Le *Pied* de Porentruy, Delemont, Rheinach et Moutiers. . . .	0.3248
La *Toise idem*	1.9490
La *Perche* de Porentruy, Moutiers et Delemont	3.248
Le *Pied* de Courtelary.	0.2978
La *Toise idem*.	1.7866

La *Perche idem*	4.7636
Le *Pied* de Bienne	0.2923
— de Neuveville	0.2931
La *Toise* de Montbéliard	2.8934
La *Perche* de Rheinach	7.1465

MESURES AGRAIRES.	*Valeur en Ares.*
Journal de terre et *Fauchée* de pré de Porentruy, Delémont et Lauffon	31.656
L'*Arpent* de Montbéliard	8.683
— de Rheinach	51.072
Journal de Courtelary	1.815
Fauchée de pré, *id.*	3.631
Ouvrée de vignes, de Bienne.	4.263
Chaîne de Moutiers	1.055
La *Pose* de Neuveville	34.400
Fauchée de prés, *id.*	68.799
Ouvrée de vignes, *id.*	4.300

DÉPARTEMENT DU MONT-TONNERRE.

MESURES DE LONGUEUR.	*Valeur en Mètre.*
Pied dit *des Ouvriers*, à Mayence	0.2915
Perche des arpenteurs, *id.*	4.6
Pied forestier, à Alzey.	0.2921
Pied d'Annweiler.	0.4471
Pied d'arpentage, à Bingen	0.2931
Pied de Bolanden	0.2741
— de Durckheim	0.3051
— de Gauersheim	0.4842
— de Gauodernheim	0.2801
— de Grosnittesheim	0.2651
— Rhénan, *ibidem*.	0.2851
— de Grunstadt.	0.2871
— *d'arpentage* de Illbersheim	0.2721
Pied dit *de Manheim*, à Kaiserlautern	0.2783
— de Kircheim-Boland	0.2901
— de Kriegfeld	0.2821
— de Lambsheim.	0.4882
— de Landstuhl.	0.3401

— *agraire* de Neuhornbach 0.2781
— dit *de Nuremberg*, à Neustadt 0.3041
— dit *ordinaire*, *ibidem* 0.2771
— (*grand*), à Obermoschel 0.4487
— *ordinaire*, à Oppenheim 0.2861
— dit *de Nuremberg*, *ibidem* 0.3056
— (*grand*), à Oberndorf. 0.4872
— de Spire 0.2889
— de Stetten 0.2889
— *Rhénan*, à Worms 0.2781

MESURES AGRAIRES.   *Valeur en Ares.*

Perches carrées de Mayence (100) 21.160
Arpent d'Alzey 35.504
— de 160 verges, à Bingen. 35.187
— de 160 verges, à Deux-Ponts, Frankenthal et Kaiserlautern . . 38.128
— de 128 verges, à Édenkoben et Pirmazenz 38.899
— *ordinaire*, de 140 perches, à Kircheim-Boland 30.161
— *forestier*, de 160 perches, *ibidem*. 34.470
— de 160 perches, à Neustadt 17.686
— de 160 verges, à Obermoschel 43.439
— de 160 verges, à Oppenheim 38.253
— de 160 verges, à Spire. 34.185
— de 120 verges, à Worms 28.596

Nota. Ces mesures sont usitées non seulement dans les communes portées à
chaque article de cette table, mais encore dans les communes environnantes.

DÉPARTEMENT DU MORBIHAN.

MESURES DE LONGUEUR.   *Valeur en Mètres.*

L'*Aune*, la *Toise*, le *Pied* de Paris. Voyez le département de la Seine.
Brasse de 5 pieds. 1.6242
Gaule ou *Toise rurale*, de 8 pieds 2.5987
Perche des forêts, de 22 pieds 7.1465
Chaîne d'arpenteur, de 24 pieds 7.7962

MESURES AGRAIRES.   *Valeur en Ares.*

La *Perche* de 22 pieds de côté 0.5107
La *Corde* de 24 id. 0.6078

La *Gaule* ou *Verge* de 8 *id.* 0.0653
Le *Seillon* de 12 verges ou gaules 0.8104
Le *Port* de 40 gaules 2.7013
Le *Cinquante* de 5 cordes 3.039
Le *Journal* de 80 cordes, 16 cinquante ou 60 seillons 48.624
Le *Journal* de 12 ports 32.414
Le *Journé*, ou *petit Journal*, de 60 cordes. 36.468
L'*Arpent* de 100 perches, à 22 pieds. 51.072

DÉPARTEMENT DE LA MOSELLE.

MESURES DE LONGUEUR.   *Valeur en Mètres.*

Pied de Paris, dit *de roi* 0.3248
Pied Messin 0.2823
— de Lorraine, égal à 10 pouces 6 lignes 3/4 du pied de Paris. . 0.2859
Pied d'Évêché, égal à 10 pouces du pied de Paris 0.2707
Toise de Paris 1.9490
— de Lorraine, de 6 pieds de Lorraine 1.7156
— *id.*, de 10 pieds, *id.* 2.8592

MESURES AGRAIRES.   *Valeur et Ares.*

Cantons de Metz, *Antilly*, *Ars-Laquenexy*, *Augny*, *Gosse*,
  Lorry-les-Metz, *Maiseroy*, *Rozerieulle et Valières.*

Le *Journal* ou *Arpent* Messin, de 400 verges, à 9 pieds 2 pouces
 par verge linéaire 35.467
Mouée pour les vignes, de 50 verges, *id.* 4.433

Canton d'Aumetz.

Le *Jour* pour les terres, de 400 verges, à 9 pieds 34.188
— de 160 verges, à 14 pieds 8 pouces 36.319
— de 400 verges, à 8 pieds 10 pouces 32.934
— de 320 verges, à 10 pieds. 33.766
— de 300 verges, à 10 pieds 9 pouces 36.582
— de 320 verges, à 8 pieds 10 pouces. 26.347
— de 320 verges, à 10 pieds 4 pouces. 36.055
— de 320 verges, à 10 pieds 2 pouces 34.900
— de 400 verges, à 10 pieds 4 pouces 45.069
Arpent pour les bois, de 250 verges, à 8 pieds 10 pouces . . 26.583

Canton de Becking.

Le *Jour* de 250 verges, à 10 pieds. 26.380

Canton de Betting.

Le *Jour* de 128 verges, à 13 pieds 9 pouces 25.536

Canton de Bistroff.

Journal de 250 verges, à 10 pieds. 26.380
Fauchée de pré, de 150 *id.* 15.828

Cantons de Bitche et Breidenbach.

Jour de Lorraine, de 250 verges, à 10 pieds de Lorraine . . . 20.438

Canton de Boulay.

Jour ou *Arpent de Lorraine*, *id.* 20.438
— de 400 verges, à 10 pieds 42.209
— de 750 verges, à 10 pieds de Lorraine 61.315
— de 205 verges, *id.* 16.760
Fauchée ou *Char* pour les prés, de 187 *id.* 15.288
— de 188 *id.* 15.370

Canton de Bouzonville.

Jour pour les terres, de 250 verges, à 10 pieds 4 pouces . . . 28.168
Fauchée de prés, de 180 *id.* 20.282

Canton de Breidenbach.

Verge pour les champs et jardins, de 10 pieds 0.10546

Canton de Bricy.

Arpent de Lorraine pour les bois, de 250 verges, à 10 pieds de
Lorraine 20.438
Jour de terre et *Fauchée* de prés, de 320 verges, *id.* 26.161

Canton de Cattenon.

Arpent de France, de 100 perches à 22 pieds. 51.072
Journal de 160 perches à 15 pieds 9 pouces. 41.881
Mouée pour les vignes, de 20 pieds *id.* 5.235

Canton de Charency.

Le *Jour* de 320 verges à 9 pieds 8 pouces. 31.553

Canton de Circourt.

Le *Jour* de 320 verges à 11 pieds de Lorraine. 31.656

Canton de Conflans.

Le *Jour* pour les terres, de 320 verges de Lorraine. 26.161
La *Fauchée* de 200 verges *id*. 16.351
— de 220 *id*. 17.986
— de 225 *id*. 18.395

Canton de Faulquemont.

Journal de 250 verges à 10 pieds de Lorraine. 20.438
Fauchée de prés de 187 *id*. 15.288

Canton de Florange.

Journal de Saint-Lambert, de 160 verges à 15 pieds 9 pouces. . 41.886

Canton de Forbach.

Jour pour les terres, ou *Arpent* pour les bois, de 250 verges à 10
    pieds de Lorraine. 20.438
Fauchée pour les prés, de 187.1/2 *id*. 15.329

Canton de Freymacker.

Arpent de 160 verges à 15 pieds 9 pouces. 41.881
Le *Jour* de 120 *id*. 31.411
— de 140 *id*. 36.646

Canton de Goin.

Jour de 400 verges messines, à 9 pieds 2 pouces. 35.467

Canton de Gorze. Voyez Canton de Metz.

Hommée pour les vignes, de 18 perches à 9 pieds 2 pouces. . . 1.596

Canton de Hellimer.

Toise carrée de 9 pieds 4 pouces de côté. 0.09186

Jour de 250 verges à 10 pieds de Lorraine. 20.438
Fauchée de prés de 188 *id*. 15.370

Canton de Herny.

Verge ou *Toise* carrée, mesure d'Évêché, de 10 pieds d'Évêché. . 0.07324
Jour. de 250 verges à 10 pieds de Lorraine. 20.438

Canton de Herstroff.

Jour de 250 verges à 10 pieds. 26.367

Canton de Inglange.

Journal de 120 verges à 17 pieds 6 pouces. 38.778
— de 250 verges à 11 pieds 11 pouces. 22.167
— de 160 verges à 16 pieds de Saint-Lambert. 37.099

Canton de Limberg.

Verge pour les champs et jardins, de 10 pieds. 0.10546
Jour de Lorraine, pour les terres, de 250 verges de Lorraine. . . 20.438

Canton de Longuion.

Le *Jour* de 320 verges à 9 pieds 8 pouces. 31.533
— de 400 verges *id*. 39.441

Canton de Luttange.

Jour pour les terres, de 400 verges à 9 pieds 2 pouces, ... 35.467
— pour les bois, de 400 verges à 10 pieds. 42.208
Journal de 250 *id*. 26.380
Jour de 290 *id*. 30.601
— de 300 verges à 9 pieds 2 pouces. 26.600
— de 400 verges à 9 pieds 6 pouces. 38.093
— de 140 verges à 15 pieds. 33.239
— de 160 chaînes à 16 pieds 2 pouces. 44.126
— de 160 verges à 15 pieds 9 pouces. 41.881

Canton de Longwy.

Jour pour les terres, de 360 perches à 9 pieds 10 pouces. . . . 36.732
Fauchée pour les prés, de 180 *id*. 18.366

14..

Canton de Mars-la-Tour.

Jour de 400 verges à 9 pieds 2 pouces. 35.467
Jour de Lorraine, de 250 verges à 10 pieds de Lorraine. 20.438

Canton de Morange.

Jour de 250 verges id. 20.438
Fauchée de prés, de 187 1/2 id. 15.329
— de 148 id. 12.100
— de 124 id. 10.137

Canton de Norroy-le-Sec.

Arpent de Lorraine pour les bois. 20.438
Jour de terre et Fauchée de prés de 320 id. 26.161

Canton d'Atranges.

Jour de 320 verges à 9 pieds 2 pouces. 28.373

Canton de Puttelange.

Jour de 250 verges de Heildelberg, à 10 pieds de 10 pouces 10
lignes. 21.500
Fauchée de prés, de 188 verges id. 16.168

Canton de Remilly.

Verge carrée à 9 pieds 2 pouces. 0.08866

Canton de Rodemach.

Journal de 160 verges de Saint-Lambert, à 15 pieds 9 pouces. . 41.881

Canton de Rombas.

Jour pour les terres, de 320 verges à 9 pieds 9 lignes. 27.389
Arpent pour les bois, de 250 id. 21.398
Fauchée pour les prés, de 240 id. 20.542
Mouée pour les vignes, de 40 id. 3.424

Canton de Rorbach.

Verge pour les champs et les jardins, de 10 pieds. 0.10547
Jour de Lorraine, de 250 verges à 10 pieds de Lorraine. 20.438

Canton de Saint-Avold.

Idem. 20.438

Fauchée pour les prés. 15.714

Canton de Sancy.

Arpent de 400 verges à 10 pieds. 42.208
Fauchée de prés, de 240 *id.* 25.326
Arpent de 320 *id.* 33.767
Arpent et *Fauchée* de prés, de 396. . . . . 41.786

Canton de Saralbe.

Jour de Lorraine. 20.438
Fauchée de prés, de 187 1/2. . . . . 15.329
Journal d'Évêché, de 320 verges à 10 pieds d'Évêché. . . . 23.459
Fauchée pour les prés, de 240 *id.* 17.587

Canton de Sarguemines.

Arpent de Lorraine. 20.438

Canton de Sare-Libre.

Jour de 250 verges à 10 pieds. 26.380

Canton de Sierck.

Jour de 250 verges, à 10 pieds lorrains. 20.438

Canton de Solgne.

Jour de 400 verges à 9 pieds 2 pouces. 35.467
— et *Fauchée* de 275 verges à 9 pieds 4 lignes. . . . 23.650
— de 320 à 8 pieds 2 pouces. 22.520

Canton de Thionville.

Journal de 160 verges à 15 pieds 9 pouces. 41.881
Arpent forestier. 51.072

Canton de Tholay.

Jour de 128 verges à 10 pieds de 16 pouces 6 lignes. . . . 25.536

Cantons de Tunstroff et Uberhern.

Jour de 250 verges à 10 pieds. 26.380

Canton de Valdeloy.

Arpent lorrain. 20.438

Journal de terre et *Fauchée* de pré, de 320 verges à 10 pieds de
     10 pouces 6 lignes 3/4 . . . . 26.161

Canton de Valtevisse.

Jour de 250 verges à 10 pieds 26.380

Canton de Varise.

Jour de terre de 250 verges à 9 pieds 2 pouces 22.167
Jour et *Fauchée* de 400 verges *id.* 35.467

Canton de Villers-la-Montagne.

Jour de 320 verges à 10 pieds de Bar 23.373
— de 400 *id.* 35.467

Canton de Vitry.

Jour de 400 verges à 10 pieds de 10 pouces 6 lignes 3/4, ou à 8 pieds
     9 pouces 7 lignes 1/2 de Paris 32.702
— de 320 verges *id.* 26.162
— de 160 de Saint-Lambert, à 15 pieds 9 pouces 41.881

Canton de Valmunsier;

Verge de 10 pieds 0.10547
Jour de Lorraine 20.438

Canton de Vry.

Jour de Metz, de 400 verges à 9 pieds 2 pouces 35.467
— de 250 *id.* 22.167

DÉPARTEMENT DES DEUX-NÈTHES.

MESURES DE LONGUEUR.	*Valeur en Mètres.*
Le *Pied* d'Anvers	0.2868
— de Malines	0.2780
— d'Herenthals	0.2874
— dit *de Bruxelles*	0.2258
— agraire de Gand	0.2753

MESURES AGRAIRES.	*Valeur en Ares.*
Le *Bonnier* d'Anvers, de 400 verges carrées, à 20 pieds d'Anvers.	131.697

     Aux cantons d'Arendonck, Brecht, Poppel, Ravels, Weelde,

Wilrick, Contigh, Lierre, Rethy, Deschel, Santhoven, Turn-hout.

— de Duffel, de 400 verges carrées, à 15 pieds et 1/2 de Malines. . 105.802

— d'Herentals, de 400 verges car., à 20 pieds d'Herentals . . . 132.186
Aux cantons de Westerloo, Moll, Gheel.

— d'Hoogstaeten, de 400 verg. car., à 16 pieds d'Anvers . . . 84.228

— de Malines, 400 verg. car., à 20 pieds de Malines 123.654
Au canton d'Heist-op-den-Berg, partie de l'arrondissement de
Duffel, dite *Perroys*.

— de Puers, 400 verg. car., à 20 pieds 1/3 de Bruxelles. . . . 125.757
Aux cantons d'Oppuers, Lippeloo, Liezelle.

— ancien, de 800 verg. car., à 14 pieds agraires de Gand . . . 118.839

— nouveau, de 900 *id*. 133.694
L'un et l'autre aux cantons de Puers, Saint-Amand, Bornhem,
Mariekerke, Weerot, Hingene, Haesdonck.

— de Santvliet, 900 verg. car., à 13 pieds 1/3 d'Anvers 131.607

DÉPARTEMENT DE LA NIÈVRE.

MESURES DE LONGUEUR.	*Valeur en Mètres.*
Aune, *Toise* et *Pied*. Voyez le département de la Seine.	
Perche de 18 pieds.	5.847
— de 20 *id*.	6.497
— de 22 *id*.	7.146
— de 24 *id*.	7.796

MESURES AGRAIRES.	*Valeur en Ares.*
Arpent de 100 perches, à 18 pieds.	34.189
— de 100 perches, à 20 pieds	42.208
— de 100 perches, à 22 pieds	51.072
— de 100 perches, à 24 pieds	60.780
Oeuvrée de vignes, de 10 perches, à 18 pieds.	3.419
— de 12 *id*.	4.274
— de 6 1/4, à 20 pieds	2.638
— de 9 1/4 *id*.	3.846
— de 10 *id*.	4.221
— de 6 perches, à 22 pieds	3.064

— de 6 1/4 *id.* 3.192
— de 6 1/2 *id.* 3.220
— de 8 1/3 *id.* 4.256
— de 9 *id.* 4.597
— de 10 *id.* 5.107
— de 12 1/2 *id.* 6.384
— de 13 1/3 *id.* 6.809
— de 16 3/4 *id.* 8.555
— de 8 perches, à 24 pieds 4.862
— de 10 *id.* 6.078
— de 12 1/3 *id.* 7.498

DÉPARTEMENT DU NORD.

MESURES DE LONGUEUR.	*Valeur en Mètres.*
Verge de Bergues.	3.831
— de Casset et Steenworde.	5.942
— de Dunkerque	3.825
— de Hazebruck	5.952
— de Lille.	2.984

MESURES AGRAIRES.	*Valeur en Ares.*
Le *Bonnier* de Machiennes, 1600 verges carrées	141.893
— d'Étaire et Merville	141.22
— de Mortagne, 400 verges carrées	128.735
— de Nord Libre, 400 verges	121.410
— Orchies, 1600 verges.	153.861
— Saint-Amand, 400 verges.	122.060
Huitelée de Anfroyprez, Bellignies, Bermeries et Gussignies, 100 verges carrées	29.700
— Audignies Bavay, Breaugies, Buvignies, Mecquignies et Obies, 88 8/9 verges	30.95
— Betrechies et Flamangries, de 80 verges carrées	23.775
— Honhergies, Lonvignies et Taisnières, 96 verges	28.509
— Houdain, 96 verges.	28.709
— Saint-Vast, 96 verges	33.432
Journel. Avesnes, 144 verges carrées	47.812
— Barbençon, 144 verges	41.377
— Honhergies et Taisnières, 144 verges	42.768

— Maubeuge, 144 verges. 47.681
— Nord-Libre, 100 verges 30.352
— Saint-Pithon, 133 1/3 verges 28.409

Nota. 3 journels font le bonnier.

Mencaudée. Anglé-Fontaine, 99 verges. 33.052
— Audignies, Bavay, Breangies, Buvignies, Obies et Mecquignies,
   80 verges carrées 27.858
— Aulnoy, Querenin-aux-Hayettes, Valenciennes, Villers-Cauchy,
   80 verges 22.725
— Beaurain, et Haussy, 80 verges. 26.978
— Bousies, Croix, Forest près Landrecies, Neuville, Vandegies-
   au-Bois, 99 verges. 32.542
— Bry, Eth, Jenlain, Maresches, Sepmeries, 80 verges . . . 23.345
— Cambray, 100 verges 35.463
— Territoire de Cantraine, 80 verges. 26.558
— Territoire de Courtieu, 90 verges 29.880
— Escaupont, Fresnes-sur-l'Escaut; Quarouhle, Quievrechin,
   Onnaing, Thivencelle, (rive gauche du Honneau), Vieux-
   Condé, 80 verges 22.985
— Hergnies, 80 verges 26.157
— Herin, Oisy, Rouvignies, 99 verges 33.002
— Haulchin, 99 verges. 38.876
— Fontaine-aux-Bois, Landrecies et Bousies, 100 verges . . . 39.106
— Le Catteau, 100 verges. 38.766
— Le Quesnoy, 99 verges. 29.880
— Maing, Querennin (au-delà des Hayettes), Thiant et Verchiu,
   90 verges 30.000
— Monchaux, 80 verges 30.000
— Nord-Libre, 80 verges. 24.286
— Prouvy, 100 verges 35.073
— Romeries, 100 verges 35.473
— Solesmes, 99 verges. 33.382
— Tivencelle (rive droite du Honneau), 90 verges 27.178
— Trith (à gauche de l'Escaut), 100 verges. 32.772
— *Idem* (à droite), 80 verges 22.725
— Vertin et Vertigneul, 99 verges 33.382
Mesure, Beaurepaire et Priches, 72 verges 25.547
— Cartignies et Fayt, 80 verges. 28.379
— Favril, 100 verges 42.918

— Bergues, 300 verges 44.04

— Cassel, Steenworde, 100 verges 35.30

— Dunkerque, 300 verges. 43.90

— Hazebruck, 100 verges 35.42

Rasière. Avesnes, 80 verges 27.938

— Brebières, Bernicourt, Cuincy, Flers, Lambres, Oby, Roost et
    Warendin, 100 verges 42.918

— Bouchain et Douay, 510 verges. 45.230

Nota. Six rasières font le muid.

Le bonnier se divise en 4 quartiers, en 4 journels ou en 5 mencaudées.

La huitelée vaut les deux tiers du journel.

On voit par les quantités différentes que donne un nombre égal de verges carrées, que les verges sont elles-mêmes de diverses grandeurs. Voy. la note à la suite du département de la Meuse.

DÉPARTEMENT DE L'OISE.

MESURES LINÉAIRES.   *Valeur en Mètres.*

Toise de Paris 1.94904

Pied de Paris 0.32484

— de 11 pouces 0.29777

MESURES AGRAIRES.   *Valeur en Ares.*

Arpent de 100 verges, à 22 pieds par verge linéaire, en usage à
    Beauvais, Gerberoy, Clermont, Noailles, Auneuil, Chau-
    mont, Méru, Mouy, Bulles, Maignelay, Condun, Acy,
    Noyon (pour les bois seulement), Chambly et Précy-sur-Oise. 51.072

— Bresles { petit · · · · · · · · · · · · · 40.858

             { grand 45.965

— à Breteuil et Crevecœur 48.029

— à Clermont { · · · · · · · · · · · · · · · 42.917

              { 30.901

— à Nanteuil 43.913

— à Verberie et Creil 38.304

— à Grandvilliers 48.962

— à Formerie. 49.538

— à Marseille 48.404

— à Attichy 55.158

— à Mello 43.091

Mine, en usage à Beauvais, Auneuil, Noailles, Mouy et Bulles. . 25.536
— à Gerberoy 28.089
— à Clermont et Liancourt 25.751
— à Maignelay 45.965
— à Compiegne et Grand-Frenoy 31.554
— à Condun 35.497
Journal ou *Journel*, à Pleinville. 51.072
— à Romescamps 49.538
— à Carlepont 42.904
Faux, à Noyon 43.322
Setier pour les terres à Noyon 37.915
— pour les vignes, à Attichy. 4.577
Acre, à Romescamps 29.723
Essein, à Attichy 27.579
Pichet, *ibidem* (moitié de l'essein). 13.789
Mancault, à Compiegne 15.776
— à Noyon 18.958
Quartier, à Noyon 9.479
— à Condun 8.874
Boisseau pour les terres, à Noyon 4.739
— pour les prés, *ibidem* 2.709

DÉPARTEMENT DE L'ORNE.

MESURES DÉ LONGUEUR. Voyez le département de la Seine.

MESURES AGRAIRES.	*Valeur en Ares.*
Arpent de 100 perches car., à 22 pieds	51.072
Acre de 160 *id*.	81.715
Arpent de 100 perches car., à 21 pieds.	46.534
Acre de 160 *id*.	74.454
Arpent de 100 perches car., à 21 pieds 8 pouces	49.534
Acre de 160 *id*.	79.254
Arpent de 100 perches car., à 22 pieds de 13 pouces, ou 23 pieds 10 pouces de côté	59.938
Acre de 160 *id*.	95.901
Arpent de 100 perches car., à 26 pieds.	71.335
Acre de 160 *id*.	114.136

DÉPARTEMENT DE L'OURTE.

MESURES DE LONGUEUR. *Valeur en Mètres.*
Pied, dit *de Saint-Hubert* 0.2947
— dit *de Saint-Lambert* 0.2918

MESURES AGRAIRES. *Valeur en Ares.*

Nota. La mesure commune dans ce département est le Bonnier ; il se compose de 20 verges grandes ou 400 petites.

La petite verge varie et se forme d'un nombre plus ou moins grand de pieds carrés. La verge grande contient 20 petites verges.

Le Bonnier pour les bois de 20 verges grandes ou 400 petites, à 16 pieds 6 pouces 6 lignes et demie, de Saint-Lambert, de côté. . . . 94.586

Le *Bonnier* de 20 verges grandes, à 16 piéds de Saint-Lambert. . 87.188
Communes de Aelst, Aldemick, Adoesselt, Alleur (proche Hombroux), Asch-en-Campine, Ans et Moulin, Ans - sur - Geer Alnaie, Amay, Amerier, Awirs, Aaz (grande et petite), Aldehbilsen, Alicom - en - Campine, Achre, Bassenge (sur Geer), Batsheer, Berebrock, Beaufays, Beaurieux, Bergilez, Beringen, Bergen – liers, Berlingen, Bierset, Bilsen (en - dehors), Bomershoven, Bouthout, Brée - en - Campine, Braack, Boiresur-Geer. Biesbergen, Borlet, Bosmaer, Bredislen, Broukom, Broekhem, Brus-sur-Geer, Brusfelt, Bruyten (proche Bolsen), Breiwers, Biper, Bricht, Banc-de-Glain, Banc-de-Gelinden, Banc-de-Gravet, Banc-de-Soiron, Banc - de - Teux, Banc-de-Herve, Banc-de-Charneux, Banc-de-Limbourg, Banc-d'Aubée, Banc-d'Horpmeal, Banc-d'Olne, Bouchette-en-Campine, Braive, Cokier, Chrisegnée, Conissum, Curange, Cuttecoven, Cokemexhe, Dalhem, Dielbeck, Dilsen, Elderen-St.-Hecrem, Elderen-du-Seigneur, Elderen – Grous, Eelen – by – Maseick, Elingen, Emalle (haute cœur), Emben (*idem*) Engis, Enterne, Enixhe, Enithe, Esneux, Eigenbilsen, Fexhe (proche Slins), Fexhe (au - Haut - Clocher), Fisen, Fallebymeer, Flemalle (grande et petite), Fechmael, Fumal, Feneur, Fouron, Fallonge, Falle, Gelinden et son banc, Gellick, Gelmen, Genck, Glons-sur-Geer, Gruitroye, Gutschoven, Genools-Elderen, Gazée et Gaesen, Grossem ou Groissum, Grand- et Petit-Aaz, Grace, Ghelick, Goetsem, Galle, Geelem, Glain et son banc, Groot-Hopermael, Gorsum, Graessen, Hermée, Hermée-en-

Condroz , Hasselbruck , Hasselt - Ville , Haemael , Halmaer , Heer , Helchteren , Hendricken , Hermalle (proche Visé), Hermalle (proche Huy), Herestal (an 1550), Heure-le-Romain , Heure-en-Condroz , Heum-Saint-Peters, Hoelbeeck, Hollogne-aux-Pierres , Hoesselz et Adbonsel , Horpmael, Hoppertingen, Haerin, Haut - Haelen , Heuseux , Heurne , Huy-Ville , Hers , Hombrouck (proche Alleur), Hollogne-sur-Geer, Hex et Huren, Hareng (proche Millemorte), Hodeige (proche Lamine), Herten , Jéneffe , Jemeppé , Iteren , Isseren , Jontain , Jueck ou Goé , Jupille , Jangest , Jaunuit , Jenneffilius , Juprelle , Kemexhe , Kermpt , Kerskom , La Neuveville - en - Condroz , Lonacken , Lanclaer , Lantin (proche Alleur) , Lantremange , Liège , Lixhe (proche Nivelle), Looz , Luit , Lamine (proche Hodeige), Leysem , Mall - sur - Geer , Maeseyck , Mechelen , Melveren , Memerkem , Mervel , Mette-Coven , Mette-Roeven , Meuven , Millemonte , Moelenbeeck , Monteguée , Moumalle , Moumelette , Mumurckem , Mumbergen , Mumbrugen , Munster , Munster - Bilsen , Naye (proche Lixhe) , Nalenne , Neer-Hoen - Beeck , Neller-Beeck , Niel - by - Asch , Nivelle , Obom-sur-Geer. Orpie , Otrange , Opheer , Quadenbre , Quaed-Mechelen , Remicour , Roclange-sur-Geer , Roosmeer , Royesinden , Rempen , Ruuckscheven , Ruysbroeck , Rout et Rosoux , Saint-George , Saint-Laurent et Saint-Pierre , Saint-Lambrigt-Herck , Saint-Trond (Ville), Sallenbruck, Selles, Sellick, Schoenbeeck, Sclessin , Sherem , Schurhoven , Sollogue , Sobré , Souhowen, Spalbeeck-Kleine, Spauven-Kleine, Steewart, Stockem, Suetendael, Thilleur, Thise, Tiff, Vechmael, Velviller, Verlaine, Verviers, Veulen, Vivignis, Visé, Votemme, Waleffe et environs, Waldviré , Waremme , Warfusée , Wellem (proche Looz), Werm-by-hoesselt, Wim, toutes les propriétés provenant de la cathédrale.

— *Idem*, à 16 pieds 1 pouce *id.* 88.282
  Communes d'Alboens-en-Condroz , Bugoven, Deisen , Dans et Moulin , Eyseren , Fize , Fiès , Herderen , Richelle , Rikel.

— de 20 grandes verges à 16 pieds 2 pouces de Saint-Lambert. . 89.382
  Communes de Brusselt , Guygoven, Herderen , Hullembaye , Opheer , Riempt, Sepperen.

— *Idem* , à 16 pieds 5 pouces de Saint-Lambert. 92.722
  Communes d'Antgarden, Archis proche Herestal, Arche-en-Con-

droz, Alloy *id.*, Aversen *id.*, Breban *id.*, Frère, Florée-en-Condroz, Fontaine *id.*, Fluysen *id.*, Gel-de-Nacken, Hérestal (an 1413), Houtain-en-Condroz, Horpmael, Hubinne *id.*, Hamay *id.*, Lannandrin, Leesmeel, Nandrin, Nezenne-en-Condroz, Ouffet et son banc, Palen proche Lumal, Peruée, Saint-Severin, Scouille, Scœuve-en-Condroz, Soheit, Stiese, *id.*, Tinlot, Trissonne *id.*, Villers *id.*, Villers-le-Temple.

— *Id.*, à 16 pieds 6 pouces *id.* 93.846
Communes d'Eysemael, Ghaetschoven, Nonnen-Meylen, Moninen-en-Condroz.

— *Id.*, à 17 pieds *id.* 98.428
Communes d'Alsemberche, Babod ou Berlod, Bincomme, Biersel, Bruesingen, Beerfel, Beeckem, Beeckersicle, Boutswoort, Capellen, Cortis, Craendom, Dooren, Graedom, Hougarde (en dedans), Halleby-Dormael, Houghaerden, Hannut, Huyssengen, Helenberghen, Holaer, Henuit, Hougardin, Idenham-by-Holaer, Jettebeeck, Lueckembecck, Manengest, Mossingen, Ouwagen, Ockel, Roede, Saint-Stevens, Schaevembeck, Stockell, Waetermael, Wemble.

— *Id.*, à 17 pieds 1 pouce *id.* 99.589
Communes d'Hanniny, Hannut.

— *Id.*, à 17 pieds 1 pouce 1/4 *id.* 99.880
Commune de Montenack en Brabant.

— *Id.*, à 17 pieds 2 pouces *id.* 100.757
Communes de Gingelom, Guegolem, Gorchom.

— *Id.*, à 17 pieds 5 pouces *id.* 104.265
Communes de Landen, Neerlanden, Sondengen.

— *Id.*, à 17 pieds 7 pouces 1/2 *id.* 107.304
Commune de Niel-by-Loon.

— *Id.*, à 17 pieds 6 pouces *id.* 165.498
Commune de Velin.

— *Id.*, à 18 pieds *id.* 110.348
Communes de Bormeerbeeck, Bergen, Coortenbeeck, Cortemberg, Dustelle, Drogeboschen, Diedegem, Duasbourg, Espegen, Erps, Gaesbeeck, Groonsbeeck, Hackendeuren, Hoeven, Hespen, Heilicsem, Heackendooren, Iserengen, Jeffdael, Jonderselle, Laerz, Lieffdael, Metdelt, Meisse, Niels-Broeck,

Necrasson, Neerockeseil, Neerockerseil, Ophèm, Oorbeeck, Paemele, Peten, Quibebe, Q'webe, Quiebe, Raethoven, Rumsdorp, Siter, Stinbaert, Struythem, Stuwaert, Ternat, Truythem, Velvoorden, Veem, Vlanbeeck, Voscapelle, Waelhem, Weemd, Weesembeeck.

— *Id.*, à 18 pieds 1 pouce 1/2 *id.* 112.195
Communes de Dopeilp, Opuelp.

— *Id.*, à 18 pieds 2 pouces 1/2. . . . . 112.434
Communes de Basselsen, Hougarde (dehors), Vellem.

— *Id.*, à 18 pieds 3 pouces 1/2 *id.* 114.681
Communes d'Ézermal, Éanal, Élesem, Ésermal, Metdardt, Neerhespen.

— *Id.*, à 18 pieds 4 pouces *id.* 115 307
Communes d'Onclaz, Ouerwinden, Opuelpen, Overychs, Oyerbeeck, Opwer, Rossenacken, Weersherck, Wuestherck.

— *Id.*, à 18 pieds 5 pouces *id.* 116.563
Communes de Craesen, Graessen, Overhespen.

— *Id.*, à 18 pieds 7 pouces 1/2 *id.* 119,735
Commune de Wommerschom,

— *Id.*, à 18 pieds 9 pouces 1/2 *id.* 122.303
Commune de Rummen.

— *Id.*, à 19 pieds *id.* 122.949
Communes de Heelen, Heill, Montenach-by-Niel, Niel-by-Montenack, Osmal.

— *Id.*, à 19 pieds 2 pouces *id.* 125.551
Commune de Glabbeeck.

— *Id.*, à 19 pieds 5 pouces *id.* 129.505
Communes de Heylen, Libeeck, Oplinter, Optinteren, Oprinleven.

— *Id.*, à 19 pieds 6 pouces *id.* 130.837
Commune de Thietkel.

— *Id.*, à 19 pieds 6 pouces 1/2 *id.* 131.506
Commune de Tiemen.

— *Id.*, à 20 pieds *id.* 136.232
Communes d'Alvendoren, Abeye (grand et petit), Aschot, Aschen-en-de-Geheel-Mabeyerix, Asselgez, Avem-en-Condroz,

Banc de Kavelange, Bolembeeck, Berdeghem, Bugerhout, Burgen, Clashaegen, Chonce et Saine, Ciney-en-Condroz, Courcelle, Esschoven, Élaeshaege, Eschoue, Évelette-en-Condroz, Grembergen, Gooven, Hamond et les sept villages : Over-Pelt, Neer-Pelt, Exel, Hectstel, Luychs-Ghestelz, Kleine-Breugel, Axel ; Havelange-en-Condroz, Verlée, Houdet, grand et petit Avent, Champ-des-Bois, Borsu, Geneff, Maffe, Ouffont, Malyont, Meitret, Raimoir, Porcheresse, Herkelgen ou Herbelgen, Hombeeck, Herbielgen, Jeffdael, Jappellay, Jouen, Leuw en Brabant, Leysen, Louen, Lappellay, Londerselle, Libois en-Condroz, Misrum, Meerbeeck, Meerdael, Maellen, Meselt, Machelin, Mascouveleeuve, Meusagen, Meerechten, Nederhem, Necrassem, Obigen, Ophaewersel, Ochain-en-Condroz, Peer-en-Campine, Puer, Peelt-en-Campine, Pail-au-Songe-en-Condroz, Puers, Ransbroock, Rossem, Saint-Fontaine-en-Condroz, Savetterloye, Sorée-en-Condroz, Saint-Ensustel, Strée-en-Condroz, Terwagne, Tresselt, Vaesebelt, Vertrick, Vierset-en-Condroz, Werffraede.

— *Id.*, à 20 pieds 3 pouces 1/3 *id.* 140.811
Communes de Binckein, Beeckword-en-Campine, Bruckun, Cortenacken, Diez Ville, Doue, Halenville, Hersbeeck, Miselem, Neerlinter, Onscot, Kersbeeck.

— *Id.*, à 20 pieds 3 pouces 1/4 *id.* 140.695
Communes de Butsel, Boeterschom, Libelen.

— *Id.*, à 20 pieds 2 pouces 1/2 *id.* 139.659
Commune de Nonnen.

— *Id.*, à 20 pieds 3 pouces *id.* 140.350
Commune de Suittemonen.

— *Id.*, à 20 pieds 5 pouces *id.* 143.129
Communes de Butsel, Boeterschóm, Buegem, Beckelword, Baets-by-Harlen, Cisckom, Peruée. Baets-Prophuelen, Beekelwoort, Bumgem, Doue, Vanroy.

— *Id.*, à 20 pieds 6 pouces *id.* 144.528
Commune de Beort.

— *Id.*, à 20 pieds 6 pouces 3/4 *id.* 145.583
Commune de Miscum.

Le *Bonnier* de 20 grandes verges carrées, à 15 pieds de Saint-Lambert. 76.630

Communes de Mechs ou Mechauwe, Sinternunsgen.

— *Id.*, à 15 pieds 3 pouces *id.* 79.726

Communes de Waeroux, Xhendremalle, Lens-sur-Geer, Hendermael.

— *Id.*, à 15 pieds 5 pouces *id.* 81.824

Communes de Brust (proche Eysden), Bennecum, Biernave, Brust-Caster, Canne et Neer-Canne, Cortessem, Caster, Dorlé, Ottermale, Obré, Saint-Termes, Schalckoven, Weestwaerts, Hern-Saint-Hubert.

— *Id.*, à 15 pieds 5 pouces 1/2 *id.* 82.349

Commune de Saint-Hubert-Hern.

— *Id.*, à 15 pieds 6 pouces *id.* 82.884

Communes de Brusthem, Berg-outre-Meuse, Boursen, Coesen, Coninshem, Conenscy, Cefteld, Cokemexhe, Élechs, Eysden, Eysden-by-Stockhem, Fleligen ou Fletaye, Faucoumont, Fluysen, Grandville-sur-Geer, Grimby, Groot-Loon, Groot-Spauven, Gremvelt, Gruwelt, Gronsfeld, Heel, Hees, (Heure (proche Frère), Heesbuckelen, Helchs, Heukelum et Montenacken, Heer-outre-Meuse, Heer-by-Wick, Heer-by-Fletingen, Kessalt, Kessenig-met-syn-Land, Kunninck-sée, Lancken, Laffets, Lonacken proche Maestricht, Maestrick, Moppertingen, Montenack-by-Maestrick, Maylen, Meytem. Mechelen, Meeswick-by-Stockhem, Neerhem, Neden-by-Frère, Nil, Orcy-sur-Geer, Olé-sur-Geer, Paive, Petershem, Rechem-Graeschap, Reepen, Resselt-by-Maepertingen, Rixmaet, Rothem-by-Stockem, Ruelmael, Rutten ou Russon, Saint-Pierre-Fouron, Sluysen, Smeermaes, Torn-met-hed-Land, Tricht, Veldewezet-en-de-Kessel, Ukoven, Ulbreeck, Vleytingenhees, Viset-le-Champ, Voroux proche Liers, Wihogne, Winterhoven, Wick, Vilder-by-Maestrick.

— *Id.*, à 15 pieds 6 pouces 1/2. . . . . 83.412

Commune de Vliermael.

— *Id.*, à 15 pieds 7 pouces 1/2. . . . . 84.485

Communes d'Alken, Bilsen en dedans, Bedeux ou Bideux, Bergh-by-Tongeren, Bevers-by-Bilsen, Boter ou Bouter, Biernave,

15

Bombaye, Cortessem, Calsin, Chonce et Saive, Diepen-beeck, Debeum, d'Embem, Emben (à la basse-cour); Elst-by-Melen, Frère, Geurs-Leun, Grimby, Gelapeeck-en-Campine, Gelabbech-op-Neer, Gutsseine, Henis-by-Riesen, Hoes-selz et Adonsel, Herckmaet, Keughem-outre-Meuse, Heughem, Henis, Houlon-outre-Meuse, Liers, Lavage, Lauw, Melen et Esfst, Moulan-outre-Meuse, Mulken-by-Tongres, Moulingen, Meer-by-Zichem, Ofalken-by-Tongres, Oer (grand et petit), Olabeeck, Pirenge, Pieringhem, Rixingen, Saint-Peter-by-Maestrick, Sichen, Sluze, Spauven-Groote, Fusten-en-de-Boler, Tongeren, Tongres, Veesen, Villers-Lévêque, Voort, Voty-sur-Geer, Wellem.

— *Id.*, à 15 pieds 8 pouces *ld.* 85.022
Commune d'Alsen, Ans, Hacour et Hallembaye, Xhons, Warsage.

— *Id.*, à 15 pieds 8 pouces 1/2 *id.* 85.561
Communes d'Awans, Hognoulle.

— *Id.*, à 15 pieds 8 pouces 3/4 *id.* 85.831
Communes d'Alken-sur-Geer, Fooz, Wonc-sur-Geer.

— *Id.*, à 16 pieds 9 pouces *id.* 97.273
Commune de Duersmaet.

— *Id.*, à 15 pieds 9 pouces *id.* 86.102
Communes d'Eleck, Neer-Repen, Othée, Oueer-Repen, Rommershoven.

— *Id.*, à 15 pieds 2 pouces *id.* 78.688
Communes de Gingelom, Winterhoven.

— *Id.*, à 17 pieds 4 pouces *id.* 103.114
Communes de Gingelom, Gorsum.

— *Id.*, à 16 pieds 4 pouces *id.* 91.602
Commune d'Hagelesem.

— *Id.* de 16 pieds 7 pouces *id.* 94.984
Commune de Heum.

— *Id.* à 19 pieds 3 pouces 1/2. . . . . 127.521
Commune de Laetz.

— *Id.*, à 20 pieds 3 pouces 3/4 *id.* 140.695
Commune de Miskan.

— *Id.*, à 21 pieds *id.* 150.196
Communes de Brussegem, Ossel et Vossehem.

— *Id.*, à 16 pieds 2 pouces 1/2 *id.* 89.934
Commune d'Opheers.

— *Id.*, à 22 pieds 5 pouces. 172.418
Commune de Perewée, proche Huy.

— *Id.*, à 17 pieds 9 pouces. 109.125
Commune de Wilder-by-Saint-Trond.

DÉPARTEMENT DU PAS-DE-CALAIS.

MESURES DE LONGUEUR.	*Valeur en Mètres.*
Aune de Paris	1.1884
— de Hesdin	0.7174
— de Saint-Omer	0.7214
— d'Aire.	0.7444
Toise de Paris.	1.9490
— dite *de comté*.	1.7866
Pied de Paris	0.3248
— d'Aire, 11 pouces de Paris.	0,2978
— dit *de comté, idem.*	0.2978
— de 10 pouces	0.2707

MESURES AGRAIRES.	*Valeur en Ares.*

Mesure de 100 verges carrées, à 22 pieds de 11 pouces, ou 20 pieds 2 pouces de Paris 42.914
Aux ci-devant cantons d'Arras, Aubigny, Auxi-la-Réunion, Avesnes, Beaumetz, Berneville, Blangy, Biez, Bomy, Boulogne, Cagnicourt, Cambrin, Campagne, Capel, Carvin, Condette, Coullemont, Courcelles, Croisilles, Desvres, Étaples, Fauquemberque, Fleury, Fouquevillers, Framecourt, Frévent, Fruges, Grevillers, Henin-Lietard, Hersin, Hesdin, Heuchin, Houdain, Lens, Magnicourt-sur-Canche, Metz-en-Couture, Monchy-Breton, Mont, Neuville-les-Montreuil,

15.

Nouvelle - Église, Oisy, Oppy, Pernes, Ras, Roeux, Saint-Pol, Vimy, Vitry, Waben, Wail.

— de 100 verges, à 20 pieds de 11 pouces, ou 18 pieds 4 pouces de Paris 35.467

Canton d'Aire, Ardres, Arques, Bomy, Cagnicourt, Carvin, Esquerdes, Fanquemberque, Fruges, Henneveux, Lambres, Liettres, Metz - en - Couture, Moulle, Oisy, Saint - Omer, Saint-Venant, Seninghem, Therouanne, Tournehem, Vaux, Wismes.

— de 125 verges carrées, à 20 pieds 2 pouces de Paris. 53.643

Cantons de Bapaume, Cagnicourt, Courcelles, Croisilles, Fouquevillers, Grevillers, Haplincourt, Metz-en-Couture, Vaux.

— de 450 vergelles, à 10 pieds de 11 pouces, ou 9 pieds 2 pouces de Paris. 39.900

Cantons de Béthune, Cambrin, Hersain et Houdain.

— dite *de Bucquoi*, de 112 1/4 verges carrées, à 20 pieds 2 pouces de Paris 48.279

Au canton de Courcelles.

— dite *de Beuvry*, de 444 vergelles, à 10 pieds de 11 pouces, ou 9 pieds 2 pouces de Paris 39.368

Au canton de Cambrin.

— de 100 verges, à 20 pieds 42.208

Cantons d'Ardres, Biez, Boulogne, Bourthes, Calais, Campagne, Condette, Desvres, Étaples, Guines, Hardinghem, Henneveux, Hucqueliers, Licques, Marquise, Montreuil, Neuville-les-Montreuil, Nouvelle - Église, Peupelingues, Saint - Josse-sur-Mer, Saint - Martin - Boulogne, Saint-Pierre-les-Calais, Samer, Waben, Wail.

— dite *d'Ostrevent*, près la Scarpe, de 127 1/2 verges, à 18 pieds 4 pouces de Paris 45.220

Cantons de Cagnicourt et Vitry.

— dite *du ci-devant pays de Langle*, de 300 verges, à 14 pieds de 10 pouces, ou 11 pieds 8 pouces de Paris 43.079

Cantons d'Audruick et Saint-Folquin.

— dite *d'ancienne loi*, de 400 vergelles, à 10 pieds de 11 pouces. 35.467

Aux cantons de Béthune, Cambrin, Lacouture, Lambres et Laventier.

Petite Mesure de Lillers et Bunes, 100 verges, à 10 pieds 2 pouc.   42.914

Grande Mesure, *ibidem*, de 500 vergelles, à 10 pieds de 11 pouc.

     ou 9 pieds 2 pouces de Paris. 44.333

Arpent des eaux et forêts, de 100 perches, à 22 pieds 51.072

DÉPARTEMENT DU PO.

	Valeur en *Mètres*.
MESURES DE LONGUEUR.	
Le *Pied Liprand*	0.514
Le *Trabuc* de 6 pieds Liprands	3.0825

	Valeur en *Ares*.
MESURES AGRAIRES.	
La *Table* ou *Perche carrée*	0.3801
Le *Journal* de 100 tables.	38.0096

DÉPARTEMENT DU PUY-DE-DOME.

	Valeur en *Ares*.
MESURES AGRAIRES.	
OEuvre de vignes, de 100 toises carrées	3.799
— de 112	4.255
— de 112 et 1/2	4.274
— de 120	4.558
— de 125	4.748
— de 150	5.698
— de 156	5.926
— de 175	6.648
— de 180	6.838
— de 200	7.597
Septerée de 625	23.742
— de 800.	30.390
— de 900	34.189
— de 960	36.468
— de 1000	37.987
— de 1200	45.585
— de 1248	47.408
— de 1400	53.182
— de 1440	54.702
— de 1488	56.525
— de 1500	56.981

— de 1600 . . . . 60.780
— de 1650 . . . . 62.680
— de 1800 . . . . 68.377
— de 2000 . . . . 75.975
Prise de 625 . . . . 23.742
— de 641 2/3 . . . . 24.375
— de 50 . . . . 1.899
— de 672 1/3 . . . . 25.180
Rang de 112.1/2 . . . . 4.274
Arpent pour les bois, de 1344.2/3 . . . . . . 51.680
— de 1350 . . . . 51.283

DÉPARTEMENT DES HAUTES-PYRÉNÉES.

MESURES DE LONGUEUR.   *Valeur en Mètres.*

La *Canne*, dans les cantons de Tarbes, Bernac-Debat, Ossun,
  Saint-Pé, Argellez, Juncalas, Préchas, Saint-Savin, Aucun,
  Luz, Lourde, Ibos, Aubarede, Rabastens, Maubourguet,
  Castelnau-de-Rivière-Basse, Lannemezan et Boug, Saint-Sé-
  ver-Rustaing, Bagnères, Castelnau-Magnonac et Vic, excepté
  Escaunetz et Villenave. 1.8046
— dans les communes d'Escaunetz, Villenave, canton de Vic, et
  dans le canton de Laurens. 1.8406
— cantons de Campan et Tournay. 1.7866
— cantons de Monléon, Sarrancolin, Bordères, Labarthe, Nestier
  et Arreau. 1.7326
— canton de Trie. 1.7736
— de Galan. 1.7686
— de Mauléon. 1.7726
— de Vielle. 1.7506

MESURES AGRAIRES.   *Valeur en Ares.*

Le *Journal* de 15 lattes ou 689 cannes carrées 22.435
  Comm. d'Allier, Andrest, Angos, Antist, Areizac-Adour, Aureillan,
    Aurensan, Averan, Azereix, Barbazan-Dessus, Brabazan-Débat,
    Barri, Bazet, Bazillac, Benac, Bernac-Debat, Bernac-Dessus,
    Bordères, Boulin, Caixon, Calavanté, Camalès, Castera-Lou,
    Chix, Collonges, Dours, Frechou, Gayan, Hibarette, Hiis,
    Horgues, Ibos, Juilhan, Lagarde, Lalaubère, Lanne, Lansac,
    Larreule, Laslades, Layrisse, Lesponey, Liac, Lizos, Lon-

**rup, Louey, Louit, Marsac, Momères, Montgaillard, Montignac, Nouilhan, Odos, Oléac-Debat, Orincles, Orleix, Oroix, Ossun, Ourbelile, Pintac, Pujo, Sabalos, Saint-Lezer, Saint-Martin, Salles-Adour, Sanous, Sarriac, Sarrouilles, Sarniguet, Séméac, Soréac, Soues, Souyeaux, Talazac, Tarbes, Tostat. Ugnouas, Vic, Vielle, Villenave P. M., Visker.

— de 16 lattes ou 784 cannes carrées. 25.527
Communes d'Ansost, Artagnan, Artiguemy, Asque, Astugue, Anbarède, Banios, Barbachen, Batsère, Benqué, Bouilh-Devant, Bourg, Bours, Bulan, Cabanac, Castelvieih, Coussan, Espeche, Espieilh, Frechendets, Gensac, Jacque, Labarthe, Lacassagne, Laffitole, Lamarque-Rustain, Lameac, Lehourc, Lescurri, Lomné, Mausan, Marquerie, Marsas, Marseillan, Mingot, Montfaucon, Mun, Orignac, Osmets, Peruilh, Peyriguère, Pinas, Pouey, Pouyastruc, Rabastens, Sarlabous, Segalas, Sere, Siarrouy, Tarasteich, Thuy, Trouley, Uzer.

— de 24 lattes où 576 cannes carrées. 18.762
Communes d'Adast, Adé, Agos, Arbouix, Arcizac-ez-angles, Arcizans-Avant, Argellés, Arras, Arrayou, Arrodet (au canton de Lourde), Artalens, Artigues, Aspin, Ayné, Ayros, Ayzac, Balagnas, Baréges, Barlest, Bartrès, Beaucen, Berberust, Bestpouy, Boo et Silhen, Bordes, Bourreac, Cauterets, Cheust, Cheze, Escoubès, Esquieze, Esterre, Gazost, Ger, Germs et Courdoussan, Geu, Gez, Gez-ès-Angles, Grust, Jarret, Julos, Juncalas, Lahitte, Lamarque, Lanso, Lau, Lez-Angles, Lesignan, Lias, Loubajac, Lourde, Louzourm et Leret, Lugagnan, Luz, Nestalas, Neuilh, Omex, Ost, Ossen, Ossun-ez-Angles, Ourdis, Ourdon, Ouste, Ouzous, Paréac, Peyrouse, Ponts, Pouyferré, Préchac, Saint-Créac, Saint-Pastous, Saint-Savin, Salles, Saligos, Sassis, Sazos, Segus, Sempé, Sère, Sère-ez-Angles, Sère-en-Baréges, Sers, Sireix, Souin, Soulom, Uiz, Vidalos, Vielle-en-Baréges, Viella, Vier, Vieuzac, Viey, Viger, Villelongue, Villenave, Viscos, Vizos.

— de 144 escats ou 1089 cannes carrées. 36.934
Communes d'Escaunets, Villenave p. b.

— de 69 lattes ou 552 cannes carrées. 17.972
Communes d'Arbeost, Arcizans-Dessus, Arrens, Aucun, Bun, Ferrières, Gaillagos, Marsous.

— de 1089 cannes carrées. 35.463
Communes de Gardères, Luquet, Seron.

— de 16 lattes ou 882 cannes carrées. 28.699
Communes de Bouilh-Darré, Buzon, Chelle-Debat, Estampures,
Frechéde, Lahitau, Mauvezin, Mazerolles, Moumoulous,
Saint-Sever, Senac.

— de 16 lattes ou 980 cannes carrées. 31.910
Commune de Goudon.

— de 896 cannes carrées. 29.179
Commune de Sauveterre.

— de 900 cannes carrées. 29.309
Commune d'Auriebat.

— de 1156 id. 37.644
Communes de Caussade, Labatut.

— de 4 mesures à 8 pugnères chacune, ou 2880 cannes carrées. . 93.781
Communes de Castelnau-R.-B., Vidouze.

— de 4 mesures à 8 pugnères chacune, ou 1024 cannes carrées. . 33.342
Communes d'Estirac, Hagedet, Lahitte-Toupière, Lascazères,
Maubourguet, Saint-Lanne, Sombrun, Soublecause, Ville-
franque.

— de 4 mesures à 8 pugnères chacune, ou 1200 cannes. . . . 39.076
Communes d'Hères, Madiran.

— de 700 cannes carrées. 22.335
Commune de Campan.

— de 625 id. 19.943
Communes d'Asté, Beaudean, Gerde, Lespoune.

— de 609 id. 19.830
Commune de Clarens.

— de 689 id. 21.544
Communes de Bernadets-Dessus, Montastruc.

— de 680 id. 22.135
Commude de Mérilheu.

— de 672 id. 20.173
Communes d'Adervielle, Anéran, Aranvielle, Armanteule, Ave-
jan, Bareilles, Bordères-Aure, Camors, Cazaux, Estarvielle,

Frechet, Genos, Germ, Illan, Loudemvielle, Loudervielle, Mont, Pouchergues, Sost, Vielle.

— de 882 id. 27.708
Communes d'Aula, Antichau, Aveux, Bertrens, Bramevaque, Cazarith, Crechetz, Esbareich, Ferrère, Gaudens, Gembrie, Ilheu, Izaourt, Loures, Mauleon B., Ourde, Sacoué, Sainte-Marie, Salechan, Samuran, Sarp, Siradan, Thebe, Troubat.

— de 672 id., ou 12 couperades. 20.174
Communes d'Anciran, Arreau, Aulom, Barrancouaou, Bazus-Aure, Cadéac, Cazaux-Dessus, Gouaux, Grezian, Guchen, Jezeau, Lanson, Paillac, Ris.

— de 800 cannes carrées, ou 16 places. 26.047
Communes de Campistrous, Capvern, Castillon, Chelle-Espou, Cieutat, Gourgue, Lagrange, Lahitte (an canton de Labarthe), Lannemezan, Lutilhous, Molère, Peré-Bordes, Tilhouse.

— de 625 cannes carrées ou 16 places. 20.353
Communes d'Argellés, Bagnères, Bettes, Bonuemazon, Escou-nets, Escots, Hauban, Labassère, Lies, Ordizan, Pouzac, Soulagnets, Tebous, Vallée-Bagnères.

— de 6 mesures ou 882 cannes. 26.477
Communes de Generest, Jaunac-Thébiran, Lombrez.

— de 800 cannes carrées. 24.516
Communes d'Aragnouet, Azet, Bourisp, Cadeilhan, Campa-rau, Eus, Estensan, Graillan, Cuchan, Saillan, Saint-Lary, Soulan, Tramesaygues, Vielle-d'Aure, Vignec.

— de 64 perches. 25.527
Communes d'Armenteule, Campuzan, Castelnau-Mag, Caste-rets, Cizos, Deveze, Espenau, Haulong, Moulong, Organ, Sariac, Vieuzos.

— de 72 perches. 28.699
Communes de Barthe, Betbeze, Bestpouey (au canton de Cas-telnau M.), Gutzerix, Hachan, Larroque, Peyret, Puntous, Thermes.

L'*Arpent* de 4 journaux, à 825 cannes carrées chacun. . . . 99.064
Communes de Bazourdan, Lalanne, Villemur.

— de 4 journaux à 800 cannes carrées. 96.064
Communes d'Ardengost, Arné, Arrodets, Aspin, Aventignan, Avezac-Prat, Bazus, Beyrede et Jumet, Bize et Nistos, Bizous, Camous, Caubous, Escala, Esparros, Frechet, Gaussan, Gazave, Houtaget, Héches, Ilhet, Izaux, Labarthe-Neste, Labastide, Laborde, Laran, Lassalles, Lortet, Mazouau, Monléon, Manserié, Mantégut, Montoussé, Mour, Nestier, Pouey (le), Rejaumont, Sabarros, Saint-Arroman, Sarrancolin, Seich, Tajan.

— de 4 journaux à 896 cannes carrées chacun. 112.716
Commune de Trie.

— Id. à 784 cannes carrées. 98.624
Communes d'Antin, Betmont, Bugard, Luby, Lubret, Villembitz.

— Id. à 1000 cannes carrées chacun. 125.80
Commune de Saint-Luc.

— Id. à 1176 cannes carrées. 147.936
Commune de Vidou.

— Id. à 782 cannes carrées. 98.384
Communes de Bernadets-Debat, Fontrailles, Lalanne, Lapeyre, Lustar, Puydarrieux, Saudournin, Tournous-Darré.

— Id. à 448 cannes carrées. 56.036
Communes de Galan, Galez, Recurt, Tournous-Davant.

— Id. à 504 cannes carrées. 63.040
Communes de Bonnefon, Bourrepaux, Castel-Bajac, Libaros, Sentous.

— de 4 journaux à 784 cannes carrées. 75.051
Communes de Bordes, Burg, Caharet, Castera-Lanusse, Clarac, Gonez, Hutte, Lanespède, Lhiez, Luc, Mascaras, Mouledous, Oléac-Dessus, Orieux, Oueilloux, Ozou, Peyraube, Ricaud, Sinzos, Tournay.

— de 3 journaux à 18 places ou 800 cannes chacun. 76.611
Communes de Bégolle, Poumarous.

— de 800 id. 27.098
Communes d'Aneres, Pinas, Saint-Laurens, Saint-Paul, Tuzaguet, Uglas.

DÉPARTEMENT DES PYRÉNÉES-ORIENTALES.

MESURES DE LONGUEUR.	*Valeur en Mètre:*
La *Canne*	1.9879
Le *Pan*, huitième de la canne	0.24848

MESURES AGRAIRES.	*Valeur en Ares.*
L'*Ayminate* du Valespir, de 1600 cannes carrées	63.225
— du Roussillon, de 1500 cannes carrées	59.273
— du canton d'Estagel, de 1200 *id.*	47.419
Le *Journal* du Conflent, La Cerdagne et le Caspir, de 900 *id.* .	35.564
La *Cartonate*, quart du journal	8.891
La *Céterée* de la Tour, de 808 et 1/2 cannes carrées	31.948
— de Saint-Paul, de 1024 *id.*	40.464
— de Caudiés, de 1060 *id.*	41.887

Nota. L'ayminate se divise en deux demi-ayminates et en quatre cartonates. La céterée se divise en quatre quarterées, et la quarterée en huit boisseaux.

DÉPARTEMENT DES BASSES-PYRÉNÉES.

MESURES DE LONGUEUR.	*Valeur en Mètres.*
La *Canne*	1.8566
L'*Empan*, huitième de la canne	0.2321

MESURES AGRAIRES.	*Valeur en Ares.*
L'*Arpent* de 144 escats, à 22 empans de côté	37.993

Communes des cantons de Pau, Morlaas, Oloron, Nay, Monin, Sainte-Marie, Lagor, Lasseube, Orthez, Arthès, Thèse, Garlin, Conchès, Lembeye, Pontac, Aramits, Navarreux, et Arzac.

— de 40 escats *idem.*	10.554

Communes des cantons de Bielle et Arudy.

— de 72 *id.*	18.996

Au canton d'Accous.

— de 144 perches carrées, à 15 pieds de côté	34.189

Comm. des cantons de Saint-Palais, Garris, Iholdi, Labastide-Clairence, et Saint-Martin-d'Arberoue.

— de 100 perches des eaux et forêts. 51.072

Comm. des cantons d'Hasparren, Espelette, Cambo, Macaye, Ossès, Saint-Étienne, Saint-Jean-Pied-de-Port, Larceveau.

— de 360 perches carrées, de 126 pouces de côté 41.881

Comm. des cantons de Bayonne, Mouguerre, Ustarits, Biarrits, Saint-Jean-de-Luz, Urugne, Bardos, Saint-Pée.

— de 60 perches carrées, à 21 pieds de côté. 27.921

Au canton de Sarre.

— de 400 perches carrées, de 89 pouces de côté. 23.218

Cantons de Mauléon, Tardets, Barcus, Domezain, Sunharette.

— de 666 toises carrées 25.300

A Sallie et Canne.

DÉPARTEMENT DU BAS-RHIN.

MESURES DE LONGUEUR.	*Valeur en Mètres.*

Cantons de Strasbourg et Vasselonne.

Le *Pied* de ville (Stadt-Schuh).	0.2891
— du pays (Land-Schuh)	0.2950
— de Paris	0.3248
La *Perche* (Ruthe), de 10 pieds de ville	2.8912
La *Toise* de 6 pieds du pays (Klafter)	1.7697

Canton de Benfelden.

Le *Pied* du pays.	0.3057
La *Perche* de 10 pieds, *id.*	3.0567

Cantons de Suar-Union, Harskirchen, Wolfskirchen, Froulingen, Diemeringen et Drulingen.

Le *Pied* de Lorraine	0.2910
— du Rhin	0.3140
La *Perche* de Lorraine, de 10 pieds de Lorraine	2.9100
— du ci-devant pays de Nassau, de 10 pieds du Rhin	3.1400

Canton de Haguenau.

La *Perche* de 20 pieds de Paris, pour les terres	6.4968
— de 22 pieds *id.*, pour les forêts.	7.1465

Canton de Landau.

Le *Pied* pour l'arpentage , égal à 10 pouces de celui de Paris. . .   0.2707
La *Demi-Verge* de 8 desdits pieds 2.1656

Cantons de Marmoutier et Erstein.

La *Verge* de 10 pieds de Paris 3.2484

Canton de Vissembourg.

Le *Pied* du pays, égal à 10 pouces de celui de Paris · 0.2707
La *Verge* de 16 desdits pieds 4.331

MESURES AGRAIRES.

Nota. Les mesures agraires de ce département portent le nom d'Arpent, mais elles sont tellement variées qu'il n'est pas possible d'en former un tableau exact. On est dans l'usage de rapporter les surfaces agraires à l'arpent des eaux et forêts de 100 perches, à 22 pieds, ou à l'arpent de Paris de 100 perches, à 20 pieds. Voy. le département de la Seine. Voici du moins les éléments de ces mesures.

	Valeur en Centiares.
Perche carrée de Lorraine	8.468
— du Rhin.	9.860
— de Landau	4.690
— de Marmoutier	10.552
— de Benfelden	9.345
— de Haguenau, pour les terres.	42.208
— *id.* pour les forêts	51.072
— de Strasbourg.	8.359
— de Villé.	15.195
— de Vissembourg	18.758

	Valeur en Ares.
L'*Arpent* de Strasbourg de 240 perches, à 10 pieds de ville. . .	20.062

DÉPARTEMENT DU HAUT-RHIN.

MESURES DE LONGUEUR.	*Valeur en Mètres.*
Pied de Montbelliard	0.2893
Toise de 10 desdits pieds	2.893
Pied de Bienne	0.2923
— de Courtelary.	0.2978
— de Mulhausen	0.2931

MESURES AGRAIRES.	*Valeur en Centiares.*
Perche carrée d'Altkirch , à 12 pieds de Paris	15.195

— de Colmar, à 12 pieds 9 pouces 10 lignes et 1/2 de Paris . . . 17.356
— de Courtelary, à 16 pieds de Courtelary 22.698
— de Courtelevant, à 13 pieds de Paris 17.833
— de Danne-Marie, à 14 pieds de Paris 20.682
— de Delle, à 13 pieds 1 pouce de Paris 18.062
— de Faverois, à 15 pieds de Paris 23.742
— de Giromagny, à 20 pieds de Paris. 42.208
— de Lutterbach, à 10 pieds 9 pouces 9 lignes de Paris 12.336
— de Mülhausen, à 12 pieds de Mülhausen 12.370
— de Porentrui, à 10 pieds de Paris 10.552
— de Rouffac, à 12 pieds de Nuremberg 13.296
— de Soultz, à 11 pieds 4 pouces de Paris 13.554

Valeur en Ares.

Communes :

Altkirch, Appenwihr, Asbach, Aubure, Battersdorff, Bellemagny, Biesheim, Emlingen, Enschingen, Franken, Freland, Heinersdorff, Hirsbach, Hirsingen, Hegenheim, Heningen, Hesingen, Heuflingen, Hundsbach, Huningue, Jettingue, Karbach, Largitzen, Leidwiller, Levoncourt, Niederlarg, Obermorchwihr, Reinach, Ruderbach, Sainte-Marie-aux-Mines, Tagolsheim, Tagsdorff, Uberkümen, Viller, Wittelsheim, Wittersdorff	*Arpent, Journal, Juchart, Mannewerck.*	51.072
Amerschwihr, Katzenthal	*Arpent* de vignes . . .	31.223
	Juchart	41.639
Anjuttey, Argiscent, Bauvillard, Chapelle-sous-Rougemont, Denney, Romagny, Rouge-Goutte, Rougemont, Vezelois	*Arpent, Fauchée, Journal*	32.821
Arzenheim, Colmar, Durenzen, Griesbach, Grusenheim, Günsbach, Horbourg, Ibsheim, Logelheim, Munster, Munzenheim, Oberenzen, Ste.-Croixen-Plaine, Soultzbach, Turkeim, Wettolsheim, Widensol, Wihr-au Val, Zimerbach	*Jüch* ou *Morgen* . .	31.229
	Juchart ou *Journal* . .	46.844

Aspach-le-Bas . . . . *Fauchée* et *Journal* . . 32.993
Aspach-le-Haut, Masevaux. . . *Journal*, *Juchart*, *Mannewerck*. 42.208
Altenschwiller, Landser. . . . . . *Fauchée*. 15.195
Battenheim · . . . . *Juchart* 49.481
Beblenheim, Ostheim, Richenwihr . . *Arpent*, *Journal*, *Fauchée*. 31.229

Bergholz, Gerbwiller. . . . . .
{
Schats de vignes. 7.977
Boisseau de chennevière. 5.205
Jüch. 23.937
Juchart. 35.898
Mannewerck. 29.915
}

Bessoncourt, Bettonviller, Chatenois, Delémont, Éguenique, La Colonge, Lauffon, Menoncourt, Pfaffans, Porentruy, Rope. . . . . } *Journal* et *Fauchée*. . 31.656

Betlach. . . . . *Juchart* moyen. . . . 35.898
Bienne. . . . . *Ouvréc* de vignes. . . 4.295
Blodsheim. . . . . *Arpent* variable de 20 à. 51.000

Boron , Chavanatte , Chavaunes-les-Grandes, Courcelles, Courtelevant, Faverois, Florimont, Gronne, Lepuis, Rechezy, Recouvrenne, Suarce, Vellescot. . . . .
{
Fauchée. 26.550
Journal. 25.400
}

Bourgfelden, Bourg-Libre. . . .
{
Zveytel. 28.139
Ritty, var. de 3.247 à. . 14.069
Journal. 42.208
}

Brebotte . . . . *Arpent*. 10.940
Bue , Charmois, Étuffont-Lebas, Méziré, Morsvillars. . . . . . . } *Arpent*, *Journal*. . . 34.048

Cernay. . . . .
{
Journal et *Fauchée*. . 37.111
Jüch. 24.636
Schatz. 6.168
}

Courtelary. . . . . *Journal* de 8 perches. . 1.816

Croix , Delle, Jonchery, Lafèchel'Église, Le Betain, Villars-le-Sec. .
{
Fauchée. 25.196
Journal moyen. . . . 32.821
Quarte de chennevière. 3.989
}

Dannemarie, Stemberg. . . . . *Arpent*. 20.682
Dietwiller. . . . . *Juchart* moyen. . . . 10.410

Dollern, Kirchberg, Lauw, Leval, Masevaux, Niederburbach, Niederbruch, Oberburbach, Rimbach, Sewen, Sicker.	*Schatz.*	5.205
	Juchart et *Mannewerck.*	42.208
Dürmenach.	*Juchart.*	51.072
	Mannewerck.	25.536
Éguisheim, Husseren.	*Jüch.*	23.932
	Juchart.	35.898
Ensisheim	*Juchart*	17.154
Eschenwiller, Habsheim	*Morgen*	18.071
	Jüch	27.238
	Juchart et *Mannewerck.*	41.026
Freland	*Fauchée*	25.536
	Arpent	51.072
Geibenheim.	*Jüch*	28.139
	Juchart et *Mannewerck.*	42.208
Giromagny	*Boisseau* de champs	5.107
	Jounal et *Fauchée*	32.821
	Arpent	42.208
Grandvillars.	*Fauchée.*	2.724
	Journal.	34.362
Hartmanswiller, Soultz	*Fauchée* et *Arpent*	41.639
	Jüch.	13.554
Hattstadt, Rouffac, Soulzmatt	*Jüch*	23.932
	Juchart	35.898
Illfurt.	*Juchart* de vignes.	26.550
	Mannewerck	31.656
	Juchart ou *Strang*	37.793
Illhæuzern	*Arpent* des forêts	18.994
	— moyen, des champs.	14.069
	— de prés	16.410
Ilzach, Mülhauzen	*Arpent*	49.481
	Mannewerèk.	43.296
	Tauen de vignes	4.925
Isenheim	*Jüch*	25.536
	Juchart	38.304

Kaiserberg	*Acker*	15.615
	Viertzel	5.205
Kembs	*Juchart* de 26 à	51.000
Lallemand-Rombach, Sainte-Croix-aux-Mines, Sainte-Marie-aux-Mines	*Arpent*	51.072
	Fauchée	13.553
Leinbach, Roderen, Soppe-le-Haut, Thann	*Journal*	48.844
Lutterbach, Zillisheim	*Arpent*	12.336
Mont-Bouton	*Quarte* de chenevières	3.985
	Fauchée	28 344
	Journal	32.821
Moutiers	*Chaine*	1.055
Nambsheim	*Juchart* de 7 schatz	36.434
	— de 7 et 1/2	39.036
	— de 8	41.639
	— de 9	46.844
Neuveville	*Ouvrée* de vignes	4.295
	Pose	34.362
	Fauchée	68.724
Orschwihr	*Jüch* et *Mannewerck*	23.932
	Juchart	35.898
Petite-Fontaine	*Fauchée*	33.188
	Journal	32.821
Regisheim	*Journal*	47.864
Ribeauvillé	*Arpent*	37.793
Riedwihr, Wihr près Horbourg	*Juchart*	46.844
Saint-Amarin. Haute-Vallée	*Fauchée*	37.111
	Journal	
Saint-Amarin. Basse-Vallée	*Fauchée*	31.229
	Juchart	28.345
Sentheim	*Fauchée*	42.208
Ungersheim	*Arpent* de prés	49.481
	Jüch	32.841

Nota. Il y a plusieurs communes dans ce département où les mesures agraires

16

sont tellement variables, qu'on ne peut rien déterminer de certain à cet égard;
Telles sont entre autres celles de *Barthenheim*, *Baviller*, *Belfort*, *Bennewihr*,
Bonhomme, *Dorans*, *Ferrette*, *Geipitzen*, *Hunawihr*, *Ketslach*, *Koetzin-*
gen, *Petit-Landau*, *Lapoutroie*, *Larivierre*, *Mittelmnesbach*, *Murbach*,
Nieder-Magstadt, *Nieder-Muesbach*, *Ober-Anspach*, *Ober-Magstadt*,
Oltingen, *Urcerez*, *Waltigoffen*, *Wattwiller*.

DÉPARTEMENT DU RHIN-ET-MOSELLE.

Nota. Les mesures agraires de ce département portent généralement le nom de *Morgen* ou *Arpent*, et se divisent en 1/4 et 1/6;
nous ne répeterons donc point ce nom à chaque article : nous
indiquerons seulement le nombre de *Ruthes* ou *Perches* dont
la mesure est composée.

MESURES AGRAIRES.   *Valeur et Ares.*

Arpent de 160 *Ruthes* ou perches carrées. 34.583
Ci-devant cantons de Coblentz (1), Rubenach, Ulmen, Wirne-
bourg, Boppart, Mayen, Cocheim, Polch, Munster, Mayen-
feld, Kaysersech.

Nota. M. Renard, qui a publié un très bon ouvrage sur les mesures, porte celle-ci à 160 perches carrées à 16 pieds de Coblentz, et sa valeur en ares à. 34.595

— de 150 *id.* 31.678
Cantons de Bonn (*intra muros*) et Rheinbach.

— de 160 *id.* 38.128
Cantons de Stromberg, Kirchberg, Kirn, Saint-Goar, Sim-
mern, Taarbach, Sobernheim, et communes de Mermuth,
Nidergundershausen et Obergundershausen au canton de
Treiss.

— de 160 *id.* 34.583
Autres communes du canton de Treiss et celles du canton de
Lutzerath, à l'exception des suivantes.

— de 160 *id.* 38.882
Communes d'Alf et Aldegunde au canton de Lutzerath, et canton
de Zell.

— de 160 *id.* 34.583
Communes de Nohn, Müllenbach et Bodenbach au canton d'A-
denau.

— de 150 *id.* 31.671
Autres communes du canton d'Adenau.

— de 160 *id.* 34.947
Canton de Castelnau.

— de 160 *id.* 32.315
Cantons de Remagen et Andernach.

— de 128 *id.* 25.891
Commune de Niderhauzen au canton de Creutzenach.

— de 160 *id.* 34.232
Celles de Munster et Huffelsheim audit canton.

— de 160 *id.* 38.128
Le reste du même canton de Creutzenach.

— de 160 *id.* 33.790
Canton de Wehr.

— de 160 *id.* 37.382
Canton de Bacharach.

— de 150 *id.* 21.305
Canton d'Althenar.

(1) M. Gerhalds, conseiller de préfecture du département de la
Sarre, à qui je dois les observations d'après lesquelles j'ai cor-
rigé les valeurs des mesures agraires de ce dernier département, m'a marqué que Trèves et Coblentz ayant été du même
pays, devaient avoir les mêmes mesures agraires; que la différence venait probablement de la grossièreté des matrices; que,
d'après le nouvel examen qu'en a fait la commission de la
Sarre, elle croit avoir raison, et que les commissaires de Coblentz le croient aussi. *Voyez* l'article Trèves, au département
de la Sarre.

DÉPARTEMENT DU RHONE.

MESURES DE LONGUEUR.	Valeur en Mètres.
Toise de Lyon, de 7 pieds 1/2, dits de ville.	2.5688
Le *Pied* idem.	0.342513

16..

La *Toise* de Villefranche, de 7 pieds 1/2, dits de roi. 2.4363
Le *Pied* idem. 0.32484

MESURES AGRAIRES.   *Valeur en Ares.*

La *Bicherée* de Lyon, Anse, Cyr-au-Mont-d'Or, Mornant, Mil-
    lery, Genislaval et l'Arbresle. 12.934
— de Villefranche et Neuville. 10.552
— de Tarare et Monsol. 15.828
— de Chamelet. 12.874
— de Condrieu. 15.195
L'*Hommée* de vignes, de Lyon. 4.311
— de Condrieu. 5.065
Mesure de Beaujeu, Amplepuis, Monsol. . . . . . ⎫
Coupée de Lancié, et *Mesure* nouvelle de Thizy. . . . . ⎬ 7.914
Coupée de Belleville. 7.255
— de Jullieuas. 3.957
Ouvrée de vignes, de Belleville et Monsol. 5.276
Mesure ancienne de Thizy. 7.419

DÉPARTEMENT DE LA ROER.

MESURES DE LONGUEUR.   *Valeur en Mètres.*

Le *Pied* du Rhin. 0.3141
— Romain. 0.2974
— de Cologne. 0.28761
— d'œuvre, d'Aix-la-Chapelle. 0.2871
Pied agraire *ibidem.* 0.2821
— de Duren. 0.2631
— de Biergerichter. 0.2751
— de Lendersdorff. 0.2886
La *Perche* agraire d'Aix-la-Chapelle. 4.5135
— de Duren. 4.2094
— de Biergerichter. 4.4015
— de Lendersdorff. 4.6175

MESURES AGRAIRES.   *Valeur en Ares.*

Perche de Lechenich, à 12 pieds de Cologne. 0.1191
Arpent d'Aix-la-Chapelle, de 150 perches carrées à 16 pieds d'Aix-
    la-Chapelle par perche linéaire. 30.557

— de Crevelt, de 130 toises carrées à 16 pieds de Cologne par
toise linéaire. 31.762

Nota. Suivant une note du vérificateur des poids et mesures dans les
quatre départements de la rive gauche du Rhin, cette mesure
est aussi celle de Cologne, Moeurs, Urdingen et Neuss.

Il indique aussi, sous le nom d'arpent de Duren, une mesure dont
la valeur en arpent serait. 31.373

Sous celui d'arpent de Clèves, une autre mesure dont la valeur
serait. 85.241

Un arpent en usage à Merzenich, Gabelsralb, Arnodsweiller,
Mariaweiler, Horn et Birckesdorf, dont la valeur serait. . . 34.873

Et un autre en usage à Lindersdorf, Birget, Roeldorf, Kufferalh,
Gey, Born, Strass et Langenbrouck, dont la valeur serait. . 38.293

DÉPARTEMENT DE SAMBRE-ET-MEUSE.

MESURES DE LONGUEUR.	Valeur en Mètres.
Le *Pied* de France.	0.3248
— de Namur, dit *de Saint-Lambert.*	0.29476
— de Liége, dit *de Saint-Lambert.*	0.29178
— *Idem*, dit *de Saint-Hubert.*	0.29469
— dit *de Louvain.*	0.28559
La *Toise* de France.	1.9490
— de 6 pieds de Namur.	1.7686
— de 6 pieds, dits *Saint-Hubert.*	1.7681
— de 6 pieds de Liége, dits *de Saint-Lambert.*	1.7507
La *Verge* de 16 pieds et 1/2 de Liége, dite *de Saint-Lambert.* . .	4.8143
— de 16 *id.*	4.6684
— de 20 *id.*	5.8355
— de 21 *id.*	6.1273
— de 24 *id.*	7.0026
— de 16 1/2 pieds de Namur, dits *de Saint-Lambert.*	4.8636
— de 11 *id.*	3.2423
— de 12 *id.*	3.5372
— de 16 *id.*	4.7162
— de 18 1/2 pieds de Louvain.	5.2845
— de 16 1/2 *id.*	4.7134
MESURES AGRAIRES.	Valeur en Ares.
Le *Bonnier*, de 4 journaux, de 100 verges carrées chacun, à 16 pieds et 1/2 de Namur, dits *de Saint-Lambert.*	94.618

En usage aux cantons de Namur, Spy, Églezée, Émines, Vierde, Bouvignes, Audenne, Ciney, Dinant, et communes de Bourseigne la neuve et la vieille, et de Vensimont, au canton de Gedinne, d'Arbe et Bessine, Hermeton-Soushiert, Bois-de-Villers, Profonde-Ville, Wepion, Malonne, Floriste, Flaineze, Morimmont, Auvelois (Liége), Auvelois (ci-devant comté), et Lesves, au canton de Fosses, Beuzet et Vichenet, Galzinnes, Feroz, Bonière, Botey, Ligny, Conoy-le-Château, Mont-les-Sombref, Tongrinnes et Tongrinelle, au canton de Gembloux.

— de 4 journaux de 100 verges carrées chacun, à 18 1/2 pieds de Louvain. 111.663

Communes de Gembloux, Liroux, Louzée, Sauvinière, Grand-Mesnil, Bertinchamp et Ernage, au canton de Gembloux.

— de 4 journaux ou 400 verges à 16 1/2 pieds de Louvain. . . 88.825
Autres communes du canton de Gembloux.

Le *Journal* de 160 verges à 16 pieds de Liége, dits *de Saint-Lambert*. 34.871
Canton de Villance.

Le *Bonnier* de 4 journaux, de 100 verges carrées chacun, à 16 pieds de Namur, dits *de Saint-Lambert* 88.971
Cantons de Vellin, Villance et Florenne.

Le *Journal* de 100 verges carrées à 21 pieds de Liége, dits *de Saint-Lambert*. 37.544
Canton de Laroche.

Le *Bonnier* de 3 journaux, de 133 1/3 verges carrées chacun, à 16 pieds *id.* 87.178
Cantons de Valcourt.

— de 640 verges carrées, à 16 1/2 pieds de Liége, dits *de Saint-Lambert*. 148.335
Le *Journal* de 100 verges, *id.* 23.177
Cantons de Durbuy et Clerhair.

Le *Bonnier* de 4 journaux, de 100 verges carrées chacun, à 16 1/2 pieds de Liége. 92.709
Cantons de Marche, Rochefort, Nassagne, Havelange, Dinant, Fosses, Beauraing, Ciney, Audenne et Gedinne.

— de 4 journaux, de 100 verges carrées chacun, à 20 pieds de
Liége, dits *de Saint Lambert.* 136.214
Canton d'Havelange, et communes de Roy, Lignières et Grim-
biemont, au canton de Marche.

Le *Journal* de 160 verges carrées, à 16 pieds de Liége, dits *de
Saint-Lambert.* 34.871

L'*Arpent*, pour les bois seulement, de 100 verges carrées, à 24
pieds. 49.037
Cantons de Saint-Hubert et Gedinne.

Le *Journal* de 160 verges carrées, à 16 pieds de Namur, dits *de
Saint-Lambert.* 35.588
— de 400 verges carrées, à 11 pieds *id.* 42.053
L'*Arpent* de 400 verges carrées, à 12 pieds *id.* 50.046
Canton de Gedinne.

Le *Journal* de 20 verges carges carrées, à 11 pieds *id.* 2.1026
L'*Arpent* de 20 verges carrées, à 12 pieds *id.* 2.5023
Canton d'Orchimont.

DÉPARTEMENT DE LA HAUTE-SAONE.

MESURES DE LONGUEUR.	*Valeur en Mètres.*
Toise et *Pied* de Paris. *Voyez le départ. de la Seine.*	
Pied ancien de Bourgogne, de 12 pouces 2 lignes et 4 points (1).	0.330109
Perche de 9 pieds 1/2 anciens.	3.136
— de 22 pieds de roi.	7.1464

MESURES AGRAIRES.	*Valeur en Ares*
Arpent de bois, de 100 perches de 22 pieds de roi.	51.072
Journal de champ, de 4 quartes ou 360 perches, de 9 pieds 1/2 anciens.	} 35.404
— et *Fauchée* de prés, *id.*	
Quarte de 112 perches 1/2, pied ancien.	11.063
— de 108 perches *id.*	10.621
— ou *Penal*, de 24 coupes ou 90 perches *id.*	8.8508
Ouvrée de vignes, de 12 coupes	} 4.4259
Boisseau de terre, *id.*	
Coupe de 3 perches 3/4 ancien pied.	0.36924

(1) Il y a une grande diversité d'opinions sur la valeur de l'ancien pied de Bourgogne. Les commissaires des départements
du Doubs et du Jura la portent aux 2/5 de l'aune de Provins,

et c'est ainsi qu'on la trouve fixée dans le recueil des ordon-
nances de Franche-Comté, publié en 1619 par *Jean Petre-*
mand; mais ces commissaires ne s'accordent pas également sur
l'aune de Provins.

Les premiers les portent à : mèt. 0.8268, dont les 2/5. . . . . 0.33072
Et les seconds à. . . . . . . 0.8280, dont les 2/5. . . . . 0.3312
Les commissaires de la Haute-Saône évaluent l'ancien pied de
Bourgogne à 12 pouces 2 lignes 4 points, ce qui fait en mètr. . 0.330109
M. Béchet, d'après Dom Grapin, l'évalue à 12 pouces 2 lignes
5 points, ce qui fait en mètr. 0.33029

J'ai dû, dans les tables de ces trois départements, suivre les
évaluations données par leurs commissaires respectifs; mais je
dois aussi faire observer ici que celle du Jura paraît la plus
exacte, parce que les commissaires ont vérifié directement l'é-
talon de l'aune de Provins, qui est au portail de l'église Notre-
dame de Dôle, dont la valeur est en mètr. 0.8280, et par conséquent les 2/5. 0.3312

DÉPARTEMENT DE SAÔNE-ET-LOIRE.

MESURES DE LONGUEUR.	Valeur en Mètres.
Toise et Pied de Paris. Voyez le départ. de la Seine.	
Toise de Bourgogne.	2.444

MESURES AGRAIRES.	Valeur en Ares.
Arpent dit de France, partie méridionale du département. . .	51.072
Arpent coutumier de Bourgogne (1), de 440 perches, partie sep-	
tentrionale.	41.903
Journal de Bourgogne, et Soiture de prés de 360 ibidem. . .	34.284
Petit Journal de 240 perches.	22.856
L'Ouvrée de vignes, ibid.	4.285
La Bichetée, ancien Charollois et Brionnois. . .	45.585
La Boisselée, ibid.	15.195
La Coupée de Romenay.	5.934
— de Tournus.	4.453
— de Mâcon.	3.953
— de Ratenelle.	3.563

(1) M. Heufeld a publié des tables de rapports des mesures de ce
département, dans lesquelles il évalue l'arpent coutumier de

Bourgogne à 449 perches carrées de 9 pieds 6 pouces de côté,
et sa valeur en ares à 42.759
C'est celle que je lui ai donnée moi-même à l'article du département de la Côte-d'Or, d'après le commissaire de ce département; l'évaluation donnée ici d'après ceux du département de
Saône-et-Loire se rapporte à celle de Taisand, qui, dans sa
coutume de Bourgogne, ne porte l'arpent coutumier qu'à 440
perches.

DÉPARTEMENT DE LA SARRE.

MESURES AGRAIRES.   *Valeur en Ares.*

Nota. Les mesures agraires de ce département portent généralement le nom de *Morgen* ou d'*Arpent ;* on ne rapportera en
conséquence ici que leur valeur dans les divers cantons.

Trèves et toutes les communes du ci-devant pays de Trèves, 160
    perches carrées (1). 35.345
Birkenfeld, Grumbach, Herstein, Külberg, Veldens, Wadern et
    leurs dépendances, 160 perches carrées. 38.128
Bliescastel. { L'*Arpent* renouvelé, 100 perches carrées. 25.351
{ — ancien, 128 perches carrées. 32.450
Blankenheim, Reifferscheid, Stadtkill et Gerolstein, 150 perches
    carrées. 31.761
Croeff, au canton de Wittlich, 160 perches. 36.612
Meissenheim, Baumhelder, Caussel, Weldmahr et les autres com-
    munes de Deux-Ponts, 128 perches. 25.098
Le Gau-de-Merzig, 128 perches. 28.006
Saarbruck, 250 perches. 23.669
Franuken, 160 perches. 33.409

(1) Voyez la note à la suite du département de Rhin-et-Moselle.
Les valeurs portées ici sont conformes aux résultats des dernières observations des commissaires, que M. Gerhard a bien
voulu me communiquer.

DÉPARTEMENT DE LA SARTHE.

MESURES DE LONGUEUR.   *Valeur en Mètres.*

La *Toise*, le *Pied.* Voyez le départ. de la Seine.

MESURES AGRAIRES.   *Valeur en Ares.*

Arpent de 100 perches carrées à 22 pieds.	51.072
— *id.* à 21 pieds 8 pouces.	49.536
— *id.* à 25 pieds.	65.950
Journal de 66 perches 2/3 *id.*	43.967
Hommée de 50 *id.*	32.975
Quartier de vigne de 25 *id.*	16.488
Boisselée de 13 1/3 *id.*	8.793
Journal de 80 perches à 21 pieds 8 pouces.	39.629

DÉPARTEMENT DE LA SEINE.

Nota. Comme les mesures de Paris sont assez généralement connues dans toute la France, on a cru devoir en donner ici le
tableau complet.

MESURES DE LONGUEUR.

La *Petite Lieue* de 2000 toises vaut en *myriamètres*	0.3898
La *Lieue* commune de 25 au degré, *id.*	0.4444
La *Lieue* marine de 20 au degré, *id.*	0.5556
L'*Aune* vaut en *mètre.*	1.1884
La *Toise*, id.	1.94904
Le *Pied* vaut en *décimètres.*	3.2484
Le *Pouce* vaut en *centim.*	2.7070
La *Ligne* vaut en *millim.*	2.2558
La *Perche* de 18 pieds vaut en *mètres.*	5.8471
— de 18 pieds 4 pouces *id.*	5.9554
— de 19 pieds 4 pouces *id.*	6.2802
— de 19 pieds 6 pouces *id.*	6.3344
— de 20 pieds *id.*	6.4968
— de 22 pieds *id.*	7.1465

MESURES DE SUPERFICIE.

La *Toise* carrée vaut en *mètres carrés.*	3.79874
Le *Pied* carré vaut en *décimètres carrés.*	10.55206
Le *Pouce* carré vaut en *centimètres carrés*	7.32782
La *Ligne* carrée vaut en *millimètres carrés*	5.08876

MESURES AGRAIRES.

La *Perche* carrée, de 18 pieds, vaut en *mètres carrés* . . . ⎫
et l'*Arpent* de 100 perches, à 18 p., vaut en *ares* . . . . ⎬ 34.189

La *Perche* carrée de 18 pieds 4 p., vaut en *mètres carrés*. . . ⎫
et l'*Arpent* de 100 perches, à 18 pieds 4 p., vaut en *ares* . . ⎬ 35.466

La *Perche* carrée de 19 pieds 4 p., vaut en *mètres carrés* . . ⎫
et l'*Arpent* de 100 perches, à 19 pieds 4 p., vaut en *ares* . . ⎬ 39.441

La *Perche* carrée de 19 pieds 6 p., vaut en *mètres carrés*. . . ⎫
et l'*Arpent* de 100 perches, à 19 pieds 6 p., vaut en *ares* . . ⎬ 40.125

La *Perche* carrée de 20 pieds, vaut en *mètres carrés*. . . . ⎫
et l'*Arpent* de 100 perches, à 20 pieds, vaut en *ares*. . . . ⎬ 42.208

La *Perche* carrée de 22 pieds, vaut en *mètres carrés*. · . . ⎫
et l'*Arpent* de 100 perches, à 22 pieds, ou des eaux et forêts, ⎬ 51.072
vaut en *ares* . . . . ⎭

MESURES DE SOLIDITÉ.

La *Toise* cube vaut en *mètres* cubes ou *stères*. 7.403887
Le *Pied* cube vaut en *décimètres* cubes 34.2773
Le *Pouce* cube vaut en *centimètres* cubes. 19.8364
La *Ligne* cube vaut en *millimètres* cubes. 11.479
La *Solive* cube vaut en *décistère* 1.02832
La *Corde* des eaux et forêts vaut en *stères* 3.839

MESURES DE CAPACITÉ pour les grains.

Le *Muid* de 12 setiers vaut en *kilolitre* 1.872
Le *Setier* de 12 boisseaux vaut en *hectolitre* 1.560
Le *Boisseau* de 16 litrons vaut en *décalitre* 1.300

MESURES DE CAPACITÉ pour les liquides.

Le *Muid* de 288 pintes vaut en *hectolitres*. 2.682
Le *Setier* de 8 pintes vaut en *décalitre* 0.745
La *Pinte* vaut en *litre*. 0.9313

POIDS.

La *Livre*, poids de marc, vaut en *kilogramme* 0.4895
L'*Once* vaut en *hectogramme*. 0.3059

Le *Gros* vaut en *décagramme*. 0.382
Le *Grain* vaut en *décigramme* 0.531
Le *Karat* vaut en *décigrammes* 2.052
Le *Quintal* vaut en *kilogrammes*. 48.951
Le *Millier* id. 489.506
Le *Tonneau de mer* id. 979.0116

MONNAIES.

La *Livre* tournois vaut en *franc* 0.987654321
　　100 *livres* id. 98.7654321
　1000 *livres* id. 987.654321
1000000 *livres* id. 987654.321

Observations.

Si l'on désire connaître la valeur d'une fraction ou sous-espèce, dont le rapport ne se trouve pas dans cette table, il n'y a autre chose à faire qu'à diviser le nombre qui exprime la valeur de l'unité par le dénominateur de la fraction donnée.

Supposons, par exemple, que l'on veuille connaître la valeur d'une toise-pied en mètres carrés.

Une toise-pied est le sixième d'une toise carrée, dont la valeur en mètres est 3.79874; on divisera ce dernier nombre par 6, le quotient 0.63312 sera la valeur d'une *toise-pied*.

On connaîtra les rapports inverses, c'est-à-dire la valeur d'une mesure nouvelle en mesure ancienne correspondante, en divisant l'unité par le nombre qui exprime en mesure nouvelle la valeur de la mesure ancienne dont il s'agit.

Soit, par exemple, le kilogramme dont on veut avoir la valeur en *livres*, poids de marc.

La livre vaut en kilogr. 0.4895; donc le kilogr. est égal au quotient de la division de 1 par 0.4895.

Divisez en effet 1 par 0.4895, vous aurez pour quotient 2.0429; ce sera la valeur du kilogramme en livres. Vous pourrez la réduire selon le plus ou moins de précision dont vous aurez besoin à 2.043, ou 2.04, et ainsi des autres.

DÉPARTEMENT DE LA SEINE INFÉRIEURE.

MESURES DE LONGUEUR.

Toise et *Pied*. Voyez le département de la Seine.

MESURES AGRAIRES.   *Valeur en Ares.*

Acre de Maulevrier de 160 perches, à 24 pieds de Paris par perche

    linéaire. 97.246

— d'Eu, à 23 pieds de 11 pouces, revenant à 21 pieds 1 pouce de

    Paris 75.047

— de Londiniers, à 22 pieds de 11 pouces 9 lignes, revenant à 21

    pieds 6 pouces 6 lignes de Paris 78.346

— à 22 pieds de 11 pouces, revenant à 20 pieds 2 pouces de Paris. 68 663

— à 22 pieds de 10 pouces, revenant à 18 pieds 4 pouces de Paris. 56.746

— à 22 pieds de 9 pouces, revenant à 16 pieds 6 pouces de Paris. 45.965

— à 22 pieds de Paris 81.715

— à 19 *id.* 60.949

— à 18 *id.* 54.702

Arpent de 100 perches, à 22 pieds 51.072

— à 18 pieds 34.189

Nota. Le journel ou journal est la moitié de l'acre.

L'acre contient 4 vergées.

La perche est le 160e. de l'acre.

Il y a l'*acre* de 147 perches, à 22 pieds de Paris par perche linéaire, ce qui revient à 1 arpent et 47 perches des eaux et forêts; en usage dans le canton de Blangy. Sa valeur en *ares* est, ci 75.076

M. PÉRIAUX, auteur d'excellents ouvrages sur les mesures nouvelles, en ajoute quelques autres à celles qui viennent d'être rapportées ici, savoir :

L'*Acre* de 160 perches, à 21 pieds de 9 pouces, ou 15 pieds 9 pouc.

    de Paris 41.881

— à 20 pieds de 10 pouces, ou 16 pieds 8 pouces de Paris . . . 46.898

— à 21 pieds de 10 pouces, ou 17 pieds 6 pouces *id.* 51.705

— à 22 pieds de 11 pouces 7 lig , ou 20 pieds 2 pouc. 7 lig. *id.* 68.995

— à 23 pieds de 10 pouces, ou 19 pieds 2 pouces de Paris. . . . 62.023

— à 20 pieds de Paris. 67.533

— à 21 *id.* 74.456

— à 21 pieds 3 pouces *id.* 76.239

— à 21 pieds 7 pouces *id.* 78.649

Nota. M. PÉRIAUX observe que l'énumération des communes qui mettent en usage telle ou telle de ces mesures, serait sans utilité, parce que dans les mêmes endroits on se sert de perches différentes, suivant le caprice des acheteurs, des vendeurs, des notaires, des arpenteurs, ce qui, ajoute-t-il, est sans inconvénient, parce qu'on désigne la perche que l'on entend employer.

DÉPARTEMENT DE SEINE-ET-MARNE.

MESURES DE LONGUEUR.

Toise et *Pied.* Voyez le département de la Seine.

MESURES AGRAIRES.   *Valeur en Ares.*

L'*Arpent* de 100 perches carrées, à 20 pieds de côté 42.208

Communes du canton d'Augers; celles d'Arville, Burcy, Ga-
reutreville, Jacqueville et Ichi au canton de Beaumont; Boissise-la-Bertrand et les autres communes du canton de ce nom,
excepté Dammarie-les-Lys et Larochette; communes de Ballois,
Gravon, La Trombe, et Fontaine-Fourche au canton de
Bray-sur-Seine; cantons de Brie-sur-Hyères et Chapelle-
Égalité; communes de Château-Landon, Chenon, Le Boulay,
Maisoncelle, Nerouville, Poligny et Soupes, au canton de
Château-Landon; Chatillon et Laborde, Échouboulains et Valence, au canton du Châtelet; le canton de Chaumes, Clayes,
et toutes les communes du canton de ce nom, excepté celles
énoncées ci-après: Coulommiers, Amilly, La Boissière, Mai-
soncelles, Pizarches et Touquin, au canton de Coulommiers;
Dhuissy au canton de Crouy; Dammartin, Cuisy, Juilly,
Montjay, Othes, Rouvres, Saint-Mard et Vinantes, au canton
de Dammartin; toutes les communes du canton de Donne-Marie, excepté Chatenay, Saint-Sauveur-les-Bray et Sigy; toutes
les communes du canton d'Égreville, excepté Préaux; le canton de Jouy-le-Chatel et les communes de Pierre-Levée, Signy-
Signets, Reuil et Changy; au canton de La Ferté-sous-Jouarre;
toutes celles du canton de La Ferté-Gaucher, excepté Chevru,
Choisy, Jouy-sur-Morin, Saint-Remy et Saint-Siméon; les
communes de Beaubourg, Broü, Carnetin, Chalifer, Dam-
mart, Jablines, Leches, Thorigny et Vaires; au canton de
Lagny; Cocherel, Crépoil et Echampeu, au canton de Lisy-
sur-Ourcq; Trilport, Villenoy, Germiguy-sur-Marne, au
canton de Meaux; Crisenoy, Montereau-sur-le-Jard, Reau,
Rubelles, Voisenon et Saint-Germain-de-Laxis, au canton de
Melun; les communes du canton de Montereau-Faut-Yonne,
excepté Émans, la Grande-Paroisse, Laval et Saint-Germain-
Laval; les communes du canton de Mormant, excepté Fourju;

le canton de Nangis et celui de Nemours, excepté Ormesson ;
le canton de Provins et celui de Perthes, excepté Perthes,
Cely, Chailly-en-Bierre, Fleury et Saint-Martin ; les communes de Saint-Cyr, Doué, Mont-Dauphin, Monteuil, Mont-
Olivet, Saint-Ouen, Verdelot ; et Villeneuve-sous-Belot au
canton de Rebais ; le canton de Rozay, excepté Crevecœur ;
le canton de Sourdon, celui de Voux, et les communes de
Tournam, Chartres, Flavières, Gretz, Liverdy et Ozouer-le-
Voulgis ; au canton de Tournam.

— de 100 perches, à 22 pieds 51.072
Communes de Beaumont, Auferville, Fromont, Gironville,
Obsonville, au canton de Beaumont ; Dammarie-les-Lys, La
Rochette, au canton de Boissise-la-Bertrand ; les communes
du canton de Château-Landon et du Châtelet, non comprises
dans l'art. précédent, Gressy, Messy, et Villeroy, au canton de
Clayes ; celles du canton de Coulommiers, non comprises en
l'art. 1er., Saint-Fiacre, Sancy et Boutigny, au canton de
Crécy, Crouy, Coulombs, Germiny-sous-Coulombs, Vency-
Manœuvre et Vaux-sur-Clignou, au canton de Crouy ; les
communes du canton de Dammartin, excepté celles portées à
l'art. 1er ou aux suivants ; Préaux, au canton d'Égreville ; Farmoutier, Guerard, Laselle et Neumoutier, au canton de Farmoutier ; La Ferté-sous-Jouarre, Bassevelle, Bussières et Cha-
migny, au canton de la Ferté-sous-Jouarre ; Chevru, Choisy,
Jouy-sur-Morin, Saint-Remy, Saint-Siméon, au canton de la
Ferté-Gaucher ; Émery, Émerainville, au canton de Lagny ;
Armentières, Barcy, Jaignes, Grandchamp, au canton de Lizy-
sur-Ourcq ; les communes du canton de Melun, excepté celles
qui sont portées à l'art. 1er. Esmans, la Grande-Paroisse,
Laval et Saint-Germain-Laval, au canton de Montereau-faut-
Yonne ; Fourju, au canton de Mormant ; Ormessou, au canton de Nemours ; Perthes, Cely, Chailly-en-Bierre, Fleury et
Saint-Martin, au canton de Perthes ; Bellot, Chauffry et Hon-
devillers, au canton de Rebais ; Ozouer-la-Ferrière, au canton
de Tournam.

— de 100 perches carrées, à 18 pieds la perche linéaire. . . .   34.189
Les comm. du canton de Beaumont, non comprises en l'art. 1er. ;
celles du canton de Bray-sur-Seine, excepté Ballois, Gravon,

La Tombe, Everly, Les Ormes, et Fontaine-Fourche; celles de Charmentrée et Trilbaldon, au canton de Claye; celles d'Isle-les-Villenois et Crécy, au canton de Crécy; les comm. du canton de Crouy, excepté Crouy, Coulombs, Germiny-sous-Coulombs, Vency-Manœuvre, Vaux-sur-Clignon, D'huisy, Vendrest et Puissieux; celles de Chatenay, Saint-Sauveur-les-Bray et Sigy, au canton de Donne-Marie; Chelles, Ferrières et Jossigny, au canton de Lagny; Varrede, au canton de Meaux.

— de 80 perches carrées, à 20 pieds. 33.767
Communes d'Éverly et des Ormes, au canton de Bray-sur-Seine.

— de 100 perches carrées, à 18 pieds 4 pouces 35.463
Commune de Vignoly, canton de Clayes; Crécy et les autres communes du canton de ce nom, excepté Quincy, Coulome, La Haute-Maison, Faucourtois, Villemareuil, Saint-Fiacre, Sancy, Boutigny et Isle-les-Villenois, audit canton de Crécy; Vendrest, au canton de Crouy; les communes du canton de Farmoutier, excepté Farmoutier, Guérard, Laselle et Neumoutier; les communes du canton de la Ferté-sous-Jouarre, excepté celles qui sont portées aux art. 1er, et 2e.; les comm. de Coupevray et Saint-Thibault-des-Vignes, au canton de Lagny; les communes de Lizy-sur-Ourcq, Congis, Marry, Ocquerre, Radepont, Trocy et Villers, au canton de Lizy-sur-Ourcq; commune de Saint-Cyr, au canton de Rebais; Crevecœur, au canton de Rozay.

— de 100 perches carrées, à 19 pieds 4 pouces. 39.445
Communes de Compans, Mitry et Mory, canton de Clayes; Coulome, La Haute-Maison, Feaucourtois, Villemareuil, au canton de Crécy; Bussy-Saint-Georges, Champs, Chessy, Collegien, Croissy, Cuermantes, Lognes, Noisiel, Torcy, au canton de Lagny; Tancrou, au canton de Lizy-sur-Ourcq; Combault, Pontault, Roissy et Pontcarré, au canton de Tournam.

— de 100 perches carrées, à 19 pieds. 38.095
Communes de Quincy, au canton de Crécy, Lagny; Bussy-Saint-Martin, Chanteloup, Couches, Gouvernes, Montevrin et Saint-Denis-Duport, au canton de Lagny.

— de 120 perches, à 18 pieds 41.027
Commune de Puisieux, au canton de Crouy.

— de 100 perches carrées, à 22 pieds 4 pouces 52.634
Commune de Moussy-le-Neuf, au canton de Dammartin.

— de 100 perches, à 21 pieds 4 pouces. 48.021
Comm. de Thieux, au canton de Dammartin ; Rebais, Boitron,
Latrétoire, Orly, Sablonières, Saint-Denis, et Saint-Léger,
au canton de Rebais.

— de 100 perches carrées, à 21 pieds 46.531
Commune de Gêvres-le-Chapitre, au canton de Dammartin ;
Étrepilly et Marcilly, au canton de Lizy-sur-Ourcq.

— de 100 perches carrées, à 20 pieds 4 pouces. 43.618
Commune de Nantouillet, au canton de Dammartin.

DÉPARTEMENT DE SEINE-ET-OISE.

MESURES DE LONGUEUR.   *Valeur en Mètres.*

Toise 1.949

MESURES AGRAIRES.   *Valeur en Ares.*

Le *Setier* de 80 perches carrées, à 22 pieds par perche, en usage
pour les terres labourables 40.857
Au canton d'Ablis, commune de Ponthevrard.

L'*Arpent* de 100 perches carrées, à 22 pieds par perche 51.072
Aux cantons d'Ablis, d'Angerville, de Beaumont, (excepté la commune de Presles) ; de Bréval, de Chamarande, de Dammartin,
de Dourdan, (excepté les communes de Leval, ci-devant Saint-
Germain, Saint-Chéron et Saint-Maurice) ; d'Émile, des Essarts, (excepté les communes de Cernay, Ivette, ci-devant Lévi
et les Hayes) ; d'Etampes, de Fontenay-Saint-Père, de Roissy,
Garancière, Grisy et Houdan, de Jouy, Là Ferté-Aleps, Li-
mours, l'Isle-Adam, (excepté les communés de Meriel, Villers-
Adam et Meri) ; de Limay, Saint-Évite et Épiais ; Communes
de Noisy, Asnières et Viarmes, (du canton de Lusarches) ;
aux cantons de Magny, Maisse, Mantes-sur-Seine, Marines,
Forêt-de-Marly ; canton de Maule-sur-Maudre, (excepté la
commune de Thiverval) ; aux communes de Auvernaux et Balancourt, (du canton de Mennecy) ; au canton de Meulan ; aux

communes de Retolu, Annexe - de - Videlle, partie de Bruno ;
au - delà de la rivière et terroir de Boutigny, (du canton de
Milly); au canton de Montfort-l'Amaury, (excepté les communes de Bazoche, les Menule, Mareil et Saint - Remy - l'Honoré); au canton de Montl'héry, (excepté la commune de Mont-
l'héry); aux cantons de Neauphle - le - Château, de Poissy, de
Pontoise, de Rambouillet, de Rochefort, Saint-Arnoutl, la Roche - Guyon, Saclas, Saint - Germain-en-Laye, *intrà muros*,
Septeuil, Taverny, (pour les biens nationaux de première origine), Triel, Versailles *extrà muros*, (pour les biens nationaux), Villeneuve-en-Chevrie, Vigny-le-Bordeau, de Villeneuve Saint-Georges, (pour les biens nationaux).

— à 21 pieds par perche 46.531
Dans la commune d'Attainville, (au canton d'Écouen); celle de
Vimars, (au canton de Louvres).

— à 20 pieds par perche 42.208
Dans quelques communes du canton d'Arpajon ; au canton de
Brunoy, (excepté Épinay, Quincy et Yères); au canton de Che-
vreuse ; commune de Leval, ci-devant Saint-Germain, (au canton de Dourdan); communes de Cernay, Yvette, ci - devant
Levi et des Hayes, (au canton des Essarts); Thillay, Vander-
lan, et Gonesse, (canton de Gonesse); partie du cant. de Jouy,
partie du canton de Livry ; Paray, (au canton de Longjumeau);
Louvres, Chatenay et Puissieux, (au canton de Louvres);
communes de Railly, Rannes-moulin, Noisy et Villepreux, (au
canton de Marly); commune de Thiverval, (au canton de Maule-
sur-Maudre); au canton de Mennecy, (excepté Auvernaux et
Balancourt); au canton de Milly, (excepté Retolu, Annexe-de-
Videlle ; partie de Bruno, au-delà de la rivière et le terroir de
Boutigny); communes de Bazoches, les Menule, Mareil et Saint-
Remy-l'Honoré, (au canton de Montfort-l'Amaury); commune
de Fleury, Merogis, et partie de Grigny ; cant. de Neauphle-
le-Château ; commune de Palaizeau et moitié des territoires d'Orçay et de Bures ; partie du canton de Saint-Germain-en-Laye
extrà muros ; Chaville, (au canton de Sèvres ; comm. de Boissy-
Saint-Léger et Marolles, (au canton de Sucy); canton de Versailles ; commune de Draveil et partie de celle de Vigneux, dite
section de Rouvre.

— à 19 pieds 4 pouces. 39.466

Dans une partie du canton de Livry ; communes de Sucy, Chennevières, Laqueue, Noiseau, Ormesson et Villers, (au canton
de Sucy).

— à 19 pieds. 38.095

Dans les Communes d'Aulnay et Blancménil, (au canton de Gonesse).

— à 18 pieds 4 pouces. 35.452

Communes d'Épinay, Quincy et Yères, (au canton de Brunoy) ;
Sentenay, (canton de Sucy).

— à 18 pieds. 34.193

Au canton d'Argenteuil ; la majeure partie de celui d'Arpajon,
Presles, (au canton de Beaumont) ; canton de Corbeil ; communes de Saint-Chéron et Saint-Maurice, (au canton de Dour-
dan) ; canton d'Écouen, (excepté Villaine, Villiers-le-Sec,
Mareil, Attenville et Menil-Aubry) ; commune d'Arnouville,
Garges, Bonneuil et Sarcelles, (canton de Gonesse) ; partie
du canton de Jouy ; communes de Meriel, Villers-Adam, et
Mery, (au canton de L'isle-Adam) ; partie du canton de Livry ;
canton de Longjumeau, (excepté Paray) ; comm. de Marly,
Bougival, Laselle, Louveciennes, Portmarly et Ruelle, (au
cant. de Marly) ; cant. de Montlhéry, (excepté Linas, Sainte-
Geneviève, Morsan, Ville-Moison, Saint-Michel, et une pièce
de 7 arpents environ, à Long-Pont) ; Canton de Palaizeau,
(excepté Palaiseau et moitié des territoires d'Orçay et Bures) ;
partie du canton de Saint-Germain-en-Laye *extrà muros* ;
commune de Sèvres et six autres du canton de ce nom ; cant.
de Taverny, (excepté les biens nationaux de première origine) ;
Villeneuve-Saint-George, et douze des communes qui composaient le canton de ce nom.

L'Arpent de 128 perches carr., à 19 pieds 10 pouces par perche. 53.145

Communes de Ménil-Aubry, (au canton d'Écouen).

— de 120 perches, à 19 pieds par perche. 45.710

Communes de Villaine et Villers-le-Sec, (au canton d'Écouen).

— de 120 perches, à 21 pieds 55.837

Communes de Mareil, (au canton d'Écouen) ; Jagny, (au cant.
de Luzarches).

— de 120 perches, à 18 pieds 41.027
 Commune de Belloy, (au canton de Luzarches).

— de 90 perches, à 24 pieds. 54.706
 Commune de Chennevières, (au canton de Louvres).

— de 81 perches, à 25 pieds. 53.415
 Commune de Survilliers, (au canton de Louvres).

— de 80 perches, à 22 pieds 40.867
 Canton d'Ablis ; commune de Ponthevrard, (au canton de Rochefort) ; d'Émancé et Orcemont, (au canton de Rambouillet).

— de 80 perches, à 21 pieds 8 pouces 39.586
 Communes d'Émancé et Orcemont, (au canton de Rambouillet).

— de 66 perches, à 25 pieds 43.529
 Commune de Villeron, (au canton de Louvres).

— de 64 perches, à 25 pieds 42.208
 Commune de Goussainville, (au canton de Gonesse) ; canton de
  Luzarches (excepté Noisy, Asnières et Viarmes, Belloy, Jagny
  et Saint-Martin-du-Tertre).

— de 60 perches, à 25 pieds 4 pouces 40.617
 Marly-la-Ville.

— de 54 perches, à 27 pieds 41.537
 Communes de Bouqueval, le Plessis-Gassot.

DÉPARTEMENT DES DEUX-SÈVRES.

MESURES DE LONGUEUR.	Valeur en Mètres.
Toise de Paris.	1.949
Toise de 6 pieds 2 pouces.	2.003
Verge de 12 pieds de roi.	3.898
Perche de 22 pieds.	7.146

MESURES AGRAIRES.	Valeur en Ares.
Arpent forestier de 100 perches à 22 pieds.	51.072

 En usage à Mauze, Niort, Mougon, Saint-Loup, Chizé, Sauze-
  Vaussais, Chef-Boutonne, Partenay, Beauvoir, Cerizay, Argenton-le-Peuple, au canton de la Ferrière.

— de 100 perches à 24 pieds, ou 1600 toises carrées. 60.780
 Mauzé, Échiré, Maixent, Prabecq, Melle, Sauze-Vaussais,

Champdeniers, Coulonges, Saint-Pardoux, Thénezay, Brioux, Chatillon.

— de 100 perches à 25 pieds. 65.950
Argenton-les-Églises, Chiché, Bressuire, Oyron, Thouars, Brion, Saint-Varens, Argenton-le-Peuple.

— ou *Mareau*, pour les bois, de 144 perches à 25 pieds. . . . 94.970
Saint-Jouin-de-Marne, Thénezay, la Ferrière, Vendelogne, Vasle.

— de 288 perches à 12 pieds. 43.762
Ménigoute.

— pour les terres labourables, et *Journal* ou *Quartier* pour les prés, de 100 perches à 18 pieds. 34.189
Niort, Mauzé, Coulonges, Partenay, Cerizay, Martin-du-Fouillou, Moncoutant.

— de 480 perches à 12 pieds. 72.936
Lamothe-Saint-Héray, Chenay.

Journal de terres labourables, ou *Quartier* de pré de 200 verges carrées à 12 pieds par verge linéaire. 30.390
Niort, Mauzé, Échiré, Couture-d'Argenson, Chef-Boutonne, Brioux.

— de 8 chaînes ou perches carrées à 25 pieds. 5.277
Saint-Loup.

— de 150 chaînes ou gaulées carrées, la gaulée étant de 2 toises carrées 1/2. . . . . 14.245
Chapelle Saint-Laurent.

Journal de pré ou vignes. 25.642
A Parthenay et la Payrate.

— de bêcheurs. 1.975
Cerizay.

Boisselée de 100 verges carrées à 12 pieds. 15.195
Niort, Mauzé, Mougon, Échiré, Amaillou, Maixent, Prabecq, Melle, Champdeniers, Couture-d'Argenson, Coulonges, Magné, Cherveux, Partenay, Brioux, Frontenay, Beauvoir, Saint-Neomaye, Lezay, Celles, Verruyes, Martin-du-Fouillou, Saurais, Lapayrate, Ensigné.

— ou *Cartolée*, de 10 perches carrées à 25 pieds. 6.595
Chiché, Bressuire.

— de 16 perches carrées à 25 pieds. 10.552
Saint Loup.

— douzième de l'arpent de 100 perches à 25 pieds. 5.496
Oiron, Thouars.

— ou *Quartier* de pré, de 50 perches carrées à 22 pieds. . . . 25.536
Chizé.

— de 12 perches carrées à 25 pieds. 7.914
Airvault, Thenezay, la Ferrière, Vendelogne, Vasle.

— de 72 perches carrées à 12 pieds. 10.940
Menigoute.

— de 160 perches carrées à 12 pieds. 24.322
Lamothe-Saint-Héray, Lezay, Chenay.

— de 100 chaînes ou gaulées carrées, à 2 toises 1/2 carrées par
chaînée. 9.497
Chapelle-Laurent.

— douzième de l'arpent forestier, à 22 pieds par perche. . . . 4.256
Argenton-le-Peuple.

— huitième de l'arpent de 100 perches à 24 pieds. 7.598
Forêt-sur-Sèvres, André-sur-Sèvres, Chatillon.

— de 51 chaînées 1/3 à 2 toises carrées la chaînée. 7.800
Cerizay.

— dite *de Coué*. 27.351
Lezay.

— dite *de Mortagne*. 10.257
Échaubrognes.

— dite *de Maulevrier*. 8.358
Eschaubrognes, Jouin-de-Milly, la Ronde, Courlay, Montigny.

— de *Saint-Marsault* 6.300
Saint-Marsault.

— cinquième de l'arpent de Bressuire. 13.190
Journal de vignes. 3.663
Oirons, Thouars, Brion, Saint-Varens.

DÉPARTEMENT DE LA SOMME.

MESURES AGRAIRES. *Valeur en Ares:*

Journal du Meige, de 100 verges carrées à 17 pieds 3/4 de 10 pouces
  9 lignes par verge linéaire. 26.678
  Dans les communes du canton d'Athies, celles de Marché-le-
  Pot, et Misery au canton de Chaunes, et partie de celui de
  Nesles.

— d'Hiencourt-le-Grand, de 100 verges à 18 pieds *id.* 27.438
  Au canton de Chaulnes.

— de Chaulnes, de 100 verges à 18 pieds 2/3 *id.* 29.509
  Communes de Chaulnes, Omiécourt et Hiencourt-le-Petit.

— du Hamelet, de 100 verges à 18 pieds 1/3 de 11 pouces. . . . 29.800
  Canton de Corbie.

— de Proyart, de 100 verges à 211 pouces de Paris. 32.622
  Canton de Faucaucourt.

— de Sailly-le-Sec, de 100 verges à 19 pieds 1/3 de 11 pouces. . . 33.142
  Communes d'Aubigny, Vair et Vaux au canton de Corbie, et
  canton de Sailly-le-Sec.

— de Bray, de 100 verges à 20 pieds de 10 pouces 9 lignes. . . . 33.872
  Buire-sous-Corbie, Treux et Ville-sous-Corbie.

— de Fonches, de 100 verges à 21 pieds de 10 pouces 4 lignes. . 34.503
  Canton de Réthonvillers.

— de Rouys, de 100 verges à 20 pieds de 11 pouces. 35.463
  Mericourt-l'Abbé, Vauvillers, Bagonvillers, et partie du canton
  de Nesles.

— de Méricourt-l'Abbé, de 96 verges *id.* 34.044

— de Frammerville et Reinecourt, de 100 verges à 221 pouces 6
  lignes. 35.954

— de Puzeaux, de 100 verges à 20 pieds 1/6 de 11 pouces. . . . 36.064
  Puzeaux et Abancourt.

— d'Harbonnières, de 100 verges à 20 pieds 3/4 *id.* 38.175
  Harbonnières, Wiencourt, Lamothe.

— d'Heilly,, de 100 verges à 20 pieds 9 pouces 9 lignes *id.* . . . 38.405

— de Morcourt, de 100 verges à 21 pieds de 11 pouces. 39.106
  Morcourt et Guillaucourt.

— de Cerisy-Gailly, de 95 verges à 21 pieds *id.* 37.151

— de Péronne, de 100 verges à 22 pieds de 10 pouces 9 lignes. . 40.987
Communes de Fricourt, Bray, Cappy, Éclusier-Vaux, Étin-
cheux, Laneuville-les-Bray, Méricourt-sur-Somme, Morlin-
court, Suzanne, Buire-sous-Corbie, Chipilly, Sailly-le-Sec,
Treux, Ville-sous-Corbie, Ablincourt, Belloy, Berny, Estrées,
Fresnes, Lihons, Pressoir, Vermandovillers, Hamel, Asse-
viller, Béquincourt, Chuignes, Chuignoles, Dompierre,
Faucaucourt, Fay, Feuillères, Fontaine-les-Cappy, Frise,
Herleville et Soyecourt, Punchy, Hallu, Maucourt, Chilly, et
toutes les communes des cantons de Combles, Heudicourt,
Moislain, Péronne et Roisel.

— du bailliage d'Amiens, de 100 verges à 240 pouces de Paris. . 42.208
Les communes du canton d'Ailly-sur-Noye, au ci-devant bail-
liage d'Amiens, la majeure partie du canton d'Amiens, les
cantons de Beauquesne, Bernaville, Dommart, Doullens,
Lucheux, Miraumont, Naours, Querrieux, Saint-Sauflieu et
Villers-Bocage, partie du canton de Boves, tout le canton de
Contay (excepté partie des communes d'Hennencourt, Warloy et Vadencourt), Nampsanval et Nampty (au canton de
Conty), Bethencourt, Bourdon, Flixecourt, Iseux et Vigna-
court (au canton de Flixecourt), le canton de Frohen-le-
Grand (excepté Mezerolles), Aubercourt, Acheux, Buz, Hé-
sonville, Lealvillers, Senlis, Varennes, Bertancourt, Namp-
saumont.

— de Sailly-Lorette, de 90 verges à 20 pieds de Paris. 37.987
Communes de Sailly-Lorette, et partie du canton de Boves.

— de Hennencourt, Warloy et Harponville, de 80 verges *id.* . . 33.766

— de Vadencourt, de 77 verges *id.* 32.500
Communes de Vadencourt, Ailly-Haut-Clocher, Brucamps,
Buigny, Bussu, Coquerel, Donqueur, Ergnies, Francières,
Gorenflos, Long, Monflers, Pont-de-Remy, Villers-sous-
Ailly, Yaucourt, Hangest-sur-Somme, Brache, Buillencourt,
Contoise, Gratibus, Hargicourt, Mailly, Malpast, Marcs-
Moutier, Pierre-Pont, Septoutre, Thory, Ainval, Esclainvil-
lers, Folleville, Grivesne, Sauvillers (en partie), Chipilly (en
partie), Bonnay, Corbie, Fouilloy, Marcel-Cave, Villers (au
canton de Corbie, Mezerolles, Beaucourt, Caix, Cayeux,

Demnin, Ignancourt, Lignières, Marlers; les communes du canton d'Ailly-sur-Noye (ci-devant bailliage de Montdidier), tout le canton d'Albert (excepté Fricourt), partie des cantons d'Amiens et d'Hangest, les cantons de Bovelles et Cueschard.

— du bailliage de Montdidier, de 100 verges à 22 pieds de 11 pouces. 42.918

Les cantons de Nouvion, Rue, Saint-Riquier, celui de Moreuil (excepté Bertancourt et Castel), les communes de Bayencourt, Bertrancourt, Coigneux, Courcelles, Englebellemer, Forceville, Mailly, Vittermont, Assainvillers, Bequiny, Boussicourt, Cantigny, Courtemanche, Étiffay, Figuières, Lahoissière, Lemesnil, Lignières, Montdidier, Lechelle et Saint-Aurin, Beaufort, Folie, Meharicourt, Rozières, Urely, Warvillé.

— ancienne mesure *id.*, de 100 verges à 22 pieds de 10 pouces 8 lignes. 40.357

Quiry-le-Sec, Villers-Tournelle, Esclainvillers, Sauvillers (en partie), Ayencourt, Fontaine, Framicourt, Lecardonnois, Lemouchet, Plessier-sur-Grivènes.

— de Marqueviller, de 105 verges à 242 pouces de Paris. . . . 45.035

— d'Ayencourt, Fontaine et Cardonnois, de 94 verges 1/6 à 242 pouces de Paris. 40.415

— d'Airaines, de 80 verges *id.* 34.335

Belloy-Saint-Léonard (en partie), Taillis, Condé, Laleu, Le Quesnoy, Warlus, Méricourt-l'Abbé (en partie).

— de Roye, de 100 verges *id.* 45.070

Armancourt, Beuvraignes, Bus, Carépuis, Champien, Damery, Dancourt, Fresnoy-les-Roye, Goyencourt, Grivillers, Gruny, Lancourt, Popincourt, Rocglise, Roye, Saint-Mard, Tilloloy, Verpillers, Villers-les-Roye, Fransures, Hallencourt, Lachevrette, Fouquecourt, Le Quesnoy, Parvillers, Rouvroy, partie du canton d'Hangest.

— de Picquigny, de 100 verges à 22 pieds de 11 pouces 4 lignes. . 45.550

Tout le canton de Picquigny, partie de celui d'Ailly-sur-Noye, commune de Gouy, partie de celles de Faye, Hermilly et Thieulloy, communes de Bettembos, Meigneux, Bouquainville, Dreuil-les-Molliens, Fayel, Fresnoy-au-Val, Molliens-Vidame, Montenoy, Oissy, Quevauvillers-Vacqueresse, Riencourt, Castel (canton de Moreuil), Esserteaux, Loeuilly, Tilloy, Wailly.

— de Sailly-le-Sec, de 100 verges à 252 pouces de Paris. . . . 46.531

— de Breteuil et Clermont, de 100 verges à 24 pieds de 10 pouces 8 lignes. 48.022
Breteuil, Clermont, Aubvillers, Coulemelle, et partie du canton d'Ailly-sur-Noye, communes d'Ainval, Esclainvillers, Folleville, partie de Grivesnes, Belleuzes, Bosquet, Contre, Conty, Courcelles-sous-Thoix, Fremontier, Fleury, Monsures, Thoix, Thilloy, Velennes, Wailly.

— de Poix, de 100 verges à 260 pouces 8 lignes de Paris. . . . 49.793
Communes de Fricamps, Hallivillers, Lincheux, partie de celles de Faye, Hermilly et Thieuloy, communes d'Agnières, Caulières, Frettemolle, Hescamps, Lamaronde, Souplicourt, Segré, Bussy-les-Poix, Saint-Aubin, Blangy, Courcelles, Croixrault, Éplessier, Équesnes, Éramecourt, Famechon, La Chapelle, Moyencourt, Mennesvillers, Poix.

— en usage dans quelques communes du canton de Poix, de 100 perches à 258 pouces 6 lignes de Paris. 48.962
Communes de Bergicourt, Brassy, Guisancourt, Méréaucourt, Saulchoy, Sentelie, Saint-Romain, Thieuloy-la-Ville.

— d'Abbeville ou de Ponthieu, de 75 verges à 272 pouces de Paris. 40.662
Cantons d'Abbeville, Ault, Franleu, Hallencourt, Moyenneville, Oisemont, Saint-Maxent, Saint-Vallery, presque tout le canton de Gamaches, communes de Bellencourt, Éancourt-sur-Somme, Épagne, Épagnette, Quesnoy, Vauchelles, Airaines, Avelesges, Avesne, Bettencourt, Chaussoy, Condé-Folie, Croquoison, Étrejus, Hencourt, Le Quesnoy, Metigny, Aumont, Boirault, Hornoy, Selincourt, Tronchoy, Vraignes, partie de celles de Faye, Hermilly et Thieuloy, communes d'Offigny, Arguel, Beaucamp-le-Viel, Brocourt, Dromesnil, Fresneville, Guibermesnil, Lemazis, Lequesne-Liomer, Neuville-Coppegueule, Saint-Aubin-Rivière, Saint-Léger-le-Pauvre, Villers-Campsart.

— de 100 verges d'Abbeville. 54.316
Quelques communes des cantons d'Airaines, Gamaches, Hornoy, Liomer, Molliens-le-Vidame, etc.

— des cantons d'Hornoy et Molliens-Vidame, de 80 verges *id.* . . . 43.373
Hallivillers, Hornoy, Méricourt, Camps, Montagne, Vaudi-
court.

— d'Erchu, de 100 verges à 27 pieds de 10 pouces 8 lignes. . . . 60.78

— de Nesle, de 100 verges à 28 pieds de 10 pouces 8 lignes. . . 65.363
La majeure partie du canton de Nesles, communes de Belâtre et
Omancourt, le canton de Rethonvillers (excepté Fonches,
Hallu, Punchy, Fransures, Hallencourt, Lachevrette et
Erchu.)

Arpent de Paris, de 100 verges à 18 pieds de 12 pouces. 34.192

— des eaux et forêts, de 100 verges à 22 pieds *id.* 51.072

Mine du bailliage de Montdidier, de 90 verges à 242 pouces de
Paris. 38.626
Communes de Faverolles, Fécamp, Ouvillers, Pienne, Reman-
gies, Rollot, Rubecourt, partie de Méricourt-l'Abbé.

Setier de Ham, de 80 verges *id.* 34.335
Communes de Bronchy, Douilly, Eppeville, Étouilly, Ham,
Maille-Vilette, Offoy, Sancourt, Sulpice, Voyennes.

— de 60 verges à 25 pieds de 11 pouces. 33.250
Buverchy, Émery, Grécourt, Hombleux.

Mesure locale d'Airaines, Lignières et Liomer, de 75 verges à 22
pieds. 38.305
Belloy-Saint-Léonard (en partie), Fourcigny, Ganville, Mor-
villers, Orival, Beaucamp-le-Jeune, Guemicourt, Lafresnoye,
Montmarquet, Saint-Germain-sous-Bresle.

Nota. Toutes ces mesures se divisent en demi-mesures, quartiers
et demi-quartiers, à l'exception de quelques communes où le
journal de 75 verges est considéré comme faisant les 3/4 d'un
arpent, et se divise en conséquence en trois parties.

DÉPARTEMENT DU TARN.

Nota. Le travail de la Commission, d'après lequel j'avais rédigé les tables que
j'ai publiées pour ce département dans la première édition, s'est trouvé tellement
incomplet qu'il a paru nécessaire de le refaire. Une nouvelle Commission a été
nommée, et des tables plus exactes ont été rédigées par M. LE NORMAND, l'un de
ses membres. Ces tables, publiées en suite par ordre du préfet du département,
sont devenues les bases authentiques dans lesquelles j'ai dû puiser les nouveaux
rapports que je donne ici.

M. LE NORMAND observe que l'on connaît sous le nom de mesure de Mont-

pellier deux mesures qui ne sont point absolument semblables, et nous les dési-
gnerons d'après lui sous le nom de *Mesure vraie* et *Mesure supposée*, afin que
l'on puisse choisir le rapport qui conviendra suivant les localités. Il en est de
même de la mesure de Toulouse.

Je ne donne point la valeur en mètre de la mesure linéaire, il est aisé de la
déduire de celles qui sont ici.

On trouvera dans l'ouvrage de M. le NORMAND l'indication des communes
qui font usage de telle ou telle mesure.

MESURES AGRAIRES.   *Valeur en Ares.*

Les mesures agraires de ce département portent en général le nom de seterée;
quelques unes portent celui d'Arpent.

MESURE DE MONTPELLIER.

	Vraie.	Supposée.
De 320 perches carrées, à 16 pans.	50.56	51.36
Id. à 18 pans	63.98	65.00
Id. à 20	79.00	80.25
de 324 à 16 pans	51.19	52.01
Id. à 18	64.78	65.82
Id. à 20	79.98	81.26
de 400 à 13 pans et 1/2	44.99	45.71
Id. à 16	63.20	64.20
Id. à 20	98.74	100.32
de 900 cannes carrées.	35.55	36.11
de 1024 id.	40.45	41.09
de 1160 id.	45.82	46.55
de 1248 id.	49.30	50.08
de 1280 id.	50.56	51.37
de 1296 id.	51.19	52.01
de 1500 id.	59.25	60.19

MESURE DE TOULOUSE.

	Vraie.	Supposée.
de 400 perches carrées à 18 pans de côté.	65.32	65.95
Id. à 20	80.65	81.42
de 432 id. à 18.	70.55	71.23
de 480 id. à 18.	78.39	79.14
de 512 id. à 18.	83.61	84.42
de 576 id. à 14.	56.90	57.45
de 900 id. à 16.	116.14	117.24
de 1024 cannes carrées	33.03	33.35
de 1600 id.	51.62	52.11

de 2048 id. 66.07   66.70
de 3600 id. 116.14   117.24

MESURE D'ALBY.

	Unique.
de 320 perches carrées à 18 pans de côté	51.71
Id. à 20	63.84
de 324 id. à 17	46.70
Id. à 18	52.36
Id. à 20	64.64
Id. à 22	78.21
Id. à 22.1/4	80.00
de 400 perches carrées à 17 pans de côté.	57.66
Id. à 17.1/2	61.10
Id. à 18	64.64
Id. à 20	79.80
de 432 à 18	69.81
de 512 à 16	65.38
de 576 à 16.1/2	78.21
Id. à 17	83.02
Id. à 18	93.08
de 625 à 16	79.81
de 650 à 18	105.03
de 2500 caunes carrées	79.80

MESURE DE CASTRES.

de 256 perches carrées à 16 pans de côté	33.18
de 320 id. à 20	64.81
de 324 à 18	53.15
Id. à 20	65.62
de 400 à 20	81.01
de 416 à 18	68.24
de 484 à 16	62.74
de 900 à 16	116.66
de 1024 cannes carrées	33.18
de 1400	45.36
de 1600	51.84
de 1640	53.14
de 1650	53.46
de 2704	87.61
de 3600	116.66

MESURE DE LAUTREC.

de 1024 cannes carrées 33.57

MESURE DE LAVAUR, *supposée de Toulouse.*

de 625 perches carrées à 16 pans de côté 81.42
de 900 *id.* 117.24
de 125 cannes carrées. 4.07
de 1350 *id.* 43.97
de 1600 *id.* 52.11
de 1800 *id.* 58.62
de 3600 *id.* 117.24

MESURE DE GRAULHET.

de 480 perches carrées à 18 pans de côté. 76.01
de 625 *id.* à 16 *id.* 78.19
de 900 *id.* à 16 . . . . 112.60
de 125 cannes carrées. 3.91
de 1200 *id.* 37.54
de 3600 *id.* 112.60

MESURE DE MONTAUBAN.

de 320 perches carrées à 18 pans de côté. 54.89
de 1024 *id.* à 20 . . . . 216.86
de 1229 *id.* à 16 . . . . 166.58
de 1600 *id.* à 16. . . . . 216.86
de 6400 cannes carrées 216.86

MESURE DE VILLEMUR.

de 441 perches carrées à 16 pans de côté. 58.60
de 576 *id.* 76.53
de 1024 cannes carrées 34.02

DÉPARTEMENT DU VAR.

MESURES DE LONGUEUR.   *Valeur en Mètres.*

L'*Aune*, la *Toise*, le *Pied* de Paris. Voyez le département de la Seine.
La *Canne* de Grasse et Saint-Paul, et des communes de leurs ci-
devant districts 1.994

Le *Pan*, ou huitième de ladite canne 0.24925
La *Canne* dans toutes les autres communes du département. . . 1.990
Le *Pan*, ou huitième de ladite canne 0.24875

MESURES AGRAIRES. *Valeur en Ares.*

La *Canne carrée* de Grasse, Saint Paul et des communes de leurs
    ci-devant districts 0.039760
— dans toutes les autres communes du département 0.039587

Nota. On évalue les propriétés territoriales de ce département en *Charge*,
Panal, *Picotin*, etc.; mais ces évaluations ne présentent aucune mesure déterminée, parce qu'elles ne s'entendent que de l'étendue de terrain que l'on peut en-
semencer avec une *Charge*, un *Panal*, etc. de bled froment, ce qui dépend de
la qualité des terres; en sorte qu'il faut toujours en venir à l'évaluation en nombre de cannes carrées, élément unique de toutes les mesures agraires, et ce nombre varie depuis 150 jusqu'à 500; celui des cannes carrées qui composent le
Journal, la *Quarterée*, la *Seterée*, varie également depuis 600 jusqu'à 1200.

La valeur de la canne carrée en ares étant connue, il est facile de connaître
celle d'une mesure quelconque, composée d'une quantité déterminée de cannes
carrées.

Ainsi s'il s'agit de connaître la valeur en ares d'un journal de 725 cannes carrées en usage dans la majeure partie du département, qui est la deuxième du tableau ci-dessus, on n'a autre chose à faire que de multiplier la valeur de cette
canne, qui est en *ares* 0.039585 par 725, le produit 28.699125, ou simplement
28.699 sera la valeur cherchée.

DÉPARTEMENT DE VAUCLUSE.

MESURES DE LONGUEUR. *Valeur en Mètres.*

La *Canne* d'Apt 1.993
— d'Avignon. 1.983
— de Carpentras 1.972
— d'Aix. 1.989

Nota. La canne se divise en 8 pans, le pan en 9 pouces et le pouce en 12 lignes.

MESURES AGRAIRES. *Valeur en Ares.*

Les mesures agraires de ce département portent généralement le nom de *Salmée*; la salmée se divise en 8 éminées. Dans quelques cantons l'éminée se divise
en 20 cosses; à Orange, et dans les cantons qui en dépendaient, elle se divise en
4 pognadières, et la pognadière en 4 vingtimières.

Cantons d'Apt, Bastide-des-Jourdan, Bonnieux, Cadenet, Cucuron,
   Gordes, la Tour-d'Aignès, Saignon, Saint-Martin-Castellon,
   Saint-Saturnin et Sault 63.531
— d'Avignon, Bedarides, et communes de Châteauneuf-Calcernies,
   au canton de Caderousse (1736 cannes carrées.) 68.245
— de Baume, Bollene, Cairanne. Camaret, Caromb, Carpentras,
   Malaucene, Malemont, Mazan, Monteux, Montdragon, Mont-
   moiron, Pernes, Serignon, Vaison, Valréas, et communes de
   Bouchet, au canton de Suze, et de Sorgues, au canton de Bedarides (1600 cannes carrées.) 62.201
— d'Orange, Caderousse, Suze, et commune de Courthezon au
   canton de Bedarides, Jonquières, Causan, et Violée, au canton de Caumaret (1200 cannes carrées.) 40.827
— de Lisle, Cavaillon, Lagnes, Thor, Menerbes et Robion (1800
   cannes carrées.) 70.756
— de Pertuis (1600 cannes carrées.) 60.780

DÉPARTEMENT DE LA VIENNE.

MESURES DE LONGUEUR.	*Valeur en Mètres.*
Chaînée de 25 pieds de roi	8.12099
— de 24.	7.79615
— de 22.	7.14647
— de 12.	3.89807
— de 11.	3.57323
Compas de 5 pieds 6 pouces	1.78662

MESURES AGRAIRES.	*Valeur en Ares.*

*Cantons de Poitiers, Croutelles, Dissais, Jaunais, Nouaillé et
                    Sanxay.*

L'*Arpent* de 8 boisselées ou 100 chaînées, à 24 pieds	60.780
Boisselée de 15 chaînées, à 25 pieds	9.893

*Communes de Dienné, Vernon, Chizay et Gisay, au canton de
                    la Villedieu.*

Boisselée de 288 toises carrées	10.940

Autres communes dudit canton.

Boisselée de 200 toises carrées	7.597

Canton de Mirebeau.

Arpent de 10 boisselées ou 100 chaînées, à 25 pieds 65.950
Journal de 7 chaînées et 1/2 id. 4.946

Canton de Neuville.

Arpent de 8 boisselées ou 96 chaînées id. 63.312

Canton de Saint-Julien.

Boisselée de 12 chaînées et 1/2, à 24 pieds. 7.597
Journal de vignes, de 100 toises carrées 3.799
Boisselée de 16 chaînées, à 25 pieds. 10.552

Canton de Vouillé.

Arpent et Boisselée. Voyez canton de Poitiers.
Boisselée, mesure de la Tillé, de 18 chaînées 3/4 de Poitiers . . 11.397
Le Mareau de bois, de 400 toises carrées. 15.195

Cantons de Châtellerault, Thuré et Vormeuil-sur-Vienne.

Boisselée de 15 chaînées, à 25 pieds 9.893

Canton de Dangé.

Boisselée de 100 chaînées id. 6.595
— de 15 id. 9.893

Cantons de Ligné-sur-Osseau, Lésigny, Montoiron, Plumartin, Crémille et Saint-Genest.

Boisselée dite de Richelieu, de 12 chaînées id. 7.914
— de 15 id. 9.893
Arpent de 100 id. 65.950
Boisselée de 10 id. 6.595
La Soixantaine pour les bois taillis, de 3600 pieds carrés. . . . 3.799

Cantons de Loudun (intrà et extrà muros), Cursay, Mortaisé et Saint-Léger.

Arpent de 12 boisselées ou 96 perches, à 25 pieds. 63.312

Canton de Coussay.

Arpent de 100 chaînées id. 65.950
Boisselée de 10 id. 6.595
Journal de 7 et 1/2 id. 4.946

Canton de Montcontour.

Journal de vignes, de 7 et 1/2 id. 4.946
— de prés, de 9 et 1/2 id. 6.265
Arpent ou Séterée, de 12 boisselées ou 144 chaînées id. . . . 94.968

Cantons de Monts et Sauve.

L'Arpent de 100 chaînées id. 65.950

Canton de Civray.

Boisselée de 100 verges, à 12 pieds, ou 400 toises carrées. . . . 15.195
Arpent de 4 boisselées ou 100 perches, à 24 pieds 60.780
Arpent des eaux et forêts 51.072

Canton d'Availles.

Boisselée de 100 carreaux de 3 tt. 2 t. pied 2 t. pouce 12.768
Journal de prés, de 672 tt. 1 t. pied 4 t. pouce 25.536
— de vignes, de 168 tt. 0 t. pied 4 t. pouce 6.384

Cantons de Charroux et Chaunay.

Boisselée de 100 carreaux ou 400 toises carrés 15.195
Arpent des eaux et forêts 51.072

Canton de Gençay.

Boisselée de 266 2/3 toises carrées 10.130
— de 300 toises carrées. 11.396

Canton de Sommières.

Boisselée dite de Civray, de 100 verges, à 12 pieds 15.195
— dite de Gençay, de 66 2/3 verges carrées, ou 266 toises carrées
et 2/3 . . . . 10.130

Canton d'Usson.

Boisselée de 266 toises carrées 10.105
— de 400 id. 15.195

Canton de Montmorillon.

— de 75 carreaux, de 3 tt. 2 t. pieds 2 t. pouces. 9.576

Canton d'Angles.

Arpent de 4 boisselées ou 100 chaînées, à 25 pieds. 65.950

Canton de Chauvigny.

Boisselée de 16 chaînées à 25 pieds. 10.552
Journal de 8 id. 5.276

Canton de la Trimouille.

Boisselée de 15 2/3 id. 10.332

Canton de Lussas-le-Château.

Boisselée de 288 toises carrées 10.940
Journal de 144 id. 5.471

Canton de Saint-Savin.

Boisselée de 16 chaînées, à 25 pieds. 10.552
Arpent de bois, de 16 chaînées, à 22 pieds. . . . 8.171

Canton de Verriere.

Arpent de 5 boisselées, de 16 chaînées et 1/2, à 24 pieds. . . . 50.143

Canton de Lusignan.

Boisselée de 640 toises carrées 24.312

Canton de Couhé.

Boisselée de 180 verges carrées ou 720 toises carrées. 27.351
Journal de 200 verges carrées ou 800 toises carrées 30.390

Canton de Saint-Sauvent.

Boisselée de 160 verges carrées, de 12 pieds 24.312
Journal de prés, de 200 id. 30.390
— de vignes, de 40 id. 6.078
Arpent des eaux et forêts 51.072

Canton de Vivonne.

Boisselée de 90 verges carrées, à 12 pieds 13.675
Quartellée de 2 boisselées 27.351

18..

DÉPARTEMENT DE LA HAUTE-VIENNE.

MESURES DE LONGUEUR. Voyez le département de la Seine.

MESURES AGRAIRES.   *Valeur en Ares.*

Séterée de Limoges, Feytiat et Boisseuil	24.746
— de Dorat, Darnac et Bellac	51.474
— Saint-Victurnien, Rochechouart, Oradour-sur-Vayres, Saint-Mathieu, Maisonnais, les Salles et Saint-Léonard.	30.79
— Pensol, la Chapelle, Boubon et Chalus	34.193
Séterée de 50 perches carrées, à 20 pieds par perche	21.104
— de 100 perches carrées, à 22 pieds	51.072

Nota. La séterée se divise en 2 héminées, l'héminée en 2 quartes, et la quarte en 4 coupées.

DÉPARTEMENT DES VOSGES.

MESURES DE LONGUEUR.   *Valeur en Mètres.*

Toise de Paris	1.949
— de Lorraine.	2.859
— de Ruppes	2.910
Verge de Chaumont.	2.978
— d'Autreville	3.145
— du Ban de la Roche	3.248
Vergeon Barrois	2.944

MESURES AGRAIRES.   *Valeur en Ares.*

Arpent forestier, de 100 perches carrées, à 22 pieds.	51.072
— de Schirmeck, de 480 perches ou verges carrées du Ban de la Roche.	50.650
Jour de Lorraine, ou *Fauchée* pour les prés, de 250 toises carrées de Lorraine	20.438
Journal de Chaumont, de 250 verges carrées de Chaumont. . .	22.167
— de Barrois, de 250 vergeons carrés de Bar.	21.666
— d'Autreville, de 250 verges carrées d'Autreville	24.731
— de Ruppes, de 250 verges carrées de Ruppes	21.171
— du Ban de la Roche, de 170 verges carrées du Ban de la Roche.	17.939
— *Idem* de 100 verges *id.* pour les forêts	10.552

— de Schirmeck , pour les terres, de 300 *id.* 31.656
— de Domjulien , pour les terres labourables, égal à 8/10 du jour
    de Lorraine 16.351
— de Damblain , double du Jour de Lorraine. 40.877
— de Saales, de 400 verges carrées du Ban de la Roche 42.208

Nota. Les mesures de ce département se divisent communément en 10 om-mées , ou bien en demi-jour ou quart de jour.

DÉPARTEMENT DE L'YONNE.

MESURES DE LONGUEUR.	*Valeur en Mètres.*
Toise de Paris	1.949
— de Bourgogne , de 7 pieds et 1/2	2.4363
Perche de Bourgogne , de 9 pieds et 1/2	3.086
— ou *Corde*, de 18 pieds de roi.	5.847
— de 19 pieds.	6.172
— de 20.	6.497
— de 22.	7.146
— de 24.	7.793
— de 25.	8.121
— de 26.	8.446

MESURES AGRAIRES.	*Valeur en Ares.*
Perche carrée ou *Carreau*, la perche linéaire étant de 9 pieds et 1/2.	0.09523
— de 18 pieds	0.34189
— de 19.	0.38093
— de 20	0.42208
— de 22	0.51072
— de 24.	0.60780
— de 25	0.65950
— de 26.	0.71332
Arpent de 100 perches , à 18 pieds	34.189
— à 19 pieds	38.093
— à 20 pieds	42.208
— à 22	51.072
— à 24	60.780
— à 25	65.950
— à 26	71.332

— de 80 perches, à 22 pieds. 40.858
— de 120 *id*. 61.286
— de 360 perches, à 9 pieds et 1/2 . . . . 34.283
— de 240 *id*. 22.855
Ouvrée ou *Hommée* de 54 perches, à 9 pieds et 1/2 . . . . . 5.1424
— de 50 perches *id*. 4.7615

Nota. Le journal, la soiture, la danrée, la parisée, sont des divisions de l'arpent et en valent tantôt les 3/4, les 2/3, le 1/2, les 2/5, etc. Il suffit de connaître l'unité principale pour avoir la valeur des divisions.

Nota. Le travail pour la comparaison des mesures de la Vendée n'était point fait lorsque j'ai publié la première édition de ces tables, il ne l'est point encore aujourd'hui, et je n'ai eu jusqu'à présent aucunes données pour ce qui concerne les mesures agraires de ce département. Il en est de même à l'égard des nouveaux départements, tels que ceux de Rome, du Trasimène, etc., les uns et les autres seront l'objet d'un supplément que je publierai aussitôt qu'il me sera possible de le faire.

Je prie les personnes qui trouveraient dans ces tables quelques erreurs ou omissions de vouloir bien m'en donner avis, soit directement, soit par la voie de mon libraire, et d'être assurées d'avance de la reconnaissance avec laquelle je recevrai les observations et les renseignements qu'elles auront la complaisance de me communiquer, ne désirant rien tant que de faire disparaître toutes les fautes qui pourraient s'être glissées dans un ouvrage où la plus légère erreur peut être d'une grande importance.

OBSERVATION IMPORTANTE.

QUELQUE soin que nous ayons pris pour réunir dans les tables précédentes toutes les mesures agraires qui sont en usage en France, il est possible cependant qu'il en ait été omis quelques unes ; mais on trouvera facilement la valeur de celles-ci en *ares*, si du moins l'on est à portée de mesurer directement en mètres la chaîne qui sert à l'arpentage, ou si l'on sait quelle est en ancienne mesure la longueur de la verge ou perche qui est l'élément de cette mesure, ou bien encore si l'on sait de combien de toises ou pieds carrés se compose cette mesure. C'est pour faciliter les opérations que l'on pourra être dans le cas de faire à cet égard, que nous avons dressé les deux tables ci-après dont l'une donne la valeur des pieds, pouces et lignes en mètres, et l'autre celle des pieds carrés et des toises carrées en mètres carrés. Voici des exemples de la manière dont on devra procéder à l'aide de ces tables.

1ᵉʳ. *Exemple.* On demande la valeur en *ares* d'une mesure agraire qui contient 95 perches carrées, la chaîne qui sert à l'arpentage, mesurée en mètres, ayant de longueur : *mètres* 5.314.

Faites le carré de 5.314 ; en multipliant ce nombre par lui-même, vous aurez pour la valeur d'une perche carrée en *centiares* ou *mètres car.* 28.239. Multipliez ce nombre par 95, vous aurez pour produit 2682.705, et par conséquent la valeur de cette mesure en *ares* sera : 26.827.

2ᵉ. *Exemple.* Soit à convertir en ares une mesure de 108 perch. car., la perche linéaire étant de 16 pieds 4 pouces 2 lignes.

Prenez dans la Table Iʳᵉ. ci-après la valeur de

16 pieds	5.1974304
Celle de 4 pouces	0.1082798
Celle de 2 lignes	0.0045117
TOTAL.	5.3102219

Ou bien, en supprimant les décimales superflues, 5.31.

Faites le carré de ce nombre 5.31, en le multipliant par lui-même, vous aurez pour la valeur d'une perche carrée en *mètres carrés* : 28.196.

Multipliez ce dernier nombre par 108, qui est celui des perches à réduire en ares, le produit 3045.368 sera en *mètres carrés* ou *centiares* la valeur de la mesure donnée, et en rapprochant le point décimal de deux places vers la gauche, vous en ferez : *ares* 30.454.

Si l'on ne connaît point la valeur de la perche linéaire en pied de roi, mais seulement en une mesure du pays, au moins on saura quelle est la valeur de cette mesure locale en mètres ou parties de mètre, ou bien en quel rapport elle est avec l'ancien pied de roi, et dans tous les cas on fera l'opération comme il va être expliqué par un nouvel exemple.

3e. *Exemple*. Soit à convertir en *ares* une mesure agraire dont la contenance est de 154 verges carrées, la verge linéaire étant de 27 pieds locaux, dont la longueur est de 11 pouces 3 lignes du pied de roi.

Prenez dans la Table Ire. ci-après la valeur de

11 pouces 0.2977695
Plus celle de 3 lignes. 0.0067675

                    Total. 0.3045370

Multipliez ce nombre 0.304537 par 27, vous aurez pour produit 8.222499, ou simplement, en supprimant les décimales superflues : 8.2225.

Multipliez ce nombre par lui-même, vous aurez pour la valeur d'une verge carrée en *mètres carrés* : 67.6095.

Multipliez enfin ce dernier nombre par 154, nombre de verges donné, le produit 10411.863 sera, en *mètres carrés*, la valeur de la mesure dont il s'agit, et en reculant le point décimal de deux places vers la gauche, vous aurez en *ares* : 104.119.

Il peut arriver que l'on ne connaisse la mesure ancienne qu'il s'agit de réduire en nouvelle, que par le nombre des toises ou des pieds carrés qu'elle contient, alors on fera usage de la Table IIe. ci-après, comme on va le voir par les exemples suivants.

4e. *Exemple.* Il est question de réduire en ares une mesure dont la contenance est de 42554 pieds carrés.

Prenez dans la Table IIe. la valeur de 40000 pieds

carrés	4220.8251
Celle de 2000	211.0413
Celle de 500.	52.7603
Enfin celle de 34	3.5877

La somme. 4488.2144

sera en *mètres carrés* ou *centiares* la valeur de la mesure donnée. En rapprochant le point décimal de deux places vers la gauche, vous aurez pour la valeur en *ares :* 44.882

5e. *Exemple.* Soit encore une mesure agraire dont la contenance est de 1256 toises carrées.

Prenez dans la Table IIe. la valeur de 1000 toises

carrées	3798.7425
Celle de 200	759.7485
Celle de 56.	212.7296

La somme sera en *mètres carrés* 4771.2206

Et par conséquent en *ares :* 47.712.

Nota. Les valeurs portées dans les tables suivantes se rapportent toutes à une seule unité de mesures nouvelles, savoir le mètre pour les pieds, pouces et lignes, et le mètre carré pour les pieds et toises carrés. On a reconnu que cette méthode facilite beaucoup les opérations et prévient les erreurs parce qu'on n'éprouve pas d'embarras pour le placement du point décimal.

Les décimales ont été portées uniformément à 7 pour les mesures de longueur afin qu'il y eut le moins d'erreurs possible dans les calculs auxquels elles doivent servir d'éléments. Il a paru suffisant de les porter à 4 pour les mesures de superficie. Au surplus ces décimales peuvent après l'opération être facilement réduites au nombre qui est strictement nécessaire.

Ire. TABLE, pour la conversion des Pieds, Pouces et Lignes, en Mètres.

LIGNES.	MÈTRES.	PIEDS.	MÈTRES.
1/4	0.0005640	3	0.9745182
1/3	0.0007520	4	1.2993576
1/2	0.0011230	5	1.6241970
2/3	0.0015039	6	1.9490364
3/4	0.0016919	7	2.2738758
1	0.0022559	8	2.5987152
2	0.0045117	9	2.9235546
3	0.0067675	10	3.2483940
4	0.0090234	11	3.5732334
5	0.0112792	12	3.8980728
6	0.0135350	13	4.2229122
7	0.0157908	14	4.5477516
8	0.0180466	15	4.8725910
9	0.0203025	16	5.1974304
10	0.0225583	17	5.5222698
11	0.0248141	18	5.8471092
		19	6.1719486
POUCES.		20	6.4967880
		21	6.8216274
1	0.0270700	22	7.1464668
2	0.0541400	23	7.4713062
3	0.0812099	24	7.7961456
4	0.1082798	25	8.1209850
5	0.1353498	26	8.4458244
6	0.1624197	27	8.7706638
7	0.1894897	28	9.0955032
8	0.2165596	29	9.4203426
9	0.2436296	30	9.7451820
10	0.2706995	40	12.9935760
11	0.2977695	50	16.2419700
		60	19.4903640
PIEDS.		70	22.7387580
		80	25.9871520
1	0.3248394	90	29.2355460
2	0.6496788	100	32.4839400

IIᵉ. TABLE, *pour convertir les Toises et Pieds carrés en Mètres carrés.*

	PIEDS CAR. en Mèt. car.	TOISES CAR. en Mèt. car.		PIEDS CAR. en Mèt. car.	TOISES CAR. en Mèt. car.
1	0.1055	3.7987	46	4.8539	174.7422
2	0.2110	7.5975	47	4.9595	178.5409
3	0.3166	11.3962	48	5.0650	182.3396
4	0.4221	15.1950	49	5.2705	186.1384
5	0.5276	18.9937	50	5.2760	189.9371
6	0.6331	22.7925	51	5.3816	193.7359
7	0.7386	26.5912	52	5.4871	197.5346
8	0.8442	30.3899	53	5.5926	201.3334
9	0.9497	34.1887	54	5.6981	205.1321
10	1.0552	27.9874	55	5.8036	208.9308
11	1.1607	41.7862	56	5.0092	212.7296
12	1.2662	45.5849	57	6.0147	216.5283
13	1.3718	49.3837	58	6.1202	220.3271
14	1.4773	53.1824	59	6.2257	224.1258
15	1.5828	56.9811	60	6.3312	227.9246
16	1.6883	60.7799	61	6.4368	231.7233
17	1.7939	64.5786	62	6.5423	235.5220
18	1.8994	68.3774	63	6.6478	239.3208
19	2.0049	72.1761	64	6.7533	243.1195
20	2.1104	75.9749	65	6.8588	246.9183
21	2.2159	79.7736	66	6.9644	250.7170
22	2.3215	83.5723	67	7.0699	254.5157
23	2.4270	87.3711	68	7.1754	258.3145
24	2.5325	91.1698	69	7.2809	262.1132
25	2.6380	94.9686	70	7.3864	265.9120
26	2.7435	98.7673	71	7.4920	269.7107
27	2.8491	102.5660	72	7.5975	273.5095
28	2.9546	106.3648	73	7.7030	277.3082
29	3.0601	110.1635	74	7.8085	281.1069
30	3.1656	113.9623	75	7.9140	284.9057
31	3.2711	117.7610	76	8.0196	288.7044
32	3.3767	121.5589	77	8.1251	292.5032
33	3.4822	125.3585	78	8.2306	296.3019
34	3.5877	129.1572	79	8.3361	300.1007
35	3.6932	132.9560	80	8.4416	303.8994
36	3.7987	136.7547	81	8.5472	307.6981
37	3.9043	140.5535	82	8.6527	311.4969
38	4.0098	144.3522	83	8.7582	315.2956
39	4.1153	148.1510	84	8.8637	319.0944
40	4.2208	151.9497	85	8.9693	322.8931
41	4.3226	155.7484	86	9.0748	326.6919
42	4.4319	159.5472	87	9.1803	330.4906
43	4.5374	163.3459	88	9.2858	334.2893
44	4.6429	167.1447	89	9.3913	338.0881
45	4.7484	170.9434	90	9.4969	341.8868

	PIEDS CAR. en Mèt. car.	TOISES CAR. en Mèt. car.		PIEDS CAR. en Mèt. car.	TOISES CAR. en Mèt. car.
91	9.6024	345.6856	900	94.9686	3418.8683
92	9.7079	349.4843	1000	105.5206	3798.7425
93	9.8134	353.2831	2000	211.0413	7597.4851
94	9.9189	357.8018	3000	316.5619	11396.2276
95	10.0245	360.8805	4000	422.0825	15194.9702
96	10.1300	364.6793	5000	527.6031	18993.7127
97	10.2355	368.4780	6000	633.1238	22792.4552
98	10.3410	372.2768	7000	738.6444	26591.1978
99	10.4465	376.0755	8000	844.1650	30389.9403
100	10.5521	379.8743	9000	949.6856	34188.6828
200	21.1041	759.7485	10000	1055.2063	37987.4254
300	31.6562	1139.6228	20000	2110.4125	
400	42.2082	1519.4970	30000	3165.6188	
500	52.7603	1899.3713	40000	4220.8251	
600	63.3124	2279.2455	50000	5276.0314	
700	73.8644	2659.1198	60000	6331.2377	
800	84.4165	3038.9940			

FIN.

INSTRUCTION sur les nouvelles mesures usuelles,
et explication des tables de rapports par le moyen
desquelles on peut les convertir en mesures légales,
ou réciproquement.

Les intentions du décret impérial qui permet l'emploi des mesures dont il s'agit, dans les usages journaliers du commerce, sont expliquées avec tant de clarté dans la circulaire du Ministre de l'intérieur, que nous craindrions d'en altérer la précision, si nous nous permettions autre chose ici que de renvoyer le lecteur à la transcription littérale que nous avons faite de cette pièce à la fin de cet écrit.

Le terme pour l'exécution de l'arrêté du Ministre de l'intérieur est fixé au 1er août prochain : cette époque sera aussi celle dont pourra dater l'existence réelle de l'uniformité des mesures, puisqu'il est certain que de ce moment le peuple n'aura plus de motif pour repousser celles qui lui sont offertes, ou, pour mieux dire, il aura autant d'empressement à les adopter qu'il a montré jusqu'ici de répugnance à se servir des mesures décimales.

Quoique les mesures usuelles, dont l'emploi est permis, aient des rapports très prochains avec les anciennes mesures de Paris, elles en diffèrent cependant assez pour que l'on ait quelquefois besoin d'en faire la comparaison avec elles.

On pourra aussi être dans le cas de comparer ces mêmes mesures usuelles avec les anciennes mesures locales autres que celles de Paris.

D'un autre côté, l'obligation imposée aux marchands de tenir toutes leurs écritures en mesures légales, celle qui est prescrite aux agents de l'administration publique, de convertir également en mesures légales les quantités qui seraient mal à propos expri-

19

mées en mesures usuelles, et la nécessité dans laquelle au contraire seront fréquemment les ingénieurs, les architectes et autres, de réduire en mesures usuelles les quantités qui dans leurs plans et devis seront exprimées en mesures légales, afin de parler aux ouvriers un langage que ceux-ci puissent entendre, exigent que les uns et les autres, ou pour mieux dire, les personnes qui travaillent sous leurs ordres, connaissent les moyens de faire ces conversions ; ils les trouveront indiqués dans cet écrit.

RAPPORTS des nouvelles mesures usuelles avec les anciennes mesures de Paris.

Les nouvelles mesures usuelles ne diffèrent des anciennes mesures de Paris, qui portaient les mêmes noms, que de quantités si petites que la différence devient presque nulle dans la pratique.

Cette différence est pour la toise nouvelle, le pied, le pouce et la ligne de 2 et 1/2 pour cent en plus, à très peu près.

Pour l'aune nouvelle de 1 pour cent aussi en plus, également à peu près.

Pour le boisseau nouveau de 4 pour cent en moins, exactement.

Pour la livre nouvelle, l'once, le gros et le grain, de 2 pour cent en plus, à peu près.

On réduira donc assez exactement, par exemple, un nombre donné de mesures linéaires nouvelles en mesures anciennes analogues, en ajoutant 2 et 1/2 pour cent au nombre donné.

Et réciproquement, c'est-à-dire si ce sont des mesures anciennes que l'on veut convertir en nouvelles, en retranchant 2 et 1/2 pour cent du nombre donné.

Et ainsi des autres espèces de mesures et des poids.

Il n'est personne qui ne sache parfaitement prendre le tant pour cent d'un nombre donné, pour le lui ajouter ou l'en retrancher ;

nous n'en dirons donc pas davantage sur cet article; nous ferons remarquer seulement que dans ces opérations on aura beaucoup d'avantage à suivre la méthode du calcul décimal pour exprimer les quantités moindres que l'unité, tandis que si l'on voulait les exprimer en fractions ordinaires, on y éprouverait beaucoup de difficulté.

Je suppose, en effet, que l'on ait 34 livres nouvelles à réduire en anciennes, en y ajoutant les 2 pour cent.

Il est clair que l'on aura plus tôt fait en ajoutant 68 centièmes à 34 et en l'écrivant ainsi : 34.68, que si l'on voulait convertir ces 34 livres en grains pour en prendre les 2 pour cent, les ajouter au nombre des grains, et rechercher ensuite combien le nombre trouvé des grains contient de gros, d'onces et de livres.

Au reste, nous ferons connaître plus bas le moyen de réduire les fractions décimales en fractions ordinaires.

Les réductions que l'on fera par cette addition ou par la soustraction du tant pour cent indiqué ci-dessus, ne seront pas parfaitement justes; mais elles suffiront le plus ordinairement. Il peut cependant se présenter des circonstances dans lesquelles on ait besoin d'une plus grande exactitude; on pourra se la procurer au moyen des rapports ci-après.

RAPPORTS pour une unité de mesures nouvelles en anciennes, et d'anciennes en nouvelles.

Nouvelles en	*anciennes.*	
Anciennes en		*nouvelles.*
Toise, pied, pouce et ligne . .	1.026148	0.974518
Idem carrés	1.052980	0.949686
Idem cubiq.	1.080513	0.925486
Aune	1.009722	0.990312
Boisseau	0.96154	1.04
Poids	1.021438	0.979012

On réduira exactement tel nombre que l'on voudra de mesures anciennes en nouvelles et réciproquement, en multipliant le rapport indiqué dans cette table par le nombre donné.

1er. *Exemple.* On propose de réduire 542 pieds nouveaux en pieds anciens.

Multipliez 1.026148 par 542, vous aurez 556.172216, et en supprimant les décimales superflues, 556.17.

2e. *Exemple.* On demande combien 47 livres ancien poids de marc, valent en livres nouvelles.

Multipliez le rapport 0.979012 par 47, vous aurez 46.013564, et en réduisant les décimales à deux, 46.01

La réduction des anciennes mesures en nouvelles, ou réciproquement, sera fort aisée toutes les fois que les quantités données seront des nombres simples ; mais lorsque ces quantités contiendront des sous-espèces, l'opération sera un peu plus difficile. On la fera également bien par les deux moyens que voici :

Le premier est de réduire toute la quantité donnée en unités de la plus petite espèce, afin d'avoir un nombre simple.

Ainsi, par exemple, pour convertir en mesures anciennes 3 toises, 5 pieds 9 pouces, mesures nouvelles, on réduira d'abord toute cette quantité en pouces, ce qui donnera 285 pouces, et multipliant ensuite le rapport 1.026148 par 285, on aura : pouces 292.45218.

Enfin on réduira ces 292 pouces en toises et pieds, et l'on aura

tois.	pieds.	pouc.
4.	0.	4.45218

Le second moyen sera facilement saisi par les personnes qui sont exercées au calcul des nombres complexes à l'aide des parties aliquotes ; l'exemple que nous allons en donner le fera mieux comprendre qu'une longue explication.

Soit encore 3 toises 5 pieds 9 pouces, mesures nouvelles, à convertir en mesures anciennes.

Le rapport des mesures nouvelles aux anciennes est, comme on le voit, dans la table 1.026148.

Pour 3 toises vous le multiplierez par 3, ci. . . . 3.078444

Pour 3 pieds, qui font 1/2 toise, vous en prendrez la moitié, ci. 0.513074

Pour 1 pied, vous prendrez le tiers du dernier produit, ci. 0.171025

Pour 1 pied, *idem*. 0.171025

Pour 6 pouces, vous prendrez la moitié de la valeur d'un pied qui est, ci. 0.085512

Pour 3 pouces, la moitié de la valeur de 6, ci. . . 0.042756

Total, ci. 4.061836

L'opération dont nous venons de donner des exemples, pris dans les mesures de longueur, sera exactement la même pour toutes les autres mesures et pour les poids.

Les résultats de ces réductions donneront presque toujours des fractions décimales, et il importe de savoir réduire ces fractions décimales en fractions ordinaires. Quoique l'on puisse aisément déduire la méthode à suivre à cet égard de l'explication des règles du calcul décimal que nous avons donnée dans les *Éléments du Système Métrique*, il ne sera pourtant pas hors de propos que nous l'indiquions ici d'une manière plus précise.

RÉDUCTION *des fractions décimales en fractions ordinaires.*

Pour réduire une fraction décimale en fraction ordinaire, il faut la multiplier par le dénominateur de la fraction demandée, et séparer dans le produit autant de chiffres vers la droite, qu'il y en a dans la fraction décimale; le chiffre ou les chiffres restants à gauche, sont le numérateur de la fraction demandée.

Soit par exemple la fraction décimale de la livre 0.587 à réduire en onces, qui sont des 16mes. de la livre.

Multipliez 0.587 par 16, vous aurez pour produit 9392, dont, séparant les trois derniers chiffres, parce que la fraction décimale en contient trois, vous aurez: *onces* 9.392.

Si vous voulez convertir la nouvelle fraction décimale de l'once 0.392, en gros, qui sont des 8mes. d'onces, vous la multiplierez par 8, et vous aurez: *gros* 3.136; enfin, vous réduirez cette dernière fraction décimale du gros 0.136, en grains, qui sont des 72mes. de gros, en la multipliant par 72, et vous aurez: grains 9.792.

La valeur totale de la fraction décimale de la livre 0.587 sera

donc 9. 3. 9. 79.

onc. gros. grains. 100.es

L'opération dont nous venons de donner un exemple pour réduire une fraction décimale de la livre en onces, gros et grains, sera la même pour réduire en fractions ordinaires les fractions décimales de toutes les sortes de mesures, sauf le dénominateur des fractions qui variera suivant l'espèce des mesures. Il est bon à cette occasion de placer ici un tableau qui présente l'ordre dans lequel se divisent les nouvelles mesures usuelles, quoique cet ordre étant le même que celui dans lequel se divisaient les anciennes mesures de même nom, il soit assez généralement connu.

TABLEAU de l'ordre des divisions des nouvelles mesures usuelles.

L'aune se divise en demis, quarts, 8mes. et 16mes., ainsi qu'en tiers, 6mes. et 12mes.

La toise se divise en 6 pieds.

Le pied en 12 pouces.

Le pouce en 12 lignes.

La ligne en 12 points, ou plus simplement en 10mes. et 100mes.

La toise carrée se divise en 36 pieds carrés.

Le pied carré en 144 pouces carrés.

Le pouce carré en 144 lignes carrées.

La ligne carrée en 144 points carrés, ou plutôt en 10mes. et 100mes.

La toise cube se divise en 216 pieds cubes.

Le pied cube en 1728 pouces cubes.

Le pouce cube en 1728 lignes cubes.

La ligne cube en 1728 points, ou mieux en 10mes., 100mes. 1000mes.

Le boisseau se divise en demis et quarts.

La livre se divise en 16 onces.

L'once en 8 gros.

Le gros en 72 grains.

Le grain en demis, quarts, 8mes., 16mes., etc., ou mieux en 10mes., 100mes., 1000mes.

Ce tableau sera utile non seulement dans les opérations qui auront pour objet de réduire les anciennes mesures en nouvelles ou réciproquement, mais encore dans celles que l'on fera pour convertir les mesures légales en mesures usuelles et dans lesquelles on aura besoin de réduire les fractions décimales en fractions ordinaires.

On pourra aussi avoir besoin quelquefois de réduire les fractions ordinaires en fractions décimales. Nous ne répèterons point ici ce que nous avons dit à cet égard dans les *Élements du Système Métrique*, pages 39, 40 et suivantes, et nous nous contenterons d'y renvoyer le lecteur.

RÉDUCTION *des mesures usuelles en mesures légales et réciproquement.*

Les rapports des mesures usuelles avec les mesures légales sont très simples, quant aux unités, et les calculs à faire pour leur réduction ne le sont pas moins.

S'agit-il, par exemple, de toises à convertir en mètres, ou de mètres à réduire en toises? Comme la toise est égale à deux mètres, et par conséquent le mètre égal à une demi-toise, il est clair que l'on convertira sans peine tel nombre que l'on voudra de toises usuelles en mètres, en le multipliant par 2, ou bien tel nombre que ce soit de mètres en toises, en le divisant par 2.

De même le pied est égal au tiers du mètre, et par conséquent le mètre égal à 3 pieds.

On réduira donc tel nombre que l'on voudra de pieds usuels en mètres, en prenant le tiers de ce nombre, et réciproquement tel nombre que ce soit de mètres en pieds, en le multipliant par trois.

Il est bon que l'on ait toujours présents ces rapports des unités des mesures usuelles avec les mesures légales, et en voici le tableau.

RAPPORTS *des unités des mesures usuelles avec celles des mesures légales et réciproquement.*

L'aune est égale. . . . . à 12 décimètres ou : *mèt.* 1.2
Le mètre . . . . à 5/6 de l'aune.
La toise linéaire . . . à 2 mètres.
Le mètre. . . . . . . à 1/2 toise ou 3 pieds.
La toise carrée . . . . à 4 mètres carrés.
Le mètre carré. . . . à 1/4 de toise carrée ou 9 pieds carrés.
La toise cube. . . . . à 8 mètres cubes.

Le mètre cube. . . . . . à 1/8 de toise cube ou 27 pieds cubes.

Le boisseau. . . . . . à 1/8 d'hectolitre ou 12 litres et 1/2.

L'hectolitre. . . . . . à 8 boisseaux.

La livre . . . . à 1/2 kilogramme ou 500 grammes.

Le kilogramme . . . . à 2 livres.

Toutes les fois donc que l'on n'aura que des nombres simples d'unités d'une espèce de mesures ou de poids à convertir en unités d'une autre espèce, on pourra le faire sans peine; mais lorsqu'aux unités se trouveront jointes des fractions, l'opération sera un peu plus compliquée, elle exigera des calculs dans lesquels les personnes qui y sont peu exercées pourraient se trouver embarrassées, et qui, dans tous les cas, feraient perdre un temps considérable. On simplifiera beaucoup le travail en faisant usage des tables que nous joignons ici, et qui présenteront ces mêmes calculs en quelque sorte tout faits, puisqu'ils se réduiront à quelques additions. Cela ne nous dispensera pas de donner en même temps quelques exemples des opérations de calcul par lesquelles on pourra se procurer les mêmes résultats.

1ᵉʳ. *Exemple.* On propose de convertir en mètres et fractions décimales du mètre, 5 toises 4 pieds 5 pouces 8 lignes.

	mèt.
La toise est égale à 2 mètres; 5 toises valent donc. .	10.
3 pieds font 1/2 toise et valent	1.
1 pied est égal au tiers d'un mètre, ci	0.333
4 pouces font le tiers de la valeur d'un pied, ci . .	0.111
1 pouce est le quart de la valeur de 4, ci	0.028
6 lignes font la moitié d'un pouce, ci	0.014
2 lignes font le tiers de la valeur de 6, ci	0.004

La valeur totale sera donc, ci 11.490

On fera la même opération bien plus promptement à l'aide de la table I.

La toise étant égale à 2 mètres, multipliez 5 par 2, _{mèt.}
vous aurez . . . . 10.

Prenez dans la table la valeur de 4 pieds, ci. 1.333

Puis celle de 5 pouces 8 lignes, ci. 0.157
_____
Faites l'addition et vous aurez, ci 11.490

2e. *Exemple.* On propose de convertir en toises, pieds, pouces et lignes, une quantité exprimée en *mètres* 57.319

Puisque le mètre est égal à la moitié de la toise, il est clair qu'en prenant la moitié du nombre donné 57.319, qui est 28.6295, vous aurez la même quantité exprimée en toises et fractions décimales de la toise; fractions que vous réduirez ensuite en pieds, pouces et lignes, en suivant la méthode indiquée ci-dessus,

toises. pieds. pouc. lignes. 100.es

page 289, et vous aurez en tout 28. 3. 11. 5. 81.

Vous obtiendrez plus promptement les mêmes résultats en faisant usage de la table II.

	tois.	pieds	pou.	lig.	100es
Divisez d'abord 57. par 2, vous aurez .	28.	»	»	»	»
Plus 1/2 qui vaut 3 pieds, ci.	»	3.	»	»	»
Prenez ensuite dans la table pour 0.3, ci.	»	»	10.	9.	60
Et pour 0.019, ci	»	»	»	8.	21

L'addition faite, vous aurez pour la valeur demandée. 28. 3. 11. 5. 81

3e. *Exemple.* On propose de convertir en mètres carrés et fractions de mètre carré 5 toises car. 17 pieds 42 pouc. et 109 l. car.

Pour l'intelligence des opérations qui ont pour objet la conversion des mesures de superficie, il convient de remarquer ici que de même que la toise carrée contient 36 pieds carrés, le pied carré

144 pouces carrés, et le pouce carré 144 lignes, le mètre carré contient 100 décimètres carrés, le décimètre 100 centimètres, et le centimètre 100 millimètres, et par conséquent que les fractions décimales du mètre carré doivent être divisées en tranches de deux chiffres, dont la première exprimera les décimètres carrés; la deuxième les centimètres, et la troisième les millimètres carrés.

Puisque la toise linéaire est égale à 2 mètres, il s'ensuit que la toise carrée est égale au carré de 2 qui est 4, et vaut par conséquent 4 mètres carrés.

Multipliez donc 5 par 4, vous aurez pour la mèt. déc. cent. mill.
valeur de 5 toises carrées en mètres carrés, ci . . 20   »   »   »

La toise carrée contient 36 pieds carrés.

Prenez pour 9 pieds le quart de la valeur de la
toise, ci. . . . . I.   »   »   »
Pour 3 pieds le tiers de la valeur de 9 . . . . . o. 33. 33. 33
Pour 3 pieds, *idem* . . . . o. 33. 33. 33
Pour 1 pied, le tiers de ce dernier produit . . o. 11. 11. 11
Pour 1 pied, *idem* . . . . o. 11. 11. 11

Le pied carré contient 144 pouces carrés.

Prenez pour 36 pouces le quart du dernier
produit, ci . . . . o. 2. 77. 78
Pour 6 pouces le 6e. du dernier produit . . o. 0. 46. 25
Pour 1 pouce le 6e. du dernier produit, qui
o. o. 7.71, nombre que vous écrirez séparément, parce qu'il ne doit entrer dans l'opération que pour faciliter le passage aux lignes.

Pour 72 lignes, la moitié du dernier produit. . o. 0. 3. 85
Pour 36 lignes, la moitié de ce dr. produit . . o. 0. 1. 94
Pour 1 ligne, le 36e. de ce dernier produit . . o. 0. 0. 5
                                                  ————————
La valeur totale sera 21. 92. 18. 75

Vous ferez bien plus promptement la même opération à l'aide de la table IIIᵉ. comme il suit :

Multipliez 5 par 4, et vous aurez pour la valeur de 5 toises carrées, ci . . . .

	mèt.	déci.	cent.	mill.
valeur de 5 toises carrées, ci	20.	»	»	»

Prenez ensuite dans la table,

	mèt.	déci.	cent.	mill.
Pour 10 pieds, ci	1.	11.	11.	11.
Pour 7 pieds	»	77.	77.	78.
Pour 40 pouces . . . . , ...	»	03.	08.	64.
Pour 2 pouces	»	»	15.	43.
Pour 100 lignes	»	»	5.	36.
Pour 9 lignes	»	»	»	43.

Total comme ci-dessus . . . . 21. 92. 18. 75.

Et en supprimant les décimales superflues, mèt. carr. 21.92

4ᵉ. *Exemple.* On propose de réduire: *mèt. car.* 13.2897 en toises, pieds, pouces et lignes carrés.

Le mètre carré étant égal au quart de la toise carrée, prenez le quart de 13.2897, qui est, ci 3.322425

Pour réduire ensuite la fraction décimale 0.322425 en pieds, pouces et lignes carrés, vous opérerez par la méthode indiquée ci-dessus.

1°. Vous multiplierez 0.322425 par 36, pour avoir des pieds carrés, et le produit sera : pieds carrés 11.6073

2°. Vous multiplierez 0.6073 par 144 et le produit sera en pouces carrés 87.4512

3°. Vous multiplierez 0.4512 par 144, pour avoir des lignes carrées, et le produit sera : lignes carrées 64.9728

t. car. pieds. pouc. lign. 100es.

La valeur totale sera donc 3. 11. 87. 64. 97

En se servant de la table IV, on obtiendra plus promptement le même résultat.

Prenez d'abord le quart de 13 mètres, qui est 3 pour 12; il restera 1 qui vaut 9 pieds carrés.

tois. pieds. pouc. lign. 100es.

La valeur de 13 mètres sera donc. . . 3. 9. » » »

Prenez maintenant dans la table ,

Pour 20 décimètres carrés, ci . . . . . . » 1. 115. 28. 80
Pour 8 décimètres, ci . . . . » » 103. 97. 92
Pour 90 centimètres, ci . . . . » » 11. 95. 62
Pour 7 centimètres . . . . » » » 130. 64

Faites l'addition, en retenant 1 pouce pour 144 lignes, 1 pied pour 144 pouces et une toise pour 36 pieds, vous aurez pour la valeur cherchée, ci 3. 11. 87. 64. 98

5e. *Exemple.* On demande combien valent en mètres cubes 72 toises cubes 19 pieds 78 pouces.

Il faut observer ici que le mètre cube contient 1000 décimètres cubes; le décimètre cube 1000 centimètres cubes, et ainsi de suite, et par conséquent que les fractions décimales du mètre cube doivent être partagées en tranches de trois chiffres dont la première, à partir du point décimal, exprimera les décimètres, la seconde les centimètres, et la troisième les millimètres cubes.

La toise linéaire vaut 2 mètres, la toise carrée vaut 4 mètres carrés, et par conséquent la toise cube, égale au cube de 2 mètres, vaut 8 mètres cubes.

Sans nous arrêter à faire ici l'opération par la voie du calcul, opération qui serait très longue et d'autant plus inutile que, sans doute, on ne serait guère tenté de la prendre pour modèle, nous la ferons tout de suite par le moyen de la table V.

	mèt. cub.	décim.	cent.	millim.
Multipliez d'abord 72 toises par 8, vous aurez	576.	»	»	»

Prenez ensuite dans la table,

Pour 10 pieds, ci	o.	370.	370.	370.
Pour 9 pieds, ci	o.	333.	333.	333.
Pour 70 pouces, ci	o.	1.	500.	343.
Pour 8 pouces, ci	o.	o.	171.	468.
La valeur cherchée sera	576.	705.	375	514.

Quantité que vous exprimerez aussi bien par: *mèt. cub.* 576.705, c'est-à-dire 576 mèt. cub. et 705 millièmes, en supprimant les décimales superflues.

6e. *Exemple.* On demande quelle est en toises, pieds, pouces et lignes cubes la valeur de: *mèt. cub.* 19.847.

Prenez le 8e. de 19.847 qui est 2.480875, vous aurez d'abord 2 toises cubes et une fraction décimale 0.480875 qui, multipliée par 216, nombre des pieds cubes contenus dans la toise, donnera 103.869, c'est-à-dire 103 pieds cubes, plus la fraction 0.869.

Multipliez cette nouvelle fraction 0.869 par 1728, nombre des pouces cubes contenus dans le pied, le produit sera 1501.632, c'est-à-dire 1501 pouces cubes et la fraction 0.632.

Multipliez encore cette dernière fraction 0.632 par 1728, pour la convertir en lignes cubes, et vous aurez: *lig. cub.* 1092.096.

tois. cub.	pieds cub.	pouc. cub.	lignes.	1000.es
La valeur totale sera donc 2.	103.	1501.	1092.	096.

Quelque simple que soit cette opération, on obtiendra le même résultat plus promptement et plus facilement en se servant de la table VI.

Le mètre linéaire est égal à 3 pieds, le mètre carré vaut 9 pieds carrés et le mètre cube par conséquent est égal à 27 pieds cubes.

Multipliez 19, nombre donné des mètres cubes, par 27, vous aurez 513 pieds cubes qui, divisés par 216, vous donneront d'abord 2 toises, et il restera 81 pieds,

	tois.	pieds	pouc.	lig.	1000f.
ci	2.	81.	»	»	»

Prenez ensuite dans la table VI,

		tois.	pieds	pouc.	lig.	1000f.
Pour 800 décimètre cub., ci . . .	»	21.	1036.	1382.	400
Pour 40	»	1.	138.	414.	720
Pour 7, ci	»	»	326.	1022.	976

Faites l'addition, en retenant 1 pouce pour 1728 lign., 1 pied pour 1728 pouces, et une toise pour 216 pieds; la valeur cherchée sera 2. 103. 1501. 1092. 096

7e. *Exemple.* On propose de réduire en poids décimaux 5 livres 6 onces 3 gros.

La livre usuelle vaut 500 grammes, ou 1/2 kilogramme.

Multipliez 5 par 500, vous aurez pour la valeur de 5 livres en grammes, ci 2500

Prenez pour 4 onces le quart de la valeur d'une livre qui est, ci . . . . 125.

Pour 2 onces, la moitié du dernier produit, ci . . 62.5

Pour 2 gros, le quart du dernier produit, ci . . 7.81

Pour 1 gros, la moitié de celui-ci, ci 3.905

La valeur cherchée sera: *grammes.* 2699.215

Et rapprochant le point décimal des trois placés vers la gauche, vous aurez cette même valeur exprimée en *kilogrammes* 2.699215, ou simplement *kilogrammes*, 2.699, et plus simplement encore, *kilogrammes* 2.7

La même opération faite à l'aide de la table VII, sera beaucoup plus facile.

Multipliez d'abord 5 par 500, comme ci-dessus, ce qui vous donnera, ci: . . . . *grammes* 2500.

Prenez ensuite dans la table . . . .

Pour 6 onces 187.50

Et pour 3 gros, ci 11.72

Faites l'addition et vous aurez comme ci-dessus. . . 2699.22

ou : *kilogrammes* 2.699

8e. *Exemple.* On propose de réduire : *kilogrammes* 54.692 en poids usuels.

Puisque la livre usuelle vaut la moitié d'un kilogramme, ou que le kilogramme vaut 2 livres, il est clair que l'on convertira tel nombre que l'on voudra de kilogrammes en livres, en le multipliant par 2.

Multipliez donc 54.692 par 2, vous aurez la même quantité exprimée en livres et fractions décimales de la livre 109.384 c'est-à-dire 109 livres et une fraction décimale 0.384.

Multipliez cette fraction 0.384 par 16, pour la réduire en onces, vous aurez 6.144, c'est-à-dire 6 onces et la fraction nouvelle 0.144.

Multipliez cette fraction 0.144 par 8, pour la réduire en gros, le produit sera 1.152, c'est-à-dire 1 gros et la nouvelle fraction 0.152.

Cette dernière fraction 0.152, multipliée à son tour par 72, donnera en grains 10.944.

La valeur totale sera donc 109 livres 6 onces 1 gros 10 grains 944 millièmes.

Vous ferez plus promptement la même opération au moyen de la table VIII.

	liv.	onc.	gros.	grains.	100es
Après avoir multiplié 54 par 2, ce qui vous donnera, ci.	108.	»	»	»	»

Vous prendrez dans la table,

	liv.	onc.	gros.	grains.	100es
Pour 600 grammes ou 6 hectogr. .	1.	3.	1.	43.	20
Pour 90 gram. ou 9 décagr. . . .	»	2.	7.	2.	88
Et pour 2 grammes	»	»	»	36.	86

Faites l'addition en retenant 1 gros pour 72 grains, une once pour 8 gros, et une livre pour 16 onces, vous aurez comme ci-dessus 109. 6. 1. 10. 94

Nous ne donnons point ici de table pour convertir les aunes en mètres, ni les boisseaux en hectolitres, ou réciproquement, parce que les opérations pour cela sont infiniment simples, et peuvent se faire aussi promptement par le calcul que par le moyen des tables.

L'aune vaut en mètres 1.2, on convertira donc aisément tel nombre d'aunes que l'on voudra en mètres, en le multipliant par 1.2; et tel nombre de mètres que ce soit en aunes, en le divisant par 1.2.

Soit par exemple 76 aunes à réduire en mètres.

Multipliez 76 par 1.2, vous aurez: *mètres* 91.2

S'il y a une fraction d'aune, elle ne vous embarrassera pas.

Ainsi par exemple, si vous avez 24 aunes 3/4;

Ayant multiplié d'abord 24 par 1.2, vous aurez: *mèt.* . . 28.8

Vous prendrez ensuite la moitié de 1.2, qui est 0.6

Puis la moitié de 0.6, qui est 0.3

Et le total sera 29.7

Soit au contraire 854 mètres à convertir en aunes.

Divisez 854 par 1.2, vous aurez: *aunes*. 711.67

Vous réduirez, s'il en est besoin, la fraction décimale 0.67, en telle des fractions ordinaires de l'aune qu'il vous plaira, en la multipliant par le dénominateur de cette fraction ; mais pour peu que vous ayez l'habitude du calcul décimal, vous verrez d'abord que 0.67, font 2/3.

On a fréquemment besoin de convertir les aunes en pieds et réciproquement.

Ces opérations ne présenteront aucune difficulté.

Soit, par exemple, 18 aunes à convertir en pieds.

Une aune vaut en mètre 1.2, et 1 mètre vaut 3 pieds ; donc une aune est égale en pieds à 1.2 multiplié par 3, c'est-à-dire : *pieds* 3.6

Multipliant donc 18 aunes par 3.6, vous aurez pour leur valeur en pieds 64.8, c'est-à-dire 64 pieds, plus une fraction décimale 0.8 qui, multipliée par 12, vous donnera: *pouces* 9.6, c'est-à-dire 9 pouces et 6 dixièmes, etc.

Soit au contraire 59 pieds à réduire en aunes.

Divisez 59 par 3.6, vous aurez la valeur cherchée qui sera, *aunes* 16.31, c'est-à-dire 16 aunes et la fraction décimale 0.31, que vous réduirez en telle fraction ordinaire qu'il vous plaira ; mais que vous verrez d'abord être près d'un tiers.

Quant au boisseau, on sait qu'il est le 8e. de l'hectolitre, et par conséquent que l'on réduira un nombre donné de boisseaux en hectolitres, en le divisant par 8, comme au contraire on réduira un nombre d'hectolitres en boisseaux, en le multipliant par 8.

S'il y a des fractions, on y appliquera les règles que nous avons expliquées précédemment. —

RÉDUCTION des nouvelles mesures usuelles en mesures locales anciennes, autres que celles de Paris, et réciproquement.

LES règles expliquées ci-dessus pour la réduction des mesures usuelles en anciennes mesures de Paris et réciproquement, ne seront point applicables aux départements qui avaient autrefois des mesures locales différentes de celles de Paris; mais les procédés pour faire la réduction de ces mesures locales en mesures nouvelles ou réciproquement ne présenteront aucunes difficultés.

On convertira d'abord le nombre donné de mesures usuelles en mesures légales, en faisant usage, s'il en est besoin, des tables précédentes, et comme partout on connaît aujourd'hui les rapports des mesures légales avec les anciennes mesures locales, on réduira aisément la quantité trouvée en telle de ces anciennes mesures locales qu'on voudra.

La réduction des anciennes mesures locales en mesures usuelles se fera par l'opération inverse.

Deux exemples suffiront pour faire comprendre ces opérations.

1er. *Exemple.* On demande combien 35 toises usuelles valent en anciennes cannes de Toulouse.

35 toises réduites en mètres donnent : *mètres* 70.

Maintenant on connaît sur les lieux la valeur du mètre en ancienne canne de Toulouse, qui est 0.5568.

Multipliant donc 0.5568 par 70, on aura pour la valeur cherchée en cannes de Toulouse 38.976, ou simplement 39, en supprimant les décimales.

2e. *Exemple.* On propose de réduire 314 livres de soie, ancien poids de Lyon, en poids usuels.

20..

L'ancienne livre, poids de soie de Lyon, vaut en kilogr. 0.4589, multipliez ce nombre 0.4589 par 314, le produit sera 144.09.

Réduisez ces *kilogrammes* 144.09 en poids usuels, en multipliant ce nombre par 2, vous aurez 388.18.

Ainsi les 314 livres, poids de soie de Lyon, valent en livres usuelles 388.18.

TABLE I.   305

TABLE I. Réduction des pieds, pouces et lignes de la toise usuelle en mètres et fractions décimales du mètre.

POUC.	LIGN.	MÈTRES.	POUC.	LIGN.	MÈTRES.	POUC.	LIGN.	MÈTRES.
0.	1.	0.002	4.	1.	0.113	8.	1.	0.225
	2.	0.005		2.	0.116		2.	0.227
	3.	0.007		3.	0.118		3.	0.229
	4.	0.009		4.	0.120		4.	0.231
	5.	0.012		5.	0.123		5.	0.234
	6.	0.014		6.	0.125		6.	0.236
	7.	0.016		7.	0.127		7.	0.238
	8.	0.019		8.	0.130		8.	0.241
	9.	0.021		9.	0.132		9.	0.243
	10.	0.023		10.	0.134		10.	0.245
	11.	0.025		11.	0.137		11.	0.248
1.	0.	0.028	5.	0.	0.139	9.	0.	0.250
	1.	0.030		1.	0.141		1.	0.252
	2.	0.032		2.	0.144		2.	0.255
	3.	0.035		3.	0.146		3.	0.257
	4.	0.037		4.	0.148		4.	0.259
	5.	0.039		5.	0.150		5.	0.262
	6.	0.042		6.	0.153		6.	0.264
	7.	0.044		7.	0.155		7.	0.266
	8.	0.046		8.	0.157		8.	0.269
	9.	0.049		9.	0.160		9.	0.271
	10.	0.051		10.	0.162		10.	0.273
	11.	0.053		11.	0.164		11.	0.275
2.	0.	0.056	6.	0.	0.167	10.	0.	0.278
	1.	0.058		1.	0.169		1.	0.280
	2.	0.060		2.	0.171		2.	0.282
	3.	0.062		3.	0.174		3.	0.285
	4.	0.065		4.	0.176		4.	0.287
	5.	0.067		5.	0.178		5.	0.289
	6.	0.069		6.	0.181		6.	0.292
	7.	0.072		7.	0.183		7.	0.294
	8.	0.074		8.	0.185		8.	0.296
	9.	0.076		9.	0.187		9.	0.299
	10.	0.079		10.	0.190		10.	0.301
	11.	0.081		11.	0.192		11.	0.303
3.	0.	0.083	7.	0.	0.194	11.	0.	0.306
	1.	0.086		1.	0.197		1.	0.308
	2.	0.088		2.	0.199		2.	0.310
	3	0.090		3.	0.201		3.	0.312
	4.	0.092		4.	0.204		4.	0.315
	5.	0.095		5.	0.206		5.	0.317
	6.	0.097		6.	0.208		6.	0.319
	7.	0.100		7.	0.211		7.	0.322
	8.	0.102		8.	0.213		8.	0.324
	9.	0.104		9.	0.215		9.	0.326
	10.	0.106		10.	0.218		10.	0.329
	11.	0.109		11.	0.220		11.	0.331
4.	0.	0.111	8.	0.	0.222	12.	0.	0.333

Pieds.	Mètres.	Pieds.	Mètres.	Pieds.	Mètres.
1	0.333	3	1.000	5	1.667
2	0.667	4	1.333	6	2 . . .

TABLE II. Réduction des fractions décimales du mètre en pieds, pouces et lignes de la toise usuelle.

MÈTRE.	LIGNES.	MÈTRE.	POUC.	LIGN.	MÈTRE.	POUC.	LIGN.
0.001	0.43	0.026	»	11.23	0.051	1.	10.03
0.002	0.86	0.027	»	11.66	0.052	1.	10.46
0.003	1.30	0.028	1.	0.10	0.053	1.	10.90
0.004	1.73	0.029	1.	0.53	0.054	1.	11.33
0.005	2.16	0.030	1.	0.96	0.055	1.	11.76
0.006	2.59	0.031	1.	1.39	0.056	2.	0.19
0.007	3.02	0.032	1.	1.82	0.057	2.	0.62
0.008	3.46	0.033	1.	2.26	0.058	2.	1.06
0.009	3.89	0.034	1.	2.69	0.059	2.	1.49
0.010	4.32	0.035	1.	3.12	0.060	2.	1.92
0.011	4.75	0.036	1.	3.55	0.061	2.	2.35
0.012	5.18	0.037	1.	3.98	0.062	2.	2.78
0.013	5.62	0.038	1.	4.42	0.063	2.	3.22
0.014	6.05	0.039	1.	4.85	0.064	2.	3.65
0.015	6.45	0.040	1.	5.28	0.065	2.	4.08
0.016	6.91	0.041	1.	5.71	0.066	2.	4.51
0.017	7.34	0.042	1.	6.44	0.067	2.	4.94
0.018	7.78	0.043	1.	6.88	0.068	2.	5.38
0.019	8.21	0.044	1.	7.31	0.069	2.	5.81
0.020	8.64	0.045	1.	7.74	0.070	2.	6.24
0.021	9.07	0.046	1.	8.17	0.071	2.	6.67
0.022	9.50	0.047	1.	8.60	0.072	2.	7.10
0.023	9.94	0.048	1.	9.04	0.073	2.	7.57
0.024	10.37	0.049	1.	9.17	0.074	2.	7.97
0.025	10.80	0.050	1.	9.60	0.075	2.	8.40

TABLE II.   307

Suite de la *TABLE II.*

MÈTRE.	POUC.	LIGN.
0.076	2.	8.83
0.077	2.	9.26
0.078	2.	9.70
0.079	2.	10.13
0.080	2.	10.56
0.081	2.	10.99
0.082	2.	11.42
0.083	2.	11.86
0.084	3.	0.29
0.085	3.	0.72
0.086	3.	1.15
0.087	3.	1.58
0.088	3.	2.02
0.089	3.	2.45
0.090	3.	2.88
0.091	3.	3.31
0.092	3.	3.74
0.093	3.	4.18
0.094	3.	4.61
0.095	3.	5.04
0.096	3.	5.47
0.097	3.	5.90
0.098	3.	6.34
0.099	3.	6.77
0.100	3.	7.20

MÈTRE.	PIEDS.	POUC.	LIGN.
0.2	»	7.	2.40
0.3	»	10.	9.60
0.4	1.	2.	4.80
0.5	1.	6.	0.0
0 6	1	9.	7.20
0.7	2.	1.	2.40
0.8	2.	4.	9.60
0.9	2.	8.	4.80
1.0	3.	0.	0.0

TABLE III. *Réduction des pieds, pouces et lignes de la toise carrée en fractions décimales du mètre carré.*

LIGN. CARR.	CENTIM. CARR.	MILLIM. CARR.	POUC. CARR.	DÉCIM. CARR.	CENTIM. CARR.	MILLIM. CARR.	PIEDS CARR.	MÈTRES CARR.	DÉCIM. CARR.	CENTIM. CARR.	MILLIM. CARR.
1.	»	5.	1.	»	7.	72.	1.	»	11.	11.	11.
2.	»	11.	2.	»	15.	43.	2.	»	22.	22.	22.
3.	»	16.	3	»	23.	15.	3.	»	33.	33.	33.
4.	»	21.	4.	»	30.	86.	4.	»	44.	44.	44.
5.	»	27.	5.	»	38.	58.	5.	»	55.	55.	65.
6.	»	32.	6.	»	46.	30.	6.	»	66.	66.	67.
7.	»	38.	7.	»	54.	01.	7.	»	77.	77.	78.
8.	»	43.	8.	»	61.	73.	8.	»	88.	88.	89.
9.	»	48.	9.	»	69.	44.	9.	1.	0.	0.	0.
10.	»	54.	10.	»	77.	16.	10.	1.	11.	11.	11.
20.	1.	07.	20.	1.	54.	32.	20.	2.	22.	22.	22.
30.	1.	61.	30.	2.	31.	48.	30.	3.	33.	33.	33.
40.	2.	14.	40.	3.	08.	64.	40.	4.	44.	44.	44.
50.	2.	68.	50.	3.	85.	80.	50.	5.	55.	55.	56.
60.	3.	22.	60.	4.	62.	96.	60.	6.	66.	66.	67.
70.	3.	75.	70.	5.	40.	12.	70.	7.	77.	77.	78.
80.	4.	29.	80.	6.	17.	28.	80.	8.	88.	88.	89.
90.	4.	82.	90.	6.	94.	44.	90.	10.	0.	0.	0.
100.	5.	36.	100.	7.	71.	61.	100.	11.	11.	11.	11.
110.	5.	89.	110.	8.	48.	77.					
120.	6.	43.	120.	9.	25.	93.					
130.	6.	97.	130.	10.	03.	09.					
140.	7.	50.	140.	10.	80.	25.					

TABLE IV. 309

TABLE IV. Réduction des fractions décimales du mètre carré en pieds, pouces et lignes de la toise usuelle carrée.

MILLIM. CARR.	LIGNES CARR.	CENTIM. CARR.	POUCES CARR.	LIGNES CARR.	DÉCIM. CARR.	PIEDS CARR.	POUCES CARR.	LIGNES CARR.
1.	0.19	1.	»	18.66	1.	»	12.	138.24
2.	0.37	2.	»	37.32	2.	»	25.	132.48
3.	0.56	3.	»	55.99	3.	»	38.	126.72
4.	0.75	4.	»	74.65	4.	»	51.	120.96
5.	0.93	5.	»	93.31	5.	»	64,	115.20
6.	1.12	6.	»	111.97	6.	»	77.	109.44
7.	1.31	7.	»	130.64	7.	»	90.	103.68
8.	1.49	8.	1.	5.30	8.	»	103.	97.92
9.	1.68	9.	1.	23.96	9.	»	116.	92.16
10.	1.87	10.	1.	42.62	10.	»	129.	86.40
20.	3.73	20.	2.	85.25	20.	1.	115.	28.80
30.	5.60	30.	3.	127.87	30.	2.	100.	115.20
40.	7.46	40.	5.	26.50	40.	3.	86.	57.60
50.	9.33	50.	6.	69.12	50.	4.	72.	0.0
60.	11.20	60.	7.	111.74	60.	5.	57.	86.40
70.	13.06	70.	9.	10.37	70.	6.	43.	28.80
80.	14.93	80.	10.	52.99	80.	7.	28.	11.52
90.	16.80	90.	11.	95.62	90.	8.	14.	57.60
100.	18.66	100.	12.	138.24	100.	9.	0.	0.0
ou 1 centimèt. carré.		ou 1 décimèt. carré.			ou 1 mètre carré.			

TABLE V. Réduction des pieds, pouces et lignes de la toise usuelle cube en fractions décimales du mètre cube.

LIGNES CUB.	CENTIM. CUB.	MILLIM. CUB.	POUCES CUB.	DÉCIM. CUR.	CENTIM. CUB.	MILLIM. CUB.	PIEDS CUB.	MÈTRES CUB.	DÉCIM. CUB.	CENTIM. CUB.	MILLIM. CUB.
1.	»	12.	1.	»	21.	433.	1.	»	37.	037.	037.
2.	»	25.	2.	»	42.	867.	2.	»	74.	074.	074.
3.	»	37.	3.	»	64.	300.	3.	»	111.	111.	111.
4.	»	50.	4.	»	85.	734.	4.	»	148.	148.	148.
5.	»	62.	5.	»	107.	167.	5.	»	185.	185.	185.
6.	»	74.	6	»	128.	601.	6	»	222.	222.	222.
7.	»	87.	7.	»	150.	034.	7.	»	259.	259.	259.
8.	»	99.	8.	»	171.	468.	8.	»	296.	296.	296.
9.	«	112.	9.	»	192.	901.	9.	»	333.	333.	333.
10.	»	124.	10.	»	214.	335.	10.	»	370.	370.	370.
20.	»	248.	20.	»	428.	669.	20.	»	740.	740.	740.
30.	»	372.	30.	»	643.	004.	30.	1.	111.	111.	111.
40.	»	496.	40.	»	857.	339.	40.	1.	481.	481.	481.
50.	»	620.	50.	1.	071.	674	50.	1.	851.	851.	851.
60.	»	744.	60.	1.	286.	008.	60.	2.	222.	222.	222.
70.	»	868.	70.	1.	500.	343.	70.	2.	592.	592.	593.
80.	»	992.	80.	1.	714.	678.	80.	2.	962.	962.	963.
90.	1.	116.	90.	1.	929.	012.	90.	3.	333.	333.	333.
100.	1.	240.	100.	2.	143.	347.	100.	3.	703.	703.	704.
200.	2.	481.	200.	4.	286.	694.	200.	7.	407.	407.	407.
300.	3.	721.	300.	6.	430.	041.	300.	11.	111.	111.	111.
400.	4.	961.	400.	8.	573.	388.	400.	14.	814.	814.	814.
500.	6.	202.	500.	10.	716.	735.	500.	18.	518.	518.	519.
600.	7.	442.	600.	12.	860.	082.	600.	22.	222.	222.	222.
700.	8.	683.	700.	15.	003.	429.	700.	25.	925.	925.	926.
800.	9.	923.	800.	17.	146.	776.	800.	29.	629.	629.	630.
900.	11.	163.	900.	19.	290.	123.	900.	33.	333.	333.	333.
1000.	12.	404.	1000.	21.	433.	470.	1000.	37.	037.	037.	037.

TABLE VI. 311

TABLE VI. Réduction des fractions décimales du mètre cube en pieds, pouces et lignes de la toise usuelle cube.

MILLIM. CUB.	LIGNES CUB.	CENTIM. CUB.	POUCES CUB.	LIGNES CUB.	DECIM. CUB.	PIEDS CUB.	POUCES CUB.	LIGNES CUB.
1.	0.081	1.	»	80.622	1.	0.	46	1133.568
2.	0.161	2.	»	161.243	2.	0.	93.	539.136
3.	0.242	3.	»	241.865	3.	0.	139.	1672.704
4.	0.322	4.	»	322.486	4.	0.	186.	1078.272
5.	0.403	5.	»	403.108	5.	0.	233.	483.840
6.	0.484	6.	»	483.729	6.	0.	279.	1617.408
7.	0.564	7.	»	564.351	7.	0.	326.	1022.976
8.	0.645	8.	»	644.973	8.	0.	373.	428.544
9.	0.726	9.	»	725.594	9.	0.	419.	1562.112
10.	0.806	10.	»	806.216	10.	0.	466.	967.680
20.	1.612	20.	»	1612.431	20.	0.	933.	207.360
30.	2.419	30.	1.	690.647	30.	0.	1399.	1175.040
40.	3.225	40.	1.	1496.863	40.	1.	138.	414.720
50.	4.031	50.	2.	575.078	50.	1.	604.	1382.400
60.	4.837	60.	2.	1381.294	60.	1.	1071.	622.080
70.	5.644	0.	3.	459.510	70.	1.	1537.	1589.760
80.	6.450	80.	3.	1265.725	80.	2.	276.	829.440
90.	7.256	90.	4.	343.941	90.	2.	743.	869.120
100.	8.062	100.	4.	1150.157	100.	2.	1209.	1036.800
200.	16.124	200.	9.	572.314	200.	5.	691.	345.600
300.	34.186	300.	13.	1722.470	300.	8.	171.	1382.400
400.	32.249	400.	18.	1144.627	400.	10.	1382.	691.200
500.	40.311	500.	23.	566.784	500.	13.	864.	0.0
600.	48.373	600.	27.	1716.941	600.	16.	345.	1036.800
700.	56.435	700.	32.	1139.098	700.	18.	1555.	345.600
800.	64.497	800.	37.	561.254	800.	21.	1036.	1382.400
900.	72.559	900.	41.	1711.411	900.	24.	518.	691.200
1000.	80.622	1000.	46.	1133.568	1000.	27.	0.	0.0
ou 1 centim.		ou 1 décim.			ou 1 mètre.			

TABLE VII. *Réduction des poids usuels en grammes.*

GRAINS.	GRAMMES.	GROS.	GRAMMES.	ONCES.	GRAMMES.
1.	0.05	1.	3.91	1.	31.25
2.	0.11	2.	7.81	2.	62.50
3.	0.16	3.	11.72	3.	93.75
4.	0.22	4.	15.63	4.	125.00
5.	0.27	5.	19.53	5.	156.25
6.	0.33	6.	23.44	6.	187.50
7.	0.38	7.	27.34	7.	218.75
8.	0.47			8.	250.00
9.	0.49			9.	281.25
10.	0.54			10.	312.50
20.	1.09			11.	343.75
30.	1.63			12.	375.00
40.	2.17			13	406.25
50.	2.71			14.	437.50
60.	3.26			15.	468.75
70.	3.80				

TABLE VIII. *Réduction des poids décimaux en poids usuels.*

GRAMMES.	GROS.	GRAINS.	DÉCAGRAMMES.	ONCES.	GROS.	GRAINS.	HECTOGRAMMES.	LIVRE.	ONCES.	GROS.	GRAINS.
1.	»	18.43	1.	»	2.	40.32	1.	»	3.	1.	43.20
2.	»	36.86	2.	»	5.	8.64	2.	»	6.	3.	14.40
3.	»	55.30	3.	»	7.	48.96	3.	»	9.	4.	57.60
4.	1.	1.73	4.	1.	2.	17.28	4.	»	12.	6.	28.80
5.	1.	20.16	5.	1.	4.	57.60	5.	1.	»	»	»
6.	1.	38.59	6.	1.	7.	25.92	6.	1.	3.	1.	43.20
7.	1.	57.02	7.	2.	1.	66.24	7.	1.	6.	3.	14.40
8.	2.	3.46	8.	2.	4.	34.56	8.	1.	9.	4.	57.60
9.	2.	21.89	9.	2.	7.	2.88	9.	1.	12.	6.	28.80

LETTRE DE SON EXCELLENCE

LE MINISTRE DE L'INTÉRIEUR,

COMTE DE L'EMPIRE,

A MESSIEURS LES PRÉFETS DES DÉPARTEMENTS.

Paris, le 28 Mars 1812.

MONSIEUR LE PRÉFET, Sa Majesté s'est fait rendre compte des causes qui ont retardé jusqu'ici l'introduction complète des nouvelles mesures dans les usages du commerce et des arts; on lui a exposé que probablement cette résistance à l'adoption d'une aussi utile institution ne tient point au fond du système, mais uniquement à ce que les unités usuelles qui en ont été déduites ne sont peut-être pas assez appropriées aux besoins journaliers du peuple. L'application que l'on y a faite exclusivement du mode de division par dix est extrêmement favorable aux calculs, mais ne l'est pas également aux opérations que le peuple est journellement obligé de faire, parce qu'il a quelque peine à comprendre cette division, et qu'il ne peut l'effectuer matériellement.

Sa Majesté a permis que l'on essayât si l'on atteindrait plus sûrement le but, en autorisant l'emploi de quelques instruments de pesage et de mesurage appropriés aux besoins du peuple, et qui, en y satisfaisant pleinement, se rattacheraient sans peine aux unités légales; en sorte que cet emploi, purement facultatif, ne serait jamais dans le cas de nuire à celui du système ordonné par la loi.

Tels sont, Monsieur, les motifs du décret impérial du 12 février 1812. Par l'article 1er., Sa Majesté déclare qu'il ne sera fait aucun changement aux unités des poids et mesures de l'Empire, telles qu'elles ont été fixées par la loi du 19 frimaire an 8.

Il résulte de cette disposition, que les bases essentielles du système métrique sont conservées dans leur intégrité. Le mètre, égal à la dix-millionième partie du quart du méridien terrestre, et le kilogramme, égal au poids d'un décimètre cube d'eau distillée à la température de la glace fondante, sont et demeurent les étalons prototypes des poids et mesures de l'Empire.

Toutes les unités déduites du mètre demeurent également les unités légales des autres mesures ; savoir :

Le myriamètre et le kilomètre, pour les distances ;

Le décamètre, pour le mesurage des terres ;

Le décimètre, le centimètre et le millimètre, pour le mesurage des quantités linéaires moindres que le mètre ;

L'hectare, l'are, et le centiare, pour les mesures agraires ;

Le stère, le décastère et le décistère, pour le mesurage des solides ;

L'hectolitre, le décalitre, le litre et le décilitre, pour les mesures de capacité.

De même, toutes les unités déduites du kilogramme, soit comme multiples, soit comme fractions de cette unité principale, sont et demeurent les unités légales des poids ; savoir :

Le myriagramme, le quintal et le millier métriques, pour les grosses pesées ;

L'hectogramme, le décagramme, le gramme et le décigramme, pour les plus petites.

L'article 2 ordonne au Ministre de l'intérieur de faire confectionner, pour l'usage du commerce, des instruments de pesage et de mesurage, qui présentent soit les fractions, soit les multiples desdites unités, le plus en usage dans le commerce, et accommodés aux besoins du peuple.

Cette disposition, qui est l'objet spécial du décret, doit lever toutes les difficultés que l'adoption du nouveau système a rencontrées jusqu'à ce jour. Il s'ensuit qu'il doit être formé, pour les usages journaliers du peuple seulement, des instruments de pesage et de mesurage, dont les noms et les divisions soient facilement compris par lui. Ces instruments doivent se rapporter, autant qu'il sera possible, à ceux qui étaient anciennement le plus en usage dans le commerce, mais de manière toutefois qu'ils soient des fractions ou des multiples des unités légales.

Il est remarquable qu'en restreignant ces modifications aux seuls instruments de pesage et de mesurage nécessaires au peuple, l'intention de

Sa Majesté est qu'il ne soit fait aucun changement aux unités de compte, ni même aux instruments de mesurage qui ne sont point pour le peuple d'un usage journalier.

La volonté de Sa Majesté est que les instruments de pesage et de mesurage simplement autorisés, se lient tellement aux unités légales dont ils seront déduits, qu'ils puissent sans cesse y ramener, et faciliter en même temps la connaissance de la division décimale. C'est dans cette vue que, par l'article 3, il est statué que ces mêmes instruments porteront sur leurs diverses faces la comparaison des dénominations et des divisions établies par les lois, avec celles anciennement en usage.

Par l'article 4, Sa Majesté se réserve de se faire rendre compte, après un délai de dix années, des résultats qu'aura fournis l'expérience sur le perfectionnement que le système des poids et mesures serait susceptible de recevoir.

La volonté de Sa Majesté n'est donc point de substituer les instruments de pesage et de mesurage dont elle permet la confection, à ceux qui sont prescrits par la loi, mais seulement d'en tolérer l'usage concurremment avec celui des mesures décimales, de s'en remettre ainsi en quelque sorte aux résultats de l'expérience, afin de s'assurer s'il sera utile d'en ordonner définitivement l'emploi, ou de faire au système d'autres modifications qui le portent au point de perfection dont il est susceptible.

L'article 5 porte qu'en attendant, le système légal continuera à être seul enseigné dans toutes les écoles de l'Empire, y compris les écoles primaires, et à être seul employé dans toutes les administrations publiques, comme aussi dans les marchés, halles et dans toutes les transactions commerciales et autres.

Les dispositions de cet article fixent, avec précision, les bornes dans lesquelles doit être resserré l'usage des instruments de pesage et de mesurage qui seront fabriqués en exécution de l'article 2.

Il s'ensuit nécessairement que cet usage doit être restreint au commerce de détail, aux seules opérations dont le peuple s'occupe journellement pour ses besoins, qui n'exigent aucune écriture et ne laissent aucune trace; mais que, dans le commerce en gros, dans toutes les transactions commerciales et autres, qui ne peuvent se constater que par des traités, des marchés, des factures et autres écrits généralement quelconques, les mesures légales doivent être seules employées, ainsi que dans tous les actes de l'administration publique.

C'est également pour propager la connaissance du système légal et y ramener sans cesse le peuple par l'instruction, que le décret ordonne qu'il sera seul enseigné dans les écoles publiques.

En conséquence de ce décret et pour en régler l'exécution, j'ai pris l'arrêté que je vous adresse ci-joint, et sur les diverses dispositions duquel je dois maintenant vous donner quelques instructions qui serviront à vous diriger vous-même dans la marche que vous devez suivre pour vous y conformer.

L'article 1er. permet d'employer, pour les usages du commerce, une mesure de longueur égale à deux mètres, qui prendra le nom de toise, et se divisera en six pieds. Une mesure égale au tiers du mètre ou au sixième de la toise, portera le nom de pied, se divisera en douze pouces et le pouce en douze lignes. Il est dit, en outre, que chacune de ces mesures portera sur l'une de ses faces les divisions correspondantes du mètre.

Ces mesures seront peu différentes de l'ancienne toise de Paris et de l'ancien pied de roi, qu'elles n'excéderont que d'environ deux et demi pour cent, et pourront être appliquées sans difficulté à tous les usages auxquels étaient propres les anciennes toises, les anciens pieds, et les mesures analogues; l'ordre de leurs divisions étant le même que celui des divisions de la plus grande partie de ces anciennes mesures, le peuple n'aura aucune peine à les comprendre, et à s'en servir pour tous ses besoins. Dans les pays même où les mesures anciennes ne se divisaient que par deux, on n'aura aucune difficulté à adopter la division duodécimale, qui est réellement d'un usage plus commode.

Vous remarquerez, Monsieur, que l'emploi de ces mesures n'est que facultatif, et qu'au moyen de ce qu'elles porteront sur l'une de leurs faces les divisions correspondantes du mètre, il sera libre à chacun de continuer à se servir de celles-ci. Mais ce qui est ici laissé à la liberté du peuple, sera obligatoire pour les agents du Gouvernement et de l'administration : pour se conformer sur ce point aux intentions du décret, ils ne devront pas cesser d'exprimer les quantités linéaires en mètres et en fractions de mètre, et par conséquent de ramener à cette mesure les quantités qui, dans les devis, mémoires, rapports d'experts ou autres écritures, seraient, contre le vœu de la loi, exprimées en toises, pieds, pouces et lignes.

La faculté de faire usage de la toise et du pied comme mesures linéaires, entraîne celle de les employer comme mesures de superficie et de solidité; et, par conséquent, dans les usages ordinaires, on pourra fort bien exprimer des quantités superficielles ou solides en toises, pieds, pouces et lignes carrés ou cubiques; mais toujours sous l'obligation, pour les agents de l'administration publique, de réduire en mètres et fractions de mètre carrés ou cubiques les quantités qui seraient ainsi exprimées en mesures usuelles, carrées ou cubiques.

L'article 2 porte que le mesurage des toiles ou étoffes pourra se faire avec une mesure de douze décimètres qui prendra le nom d'aune, se divisera en demis, quarts, huitièmes et seizièmes, ainsi qu'en tiers, sixièmes et douzièmes, et portera sur une de ses faces les divisions correspondantes du mètre en centimètres.

Cette mesure ne différera de l'ancienne aune de Paris que d'un centième en sus, à très peu près.

L'emploi de cette mesure est borné au simple commerce de détail; mais il n'en résultera aucun embarras pour les marchands, qui, recevant leurs étoffes des fabriques au mètre, pourront, sans peine, en réduire les quantités en aunes, ou réciproquement, par le rapport de 10 à 12 ou de 1 à $1\frac{2}{10}$, c'est-à-dire, en multipliant le nombre donné d'aunes par $1\frac{2}{10}$, pour les réduire en mètres, ou bien, en divisant le nombre donné de mètres par $1\frac{2}{10}$, pour les convertir en aunes.

Il est dit, par l'article 3, que les mesures énoncées aux articles précédents, pourront être construites d'une seule pièce, ou brisées à charnière, ou de toute autre manière qu'il conviendra, pourvu que les fractions soient des parties aliquotes desdites mesures, et ne puissent, par aucune combinaison, reproduire les anciennes mesures locales qu'elles devront remplacer.

Cette disposition a pour objet d'empêcher qu'il ne s'introduise dans le commerce, des mesures dont la construction irrégulière tendrait à propager l'usage des anciennes mesures locales, auxquelles, dans aucun cas, il n'est permis de revenir : comme, par exemple, si l'on construisait des toises brisées dont les brisures donnassent des pieds de onze pouces, tels qu'ils étaient autrefois en usage dans quelques pays, des pans, huitièmes de la canne usitée anciennement dans les départements méridionaux, ou bien si l'on faisait des aunes dont les brisures reproduisissent les anciennes aunes ou autres mesures analogues.

L'article 4 porte que les grains et autres matières sèches pourront être mesurés, dans la vente au détail avec une mesure égale au huitième de l'hectolitre, qui prendra le nom de boisseau, aura son double, son demi et son quart, et que chacune de ces mesures portera, avec son nom, l'indication de son rapport avec l'hectolitre.

Le boisseau, huitième de l'hectolitre, ne différera de l'ancien boisseau de Paris, que de quatre pour cent en moins, et sera parfaitement approprié à tous les besoins du peuple, qui, ne pouvant comprendre aisément les rapports du double décalitre et du décalitre avec l'hectolitre, saisira facilement celui du boisseau avec cette même mesure, et ne sera plus exposé à payer un quart pour un cinquième, un huitième pour un dixième, etc.

Le quart de boisseau rendra au peuple une mesure qui lui manque pour régler la ration d'avoine pour les chevaux.

En bornant l'usage de ces mesures au commerce de détail, cette disposition ne porte aucune atteinte à la mesure légale : l'hectolitre continuera non-seulement à être l'unité de compte, mais même l'instrument effectif pour le mesurage des grains dans le commerce en gros, et pour celui des charbons et autres matières sèches dans l'emploi ordinaire et journalier.

Les articles 5, 6 et 7 établissent les divisions nouvelles du litre en quarts, huitièmes et seizièmes, tant pour la vente en détail des grains, grenailles, légumes et farines, que pour celle des liquides, ainsi que les formes dans lesquelles ces mesures seront construites. Ces articles n'ont besoin d'aucune explication ; et le peuple, qui est déjà accoutumé à l'unité, saisira bien volontiers ces divisions, qui le mettront à l'abri des fraudes dont il est la victime, lorsque des marchands de mauvaise foi lui donnent des cinquièmes pour des quarts, des dixièmes pour des huitièmes, des vingtièmes pour des seizièmes.

Les poids sont, dans le système métrique, l'objet le plus important, parce que leur usage s'applique à une plus grande quantité des substances nécessaires aux besoins journaliers; c'est aussi la partie dans laquelle il est le plus essentiel de faire cesser les abus qui s'y sont introduits par la cupidité de beaucoup de marchands qui ne se sont servis jusqu'ici des poids nouveaux, dans le commerce de détail, que pour continuer à vendre aux anciens poids et aux anciennes mesures, au moyen de la combinaison souvent frauduleuse qu'ils font des poids nouveaux et de leurs fractions, pour former des quantités prétendues équivalentes à ces poids anciens.

C'est à quoi il est pourvu par l'article 8, qui permet, pour la vente au détail de toutes les substances dont les quantités et les prix se règlent au poids, l'usage d'une livre égale au demi-kilogramme, qui se divisera en seize onces, et l'once en huit gros, et qui ne différera de l'ancienne livre, poids de marc, que d'environ deux pour cent en plus.

Le kilogramme ne cessera pas d'être non-seulement l'unité de compte, mais même le poids usuel pour le commerce en gros: c'est en kilogrammes, multiples et fractions décimales du kilogramme, que continueront à être faites toutes les pesées de quantités plus grandes que la livre, et qu'elles devront être exprimées; l'emploi de la livre et de ses fractions binaires sera rigoureusement borné au détail.

Le même article ordonne que les poids dont il permet l'usage, porteront, avec leur nom, l'indication de leur valeur en grammes. Cette indication remplira les intentions du décret à cet égard; elle sera nécessaire pour rattacher ces poids usuels à l'unité légale, afin qu'on puisse toujours convertir aisément en poids décimaux une pesée qui aura été faite en poids usuels. Le nom que porteront ces poids servira aussi à les distinguer des poids décimaux, dont on pourra se servir concurremment.

Vous avez pu remarquer, Monsieur, que les mesures et les poids dont l'emploi est autorisé, se rapportent particulièrement aux anciennes mesures et aux anciens poids de Paris. Il n'est pas douteux que ces poids et mesures n'aient été précédemment et ne soient encore plus généralement connus que tous les autres, autant à cause des relations habituelles du commerce de toutes les parties de l'Empire avec la capitale, que par suite des efforts par lesquels l'ancien Gouvernement avait sans cesse tendu à en généraliser l'usage. Une autre considération a dû déterminer ce choix; c'est le hasard heureux qui fait que ces mêmes mesures de Paris sont si peu différentes de celles qui ont été déduites des unités légales et dont il s'agit ici, que l'on peut presque les confondre dans la pratique sans erreur sensible.

Je vous ai fait observer en effet, Monsieur, que la toise et le pied ne différeront de l'ancienne toise de Paris et de l'ancien pied de roi, que d'environ deux et demi pour cent en plus; que l'aune ne différera de l'aune ancienne de Paris que d'environ un pour cent en plus. Vous avez remarqué que la différence du boisseau nouveau à l'ancien boisseau de Paris ne sera que de quatre pour cent en moins, et que celle des poids nouveaux aux poids de marc anciens ne sera que de deux pour cent en plus.

Ces différences sont si légères, qu'elles deviennent absolument nulles dans les usages ordinaires; pour le plus grand nombre de cas, elles compenseront, en quelque façon, l'augmentation réelle des prix de toutes les denrées qu'a produite la substitution de la nouvelle unité monétaire à l'ancienne, dont elle diffère d'un et quart pour cent. Aucune des autres mesures anciennes n'aurait certainement offert autant de convenances et d'avantages.

Il est dit, par l'article 9, que les mesures et les poids mentionnés aux articles précédents ne pourront être mis dans le commerce qu'après avoir été vérifiés dans les bureaux établis à cet effet, et marqués du poinçon aux armes de l'Empire, et que, pour cette vérification, il sera payé le droit fixé par le tarif annexé à l'arrêté du 29 prairial an 9, pour les mesures et les poids les plus analogues.

Quoique l'usage des nouveaux instruments ne soit que facultatif, les marchands n'auront cependant pas la liberté du choix, et ils seront obligés d'en être pourvus, afin de satisfaire aux demandes des consommateurs; et dès lors ces mêmes instruments, assimilés, pour l'usage que l'on en fera, aux mesures légales, devront, comme elles, être vérifiés et poinçonnés.

Vous ne laisserez point aux vérificateurs la faculté d'appliquer à leur gré le tarif des droits à percevoir; mais vous leur en donnerez un particulier, qui sera basé sur celui du 29 prairial an 9.

Quoique les bureaux de vérification soient pourvus des étalons des unités légales, et qu'il semble dès-lors possible de construire les nouveaux instruments d'après ces étalons, cependant, comme il est possible que plusieurs aient été altérés par le fréquent usage, pour prévenir la diversité qui pourrait s'établir entre les instruments de pesage et de mesurage qui seront mis dans le commerce, il a paru indispensable d'en envoyer des modèles, et c'est ce qui fait l'objet de l'article 10.

J'ai donné des ordres pour la prompte fabrication de ces modèles; et, lorsqu'il sera possible de vous en faire l'envoi, je vous en informerai. Rien n'empêche, en attendant, que vous n'invitiez les fabricants à se livrer promptement à la confection des mesures dont il s'agit, en les préparant à l'avance, sauf à les ajuster lorsque vous pourrez leur en offrir les moyens.

Je n'ai aucune observation à vous faire, Monsieur, sur l'article 11, si ce n'est qu'avant de publier l'arrêté que vous prendrez, je désire que vous le soumettiez à mon approbation, afin que je puisse être assuré que le décret impérial sera exécuté généralement sur des bases uniformes.

Sans doute, Monsieur, la plupart des consommateurs, soit par routine, soit par négligence, continueront à faire aux marchands leurs demandes en mesures anciennes et en poids anciens : il ne faut pas que les marchands soient libres de profiter de l'ignorance ou de l'erreur du public, en suivant cette méthode vicieuse qu'ils ont assez généralement adoptée, parce qu'elle leur est utile, de vendre aux mesures anciennes avec les nouvelles. C'est pour prévenir cet abus que l'article 12 porte que toute demande de marchandises qui sera faite en mesures ou poids anciens, sera censée faite en mesures ou poids analogues dont l'emploi est permis.

Vous ne devez pas, Monsieur, vous en remettre uniquement sur ce point à la surveillance de la police; vous instruirez le public par des avis fréquemment répétés, de l'intérêt qu'il a à ne pas permettre aux marchands de former des quantités prétendues équivalentes aux anciennes mesures locales ou aux anciens poids, par des combinaisons, souvent frauduleuses, des mesures ou des poids décimaux; vous lui ferez connaître que, puisqu'il est libre de choisir entre les mesures décimales et les mesures usuelles, dont les divisions sont plus appropriées à ses besoins, il ne reste plus de prétexte pour qu'il se prête à ces combinaisons dont il est depuis trop longtemps la victime.

Il faut que celui qui demandera une aune d'étoffe, voie mesurer une aune effective; que celui qui a besoin d'une demi-livre de sucre, voie peser une demi-livre véritable; que celui à qui le boucher fait payer une livre trois quarts de viande, voie en effet dans la balance une livre et trois quarts, et ainsi de toutes choses.

La disposition qui porte que ceux qui emploieront ces combinaisons de mesures décimales ou de poids décimaux pour composer des mesures et des poids anciens, seront poursuivis conformément au Code pénal, est une juste conséquence de la loi. Elle aura l'effet d'imposer quelque circonspection aux marchands, et d'avertir en même temps les consommateurs, qu'il est de leur intérêt de ne point se rendre complices d'une désobéissance dont ils souffrent seuls.

Au surplus, j'ai lieu de penser que le léger excès que les nouveaux instruments de mesurage et de pesage présentent presque tous sur les anciens, sera un appât suffisant pour que le public en exige l'emploi, d'autant plus qu'il retrouvera dans leurs divisions celles qui lui sont les plus familières.

L'obligation qui sera imposée aux marchands d'être pourvus des nouveaux instruments de pesage et de mesurage, concurremment avec les mesures et les poids décimaux, pourrait exposer à de fréquentes méprises dans l'emploi qu'ils seront tenus de faire des uns et des autres au gré des consommateurs, comme par exemple, s'ils donnaient un décalitre pour un boisseau, un double hectogramme pour une demi-livre, un hectogramme pour un quarteron, un décagramme pour une demi-once, etc. La police devra redoubler de surveillance pour prévenir ces abus, et elle en aurait un moyen, en exigeant des marchands de tenir leurs mesures et leurs poids décimaux toujours séparés des mesures et des poids usuels, de manière qu'il ne puisse jamais y avoir de confusion.

Quoique les dispositions des articles dont je vous ai entretenu jusqu'ici ne laissent aucun doute sur la destination des instruments de mesurage et de pesage dont il s'agit, j'ai cru devoir fixer plus particulièrement encore, par l'article 13, les limites dans lesquelles l'emploi de ces instruments sera circonscrit, en faisant connaître que l'usage des mesures légales continuera à être seul et exclusivement observé dans le commerce en gros, dans toutes les administrations, dans les transactions, et en général dans toutes les écritures, soit publiques, soit privées. Ce sera à vous, Monsieur, à tracer à tous les agents qui sont sous vos ordres la conduite qu'ils devront suivre; et vous veillerez avec le plus grand soin à ce que, conformément au vœu du décret, le système légal soit seul enseigné dans les écoles publiques.

Je vous renouvelle l'assurance de ma parfaite considération.

MONTALIVET.

DÉCRET IMPÉRIAL,

EXTRAIT DES MINUTES DE LA SECRÉTAIRERIE D'ÉTAT,

Au Palais impérial des Tuileries, le 12 Février 1812.

NAPOLÉON, EMPEREUR DES FRANÇAIS, ROI D'ITALIE, PROTECTEUR DE LA CONFÉDÉRATION DU RHIN, MÉDIATEUR DE LA CONFÉDÉRATION SUISSE, etc., etc.

Désirant faciliter et accélérer l'établissement de l'universalité des poids et mesures dans notre empire;

Sur le rapport de notre Ministre de l'intérieur;

Notre Conseil d'état entendu,

Nous AVONS DÉCRÉTÉ et DÉCRÉTONS ce qui suit:

ART. 1er. Il ne sera fait aucun changement aux unités des poids et mesures de l'Empire, telles qu'elles ont été fixées par la loi du 19 frimaire an 8.

II. Notre Ministre de l'intérieur fera confectionner, pour l'usage du commerce, des instruments de pesage et de mesurage, qui présentent soit les fractions, soit les multiples desdites unités, les plus en usage dans le commerce, et accommodés au besoin du peuple.

III. Ces instruments porteront, sur leurs diverses faces, la comparaison des divisions et des dénominations établies par les lois, avec celles anciennement en usage.

IV. Nous nous réservons de nous faire rendre compte, après un délai de dix années, des résultats qu'aura fournis l'expérience sur les perfectionnements que le système des poids et mesures serait susceptible de recevoir.

V. En attendant le système légal continuera à être seul enseigné dans toutes les écoles de notre Empire, y compris les écoles primaires, et à être seul employé dans toutes les administrations publiques, comme aussi dans les marchés, halles, et dans toutes les transactions commerciales et autres entre nos sujets.

VI. Nos Ministres sont chargés de l'exécution du présent décret, qui sera inséré au Bulletin des lois.

Signé NAPOLÉON.

Par l'Empereur :

Le Ministre Secrétaire d'état, signé LE COMTE DARU.

ARRÊTÉ

Pour l'exécution du Décret impérial du 12 Février 1812, concernant l'uniformité des Poids et Mesures.

LE MINISTRE DE L'INTÉRIEUR, COMTE DE L'EMPIRE ;

Vu le décret impérial du 12 février 1812, relatif à l'uniformité des poids et mesures, ensemble la loi du 19 frimaire an 8, et les lois des 18 germinal an 3 et 1er. vendémiaire an 4,

ARRÊTE ce qui suit :

ART. 1er. Il est permis d'employer pour les usages du commerce,

1°. Une mesure de longueur égale à deux mètres, qui prendra le nom de *toise*, et se divisera en six pieds ;

2°. Une mesure égale au tiers du mètre ou sixième de la toise, qui aura le nom de *pied*, se divisera en douze pouces, et le pouce en douze lignes.

Chacune de ces mesures portera sur l'une de ses faces les divisions correspondantes du mètre ; savoir, la toise, deux mètres divisés en décimètres, et le premier décimètre en millimètres ; et le pied, trois décimètres un tiers, divisés en centimètres et millimètre ; en tout, *millimètres* 333 1/3.

II. Le mesurage des toiles et étoffes pourra se faire avec une mesure égale à douze décimètres, qui prendra le nom d'*aune*. Cette mesure se divisera en demis, quarts, huitièmes et seizièmes, ainsi qu'en tiers, sixièmes et douzièmes ; elle portera sur l'une de ses faces les divisions correspondantes du mètre en centimètres seulement, savoir, cent vingt centimètres numérotés de dix en dix.

III. Les mesures dont il est question dans les articles précédents, pourront être construites d'une seule pièce, ou brisées à charnière, ou de toute autre manière qu'il conviendra, pourvu que les fractions soient des parties aliquotes desdites mesures, et ne puissent, par aucune combinaison, reproduire les anciennes mesures locales qu'elles doivent remplacer.

IV. Les grains et autres matières sèches pourront être mesurés, dans la vente au détail, avec une mesure égale au huitième de l'hectolitre, laquelle prendra le nom de *boisseau*, et aura son double, son demi et son quart.

Chacune de ces mesures portera son nom, et, en outre, l'indication de son rapport avec l'hectolitre ; SAVOIR :

Le double boisseau. . . . . 1/4 d'hectolitre.
Le boisseau . . . . 1/8 *id.*
Le demi-boisseau. . . . . 1/16 *id.*
Le quart de boisseau . . . . 1/32 *id.*

Pour la vente en détail des graines, grenailles, farines, légumes secs ou verts, le litre pourra se diviser en demis, quarts et huitièmes, et chacune de ces mesures portera son nom indicatif de son rapport avec le litre.

VI. Les mesures dont l'usage est permis par les articles 4 et 5, seront construites en bois, dans la forme cylindrique, et auront le diamètre égal à la hauteur.

VII. Pour la vente en détail du vin, de l'eau-de-vie et autres boissons ou liqueurs, on pourra employer des mesures d'un quart, d'un huitième et d'un seizième de litre.

Ces trois dernières mesures seront construites, comme les autres mesures de liquides, en étain, au titre fixé; leur forme sera cylindrique, et elles auront la hauteur double du diamètre.

Pour la vente du lait, elles seront en fer-blanc, et dans la forme propre à ces sortes de mesures.

Chacune desdites mesures portera son nom indicatif de son rapport avec le litre.

VIII. Pour la vente au détail de toutes les substances dont le prix et la quantité se règlent au poids, les marchands pourront employer les poids usuels suivants; savoir:

La *livre*, égale au demi-kilogramme ou cinq cents grammes, laquelle se divisera en seize onces;

L'*once*, seizième de la livre, qui se divisera en huit gros;

Le *gros*, huitième de l'once, qui se divisera en soixante-douze grains.

Chacun de ces poids se divisera, en outre, en demis, quarts et huitièmes.

Ils porteront, avec le nom qui leur sera propre, l'indication de leur valeur en grammes; SAVOIR:

La livre . . . . grammes. 500.
La demi-livre . . . . : . . . . . 250.
Le quart de livre ou quarteron . . . . 125.
Le huitième ou demi-quart . . . . 62. 5.
L'once . . . . 31. 3.
La demi-once . . . . 15. 6.
Le quart d'once ou deux gros . . . . 7. 8.
Le gros . . . . 3. 9.

Ces poids ne pourront être construits qu'en fer ou en cuivre; l'usage des poids en plomb ou toute autre matière est interdit.

IX. Les mesures et les poids mentionnés aux articles précédents, ne pourront être mis dans le commerce qu'après avoir été vérifiés dans les bureaux établis à cet effet, et marqués du poinçon aux armes de l'Empire. Pour cette vérification, il sera payé le droit fixé par le tarif annexé à l'arrêté du 29 prairial an 9, pour les mesures et les poids les plus analogues.

X. Afin de faciliter et régulariser la fabrication des mesures et des poids dont l'usage est permis par le présent arrêté, il en sera adressé des modèles à MM. les Préfets des départements, qui les feront déposer dans les bureaux de vérification, pour être communiqués aux fabricants qui voudront en prendre connaissance, et servir ensuite, comme étalons, à la vérification des mesures et des poids qui seront mis dans le commerce.

Les frais de la fabrication et de l'envoi de ces modèles seront acquittés comme dépenses départementales.

XI. Chacun de MM. les préfets fixera l'époque à laquelle le décret impérial du 12 février dernier, et les dispositions ordonnées par le présent arrêté, devront être exécutés dans son département, de manière que le terme le plus éloigné ne passe pas le 1er. août prochain; et à cette époque, tous les marchands devront être pourvus des poids et mesures susmentionnés, chacun en ce qui concerne son commerce.

XII. A compter de la même époque, toute demande de marchandise qui sera faite en mesures ou en poids anciennement en usage, sous quelque dénomination que ce soit, sera censée faite en poids ou en mesures analogues dont l'usage est permis par le présent arrêté; et, en conséquence, tout marchand qui, sous le prétexte de satisfaire au désir de l'acheteur, emploierait des combinaisons de mesures ou de poids décimaux ou autres pour former le poids ou la mesure ancienne dont l'emploi est prohibé, sera poursuivi conformément aux articles 424, 470, 480 et 481 du Code pénal, comme ayant fait usage de poids et mesures autres que ceux voulus par la loi.

XIII. Les dispositions du décret du 12 février et du présent arrêté, n'étant relatives qu'à l'emploi des mesures et des poids dans le commerce de détail et dans les usages journaliers, les mesures légales continueront à être seules employées exclusivement dans tous les travaux publics, dans le commerce en gros, et dans toutes les transactions commerciales et autres.

En conséquence, les plans, devis, mémoires d'ouvrages d'arts, les descriptions de lieux ou de choses dans les procès-verbaux ou autres écrits, les marchés, factures annonces de prix courants, états de situation d'approvisionnements, inventaires de magasins, les mercuriales, les lettres de voiture et chargement, les livres de commerce, les annonces des journaux et généralement toutes les écritures, soit publiques, soit privées; contiendront l'énonciation des quantités en mesures légales, et non en mesures simplement tolérées.

Le système légal sera aussi seul enseigné, dans toute son intégrité, dans les écoles publiques, y compris les écoles primaires.

XIV. Le présent arrêté sera inséré dans les journaux, et adressé à MM. les Préfets des départements, qui le feront publier, et ordonneront, en conséquence, les dispositions nécessaires pour en préparer et assurer l'exécution.

Fait à Paris, le 28 mars 1812.

Le Ministre de l'intérieur, Comte de l'Empire,

MONTALIVET.

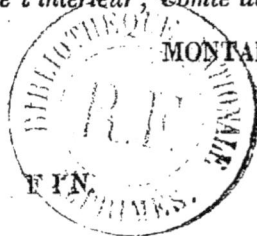

FIN.

LETTRE

ÉCRITE A L'AUTEUR

Par son Excellence le Ministre de l'Intérieur,
Comte de l'Empire.

Paris, le 20 août 1810.

J'ai fait examiner, Monsieur, l'ouvrage que vous m'avez présenté, ayant pour titre : *Tables des Rapports des anciennes Mesures agraires avec les nouvelles, précédées des Éléments du nouveau Systême métrique, seconde édition.* Il résulte du compte qui m'en a été rendu, que cet ouvrage, qui a exigé de votre part beaucoup de recherches et de travail, ne peut que contribuer efficacement à la propagation du nouveau Systême métrique, et qu'il sera même utile après que l'uniformité des mesures sera établie aussi complètement que le désirent et le gouvernement et tous les bons esprits, parce que pendant long-temps encore on aura besoin de connaître les rapports des anciennes Mesures agraires avec les nouvelles. Je donne donc mon approbation à votre ouvrage et j'applaudis au zèle qui vous l'a fait entreprendre. Je vous annonce d'ailleurs que, pour concourir à sa publication, j'en prendrai deux cents exemplaires.

Recevez l'assurance de mes sentiments les plus distingués.

Signé, MONTALIVET.

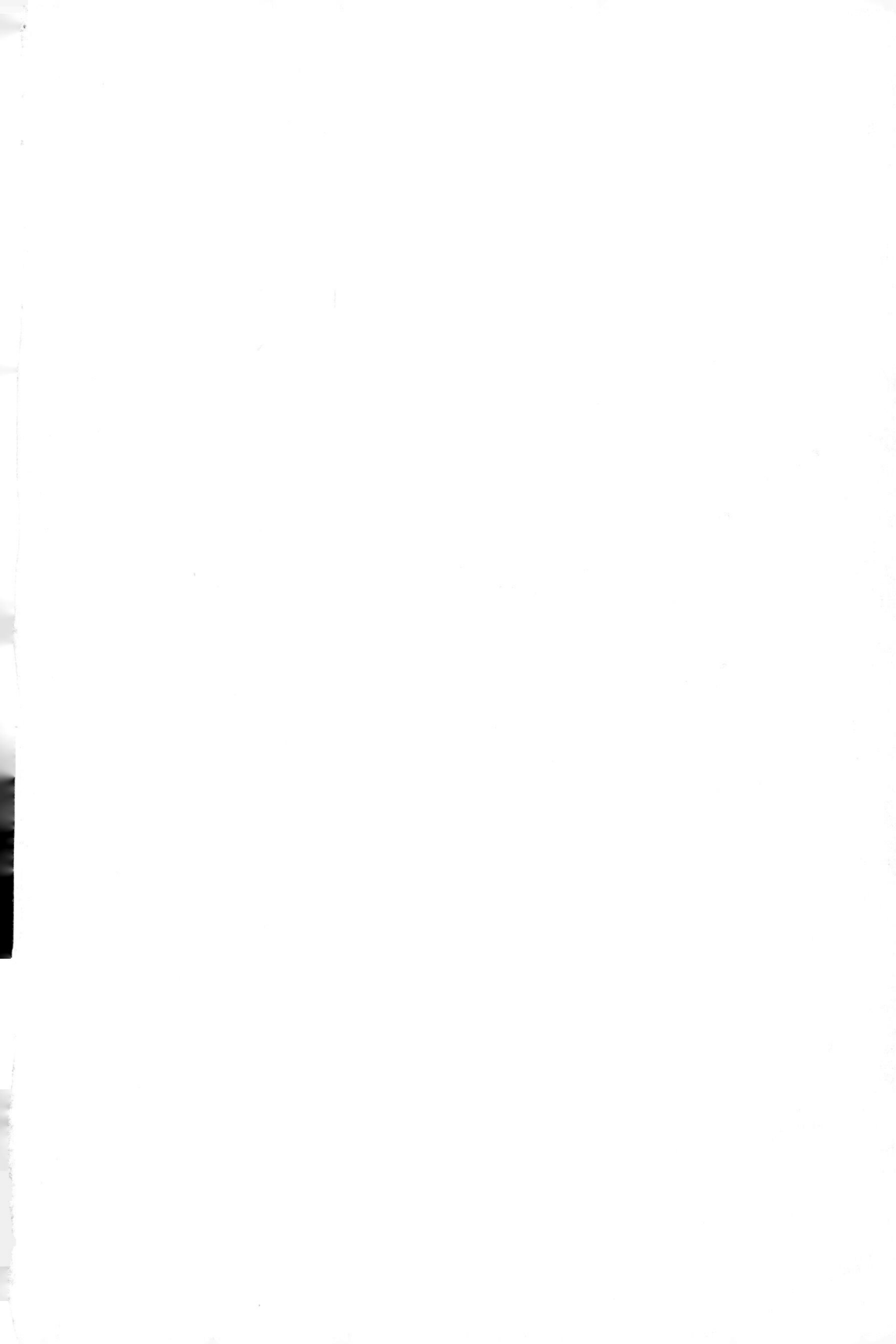